骨単(ホネタン)

語源から覚える解剖学英単語集
ギリシャ語・ラテン語
[骨編]

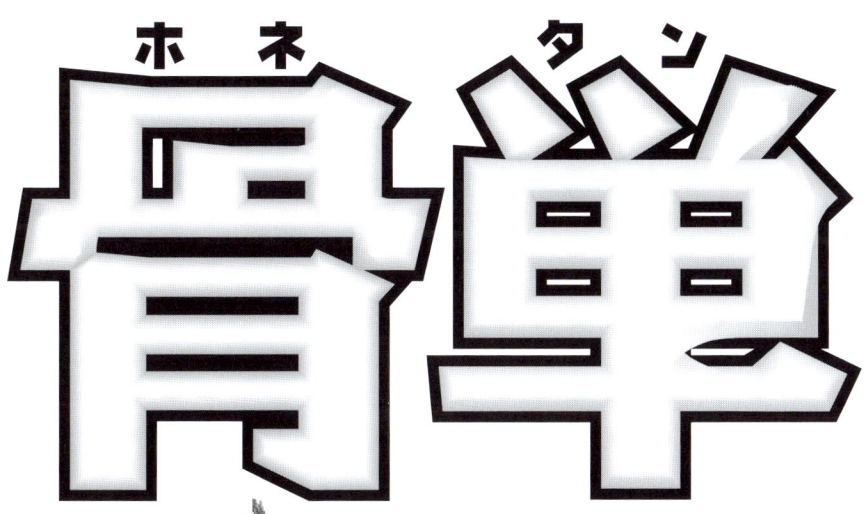

Clavicle クラヴィクル
鎖骨 ラテン語のclavis「鍵」の縮小語。クラーウィス 形が鍵形をしているため。ちなみに、英語のclavier（ピアノやオルガン等の鍵盤楽器）もこのclavisに由来する。

Coccyx コクスィクス
尾骨 ギリシャ語のκόκκυξを「カッコー」に由来。尾骨がカッコーのくちばしに似ているため。ギリシャ語のコッキュクスも英語のcuckoo クックーも日本語のカッコーもどれも擬声語。

Tibia ティビア
脛骨 ラテン語のtibiaは「管、笛」の意。ティービア 古代においてこの骨を用いて笛が作られた。

元 東京慈恵会医科大学
解剖学 教授
監修 河合 良訓

文・イラスト 原島 広至

NTS

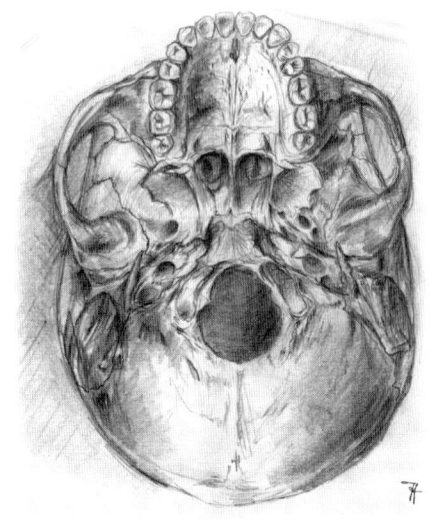

HONETAN

Word Book of Anatomical English Terms
with Etymological Memory Aids

— *Osteology* —

First Edition

supervision
Yoshinori Kawai

text & Illustration
Hiroshi Harashima

Published by
NTS INC. 2004

Printed by
Digital Impreso Co., Ltd.

監修のことば

　原島広至氏が、「語源から覚える解剖学単語集」の第一弾として「骨単」の初期原稿を持って私のところにその企画の説明のために訪れた時、さまざまな感想を抱きながら、その熱意に押される形でこの企画のお手伝いをすることになった。まず、原島氏の言葉に対する感受性の高さ、造詣の深さに感服した。また、イラストも実際の骨格標本を見ながら、氏が自らコンピュータで描いたものである。言葉や芸術に対するセンスに深い共感を覚えた次第である。その時、面白さや楽しさを失うことなく、この企画で芸術と科学の融合が高い次元で実現可能であると思った。

　一方現代の医療や科学の世界では、その著しい進歩に比例するようにおびただしい略語や専門用語が日々作られ使われている。医療に携わる人は現実に、そのほとんどを語源にまで立ち入る余裕もないまま、それらを使わざるを得ない状況なのである。また医学教育課程においても、学生は膨大な医学知識をひとまず覚えることが要求され、その内容の理解を超えて言葉の語源を考慮する余裕はないようだし、カリキュラムでそれを教える機会もほとんどないのが現状である。医学全体の中で占める解剖学の比重も低下傾向にある。しかし、そういう現状であるがゆえに、医学用語の一部である解剖学用語に関してその語源をたどりながら言葉を理解する、あるいは理解し直すことは十分に意味がある。解剖学については、これまで入門、専門を問わずさまざまな本が作られてきたが、「語源から覚える解剖学単語集」というのは非常にユニークな視点から企画された本であり、世界的に見ても類書の存在は記憶にない。

　言葉に敏感になることは、それらの用語を使いこなす時（論文や報告書を書いたり、人に説明したりする場合など）に大きな武器になるはずだし、用語を語源にさかのぼって理解すれば今まで無関係だった言葉が次々に関連を持つことを知って言葉の世界が深くなるからである。

　原島氏は原稿を書き進めていく過程で、その熱心さが手伝って当初の予定よりも用語数が大幅に増加し、本書が楽しみながら覚えると言うより、良い意味で辞書的な性質を持つようになってしまった感がなきにしもあらずであるが、一旦本書を開けば思わず時間を忘れて言葉の魅力に取り憑かれるであろう。

　医療分野の学生はもちろんのこと、広く医療関係者に、そして知的好奇心旺盛な一般の方々にも本書を読んで頂きたい。

2004年3月
東京慈恵会医科大学解剖学第一教授
河合 良訓

序文

かれこれ二十年程昔、毎日帰宅途中の一時間を費やして、早稲田の古本屋街の店頭安売り品をチェックして歩くのが私の日課であった。ある日、古本屋の店先に置かれた700円という格安の英文解剖学図譜を衝動買いした。Anatomy - A Regional Atlas of the Human Body (Carmine D.Clemente著) というB4サイズのフルカラーの本である。しかし、価格などよりも、その時非常に驚きであったのは、その本を見て「deltoid?、デルタ型、三角形、ということは三角筋か。biceps bi-は二つで、cept-は、「頭」を意味する κεφαλή ケファレーあたりか、すると二頭筋ということか…」といった調子に、解剖学英語が(はじめて目にする単語であったにもかかわらず)、幾つも日本名として連想できたことである。日常会話で用いる英語の語彙の中で、ギリシャ語はそれほど占める位置が大きいわけではないが、専門用語になればなるほどギリシャ語・ラテン語の占める比率が大きくなる。高校生の当時、独学でギリシャ語を学んでいたのだが、そうしたギリシャ語の語彙の知識は、英語理解のために極めて有用だ…。そのように感じた時が、まさに私の脳裏に「骨単」の構想の種がまかれた瞬間であった。

それから時は流れ、建築のパースを3DCGで描くことを生業としていた頃、イベント会場の完成予想図に人間の3Dオブジェクトを加えることを意図して Poser というソフトを入手した。このソフトを使うと人間の骨格を動かして様々なポーズをとらせることができる。買った当初、踊るガイコツCGを、余興で幾つも制作した (建築パースには使い途が全くなかったが…)。

さらに時が過ぎ、エディトリアル・デザインを手掛けるようになり、以前に作った踊るガイコツの図と、昔の解剖学用語のギリシャ語の語源の興味深さ、そして今行なっている本のデザイン、これら全てが結び付けば面白い本の企画になるとひらめいて、架空の「骨単」のカバーをデザインしたのがほぼ一年前のことである。この表紙のみの「骨単」は、私のデザインサンプルの最後のページに置かれていた。そして、およそ半年前、株式会社エヌ・ティー・エスの編集をしておられる臼井・細田両氏と、別の本のカバーデザインの案件で打ち合わせの折、この「骨単」がお二人の目に留まった。その時からこの踊るガイコツは本当に歩き始めたのである。

制作にあたっては、東京慈恵会医科大学の河合教授のお陰で、実際の骨格標本を見ながらイラストを描くことができた。デジカメで標本を撮影し、それを下絵として、Illustratorというソフトで、なるべく簡潔に、しかし重要なポ

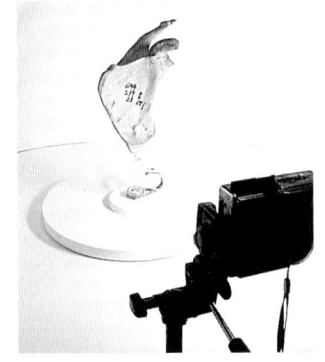

「骨」の撮影風景。自作撮影スタジオにて

イントは明確に把握しやすいように描写することに努めた。あるものは、下絵なしで実際に手に取って観察しながら、マウスのみで「スケッチ」した。とはいえ、頭骨の本当の複雑さ、緻密さ、合理性はいかなる写真や解剖図譜でも決してすべてを表現できない。「肩甲骨」の美しいフォルム、「大腿骨頭」の完全なる球体と寛骨臼とが生み出すフィット感、「蝶形骨」のどの角度からみても翼を突き出している奇妙な造形 － これらは実物を手にしてはじめて実感することができる。コンサート会場の座席で聴く、何十メートルも離れた場所で演奏される妙なるバイオリンの弦の調べも、側頭骨の奥深くにひそむ「耳小骨」の振動によって増幅・伝播された結果なのかと思うと、目の前のその極めて小さな骨が人生に与える影響の計り知れない大きさには驚嘆するばかりである。何よりも深く心を打たれるのは、私が今、手にしている篩骨である。この篩骨の標本には♀20、つまり二十歳の女性という記号が付されている。篩骨を手のひらに載せると、風に飛ばされるかのようなはかなさを感じるのだが、彼女の過ごした短い人生を想うと、そして死しても貴重な標本として医学に貢献し、かつこの本の執筆の上でも私にとって貴重な助けとなっていることを想うと、目頭が熱くなるものがある。本書では、すべての骨はイラストで描いているのだが、篩骨の解説の部分でのみ（p.13）、この実物の写真を掲載している。

　言葉は生きている。それは成長し、増え広がり、変化してゆく。それら言葉のつながり、奥深さを本書を通して実感して頂き、解剖学用語を学ぶことが単調な暗記作業ではなく、好奇心を刺激する愉しみの一つと御理解いただけたら幸いである。

　本書の制作にあたって、東京慈恵会医科大学解剖学第一の河合良訓教授には、お忙しい中、解剖学の実際の現場で使われている用語に関する多数の貴重な御意見を頂くことができた。また株式会社エヌ・ティー・エスの吉田社長、臼井氏、細田氏にはこの企画に深い御理解を頂き、実現のために多大な御協力を頂いた。また、資料収集、骨単語データベースの作成に関しては比嘉信介氏に、解説部分のイラスト制作に関しては東島香織さん、高澤和仁氏、大塚航氏にも御協力頂いた。この場をお借りして、関係者各位に深く感謝申し上げたい。

2004年3月
原島 広至

原島 広至　エディトリアル・デザイナー、マルチメディア・クリエイター、歴史・サイエンスライター。建築 CG 作家。ヨーロッパの各国の言語に加え、楔形文字のアッシリア語、古代エジプト語・ギリシャ語・ヘブライ語の愛好家。化石・鉱物コレクター。明治大正時代の絵葉書蒐集家。

本書の使い方

日本語、図解、英語、語源解説の独立した4ブロックに分かれており、4通りの暗記テストができる。

本書は、医学用語のうち骨学に関係する英単語約800語を取り上げている。日本語名にはふりがなを、英語名には発音をカタカナ表記しており、わざわざ別の辞書を開く必要はない。

語源解説欄には、ギリシャ語・ラテン語にまつわる語源的背景や、日常的な英単語やカタカナ語との関連が説明されており、英語名を覚える助けとなっている。また、語源にまつわるイラストも満載している。

（1）日本語から英語

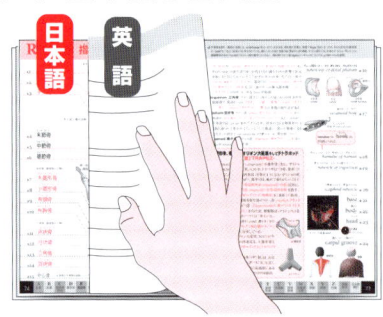

（2）英語から日本語

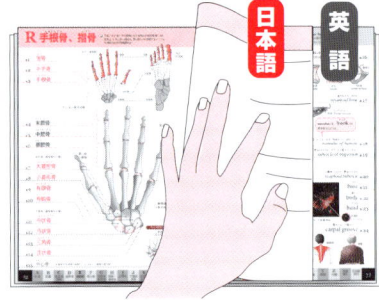

（3）図解から日本語

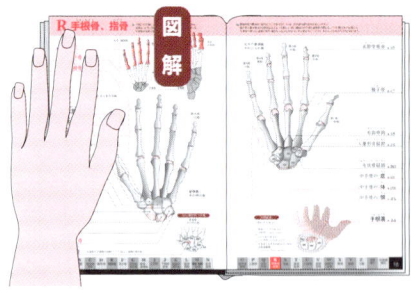

（4）図解から英語

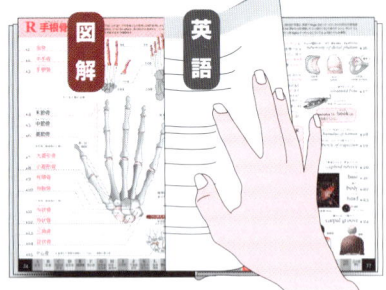

表記に関する注意事項

- 生物の**属名・種名**はイタリック体にて表記している。
  （例：*Xiphias gladius* メカジキ）
- 「**ラテン語**」と明記されている場合、古典期のラテン語の発音を示す（例：ラテン語 fundus フンドゥス）。
- 「**英語**」と明記されている場合、ラテン語起原であっても英語風の発音を示している（例：英語 fundus ファンダス）。カタカナでは正確には表記しきれないため、あくまで参考として活用してほしい。
- 「**ギリシャ語**」は、古典期〜コイネー期の発音を示す。
  φ ファイ の発音は便宜上［f］の音で表わしている。
  χ カイは「カ行」を用いた。
- 印欧祖語（インド・ヨーロッパ祖語：英語、ドイツ語、ギリシャ語、ラテン語を含むヨーロッパのほぼすべての言語、およびサンスクリット語、ヒンディー語等のインド・イラン語の先祖となる言語）は、* 印で表記している（例：*yeug-「一緒にする」）。
- 英単語の発音は、OEDやステッドマンの医学用語辞典に準拠した。英語には幾通りもの許容された発音が存在し、そのうち主なものは並記したが、すべて列挙しているわけではない。英語、ラテン語、ギリシャ語はみな時代・地域により差異がある点を銘記されたい。

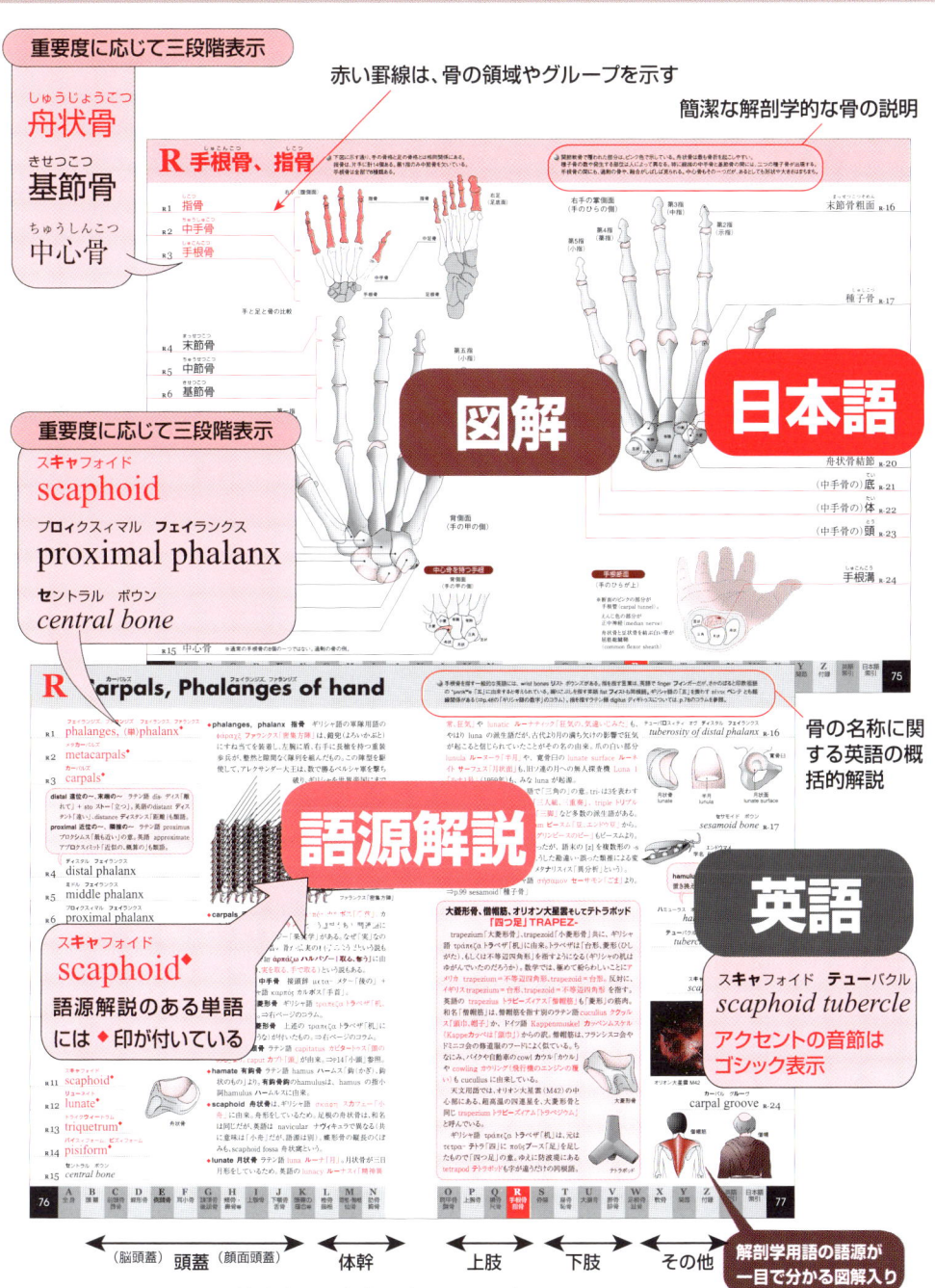

Chapter 1　骨格・頭蓋

A 骨格 2　**B** 頭蓋 6　**C** 前頭骨、篩骨、下鼻甲介 10　**D** 蝶形骨 14
E 側頭骨 18　**F** 後頭骨〈2〉、耳小骨 22　**G** 頭頂骨、後頭骨 26
H 頬骨、涙骨、鼻骨、鋤骨、口蓋骨 30　**I** 上顎骨 34　**J** 下顎骨、舌骨 38
K 縫合、泉門、洞、測定点 42

骨コラム

板間層と外交官、デュープと双球菌　DIPLO-、DOUBLE　5
アンドロイドとエスモイド　接尾辞 -OID「〜状」　9
鶏冠とデイゴとガリウム元素　GALLUS「鶏」　13
蝶形骨吻と船首、ローマ広場と表彰台　ROSTRUM「くちばし」　17
岩様部とガソリンと使徒ペテロ　PETRO-「岩、石」　21
側頭骨と神殿、テンポと天婦羅（てんぷら）　TEM-「切る」　25
大後頭孔と地震と金言　MAG-「大きい」　28
頬骨とくびき、関節とヨガ　ZYG-、JUG-「一緒にする」　32
犬歯とキニク、皮肉と大犬座　CANIS、KYON「犬」　36
解剖学用語の中のアルファベット　41
洞と波とサインカーブ　SINO-「曲がった」　45
ギリシャ語・ラテン語の数字と解剖学　46

Chapter 2　脊椎・胸郭

L 椎骨 48　**M** 環椎、軸椎、仙骨、尾骨 52　**N** 肋骨、胸骨 56

骨コラム

脊柱とコラムニスト、柱廊と陸軍大佐　COLUMNA「柱」　51
環椎と世界地図とアトランティス大陸　ギリシャ神話「アトラス神」　55
肋骨とカツレツ、海岸とコースター　COST-「脇腹」　59
《仙骨談話1》神聖なる仙骨　SACRUM　60
《仙骨談話2》なぜ「仙骨底」が上にあるのか　BASE「底」と APEX「尖」の関係　60

Chapter 3　上肢

O 肩甲骨、鎖骨 62　**P** 上腕骨 66　**Q** 橈骨、尺骨 70　**R** 手根骨、指骨 74

骨コラム

肩峰、アクロバット、アクロポリス、高所恐怖症　語根 ACRO-「とがったもの」　64
解剖学者、断層写真、原子そして珪藻　TOM-「切る」　69
尺骨、キュビト、⏋　単位の基準「人体」　73
大菱形骨、僧帽筋、オリオン大星雲そしてテトラポッド　「四つ足」TRAPEZ-　77
指とデジカメと狐の手袋　DIGIT-「指」　78

Chapter 4　下肢

S 骨盤、寛骨、腸骨 80　**T** 坐骨、恥骨、骨盤の径 84　**U** 大腿骨、膝蓋骨 88
V 脛骨、腓骨 92　**W** 足根骨、趾骨 96

骨コラム

寛骨臼とアセチレンとカサノリ　ACET-「酢」　83
恥骨結合と物理学、骨幹端と形而上学　PHYSIS「成長、自然」　87
femur（大腿骨）と femoral（大腿骨の）なぜ違う？　ラテン語の母音変化　91
腓骨関節面は「腓骨にある」関節面？　それとも「腓骨に接する」関節面？　of と for　95
カルシウム・微分積分・踵骨　CAL-「小石」　99
腸骨、回腸、腸閉塞のねじれた関係　ILIUM、ILEUM、ILEUS　100
舟状骨・カーナビ・オウムガイ・宇宙飛行士　NAUS-「舟」　100

Chapter 5　関節・軟骨

X 関節、靱帯 102　**Y** 軟骨 106

骨コラム

関節炎と節足動物、記事と算数　ARTHRO-「関節」　104
甲状軟骨とローマ軍の盾とチロキシン　THYRO-「ドア」　109
覚えておくと便利な接頭辞　110

Chapter 6　付録

Z 骨に関わる単語集 112　ラテン語と英語で大きく異なる語 116　難読用語集 120
参考文献・参考ホームページ 124　索引

骨コラム

オラクル・ミラクル・クラビクル　指小辞 -CLE　115

— Chapter 1 —

骨格
Skeleton

頭蓋
Cranium

《各国語の骨》　**ラテン語　OS**(オス)

ラテン語で骨を意味する語 os は、実に頻繁に解剖学で用いられる。この骨 os と、「口（くち）」を意味するラテン語 os とは、綴りが同じで紛らわしい。とはいえラテン語本来の発音では、骨はオス、口はオース。複数形も、骨は ossa オッサ、口は ora オーラと異なる。この os から、ossify **オッス**ィファイ「骨化する」、ossification オッスィフィ**ケイ**ション「骨化」という英語が派生した。

A 骨格 〈概観〉

ここでは全身の主な骨を示す。軟骨はピンク色で図示している。成人の骨の数はおおよそ206個（個人によって異なる）。数が異なることがあるのは、新生児の時の約350個の骨が成長とともに癒合してゆくため。

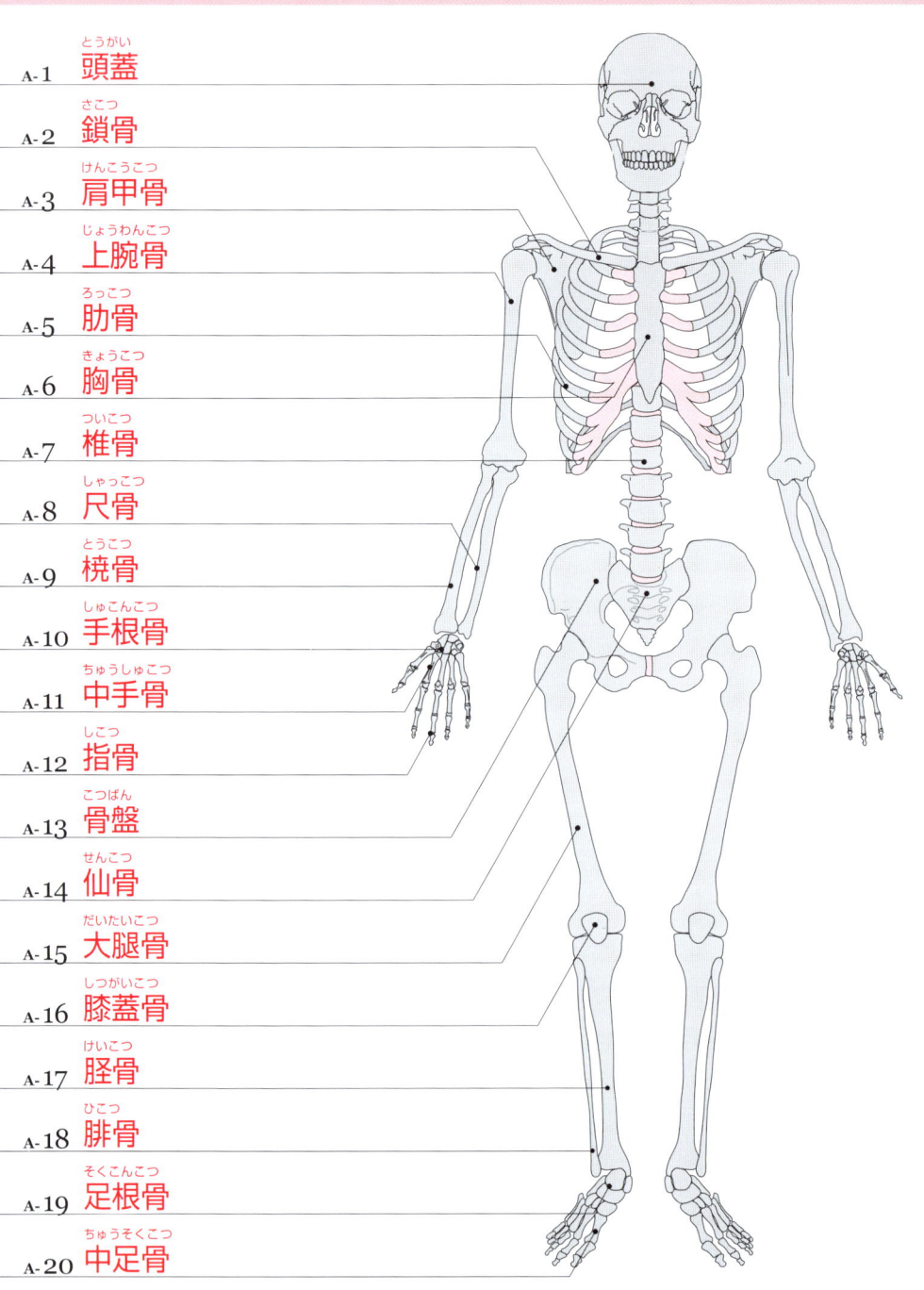

- A-1 とうがい 頭蓋
- A-2 さこつ 鎖骨
- A-3 けんこうこつ 肩甲骨
- A-4 じょうわんこつ 上腕骨
- A-5 ろっこつ 肋骨
- A-6 きょうこつ 胸骨
- A-7 ついこつ 椎骨
- A-8 しゃっこつ 尺骨
- A-9 とうこつ 橈骨
- A-10 しゅこんこつ 手根骨
- A-11 ちゅうしゅこつ 中手骨
- A-12 しこつ 指骨
- A-13 こつばん 骨盤
- A-14 せんこつ 仙骨
- A-15 だいたいこつ 大腿骨
- A-16 しつがいこつ 膝蓋骨
- A-17 けいこつ 脛骨
- A-18 ひこつ 腓骨
- A-19 そくこんこつ 足根骨
- A-20 ちゅうそくこつ 中足骨

| A 全身 | B 頭蓋 | C 前頭骨 篩骨 | D 蝶形骨 | E 側頭骨 | F 耳小骨 | G 頭頂骨 後頭骨 | H 頬骨・鼻骨等 | I 上顎骨 | J 下顎骨 舌骨 | K 頭蓋の縫合等 | L 椎骨 頚椎 | M 環椎・軸椎 仙骨 | N 肋骨 胸骨 |

生きた骨の多くのものは、中心部が中空（髄腔）になっており、骨髄で満たされている。赤色骨髄では赤血球や白血球、血小板が造り出されている。年齢が進むにつれて、赤色骨髄から黄色骨髄へと変わり、脂肪の貯蔵場所となる。骨は白い繊維性の膜「骨膜」で覆われている。骨膜がないと骨の成長・修復・また栄養補給ができない。

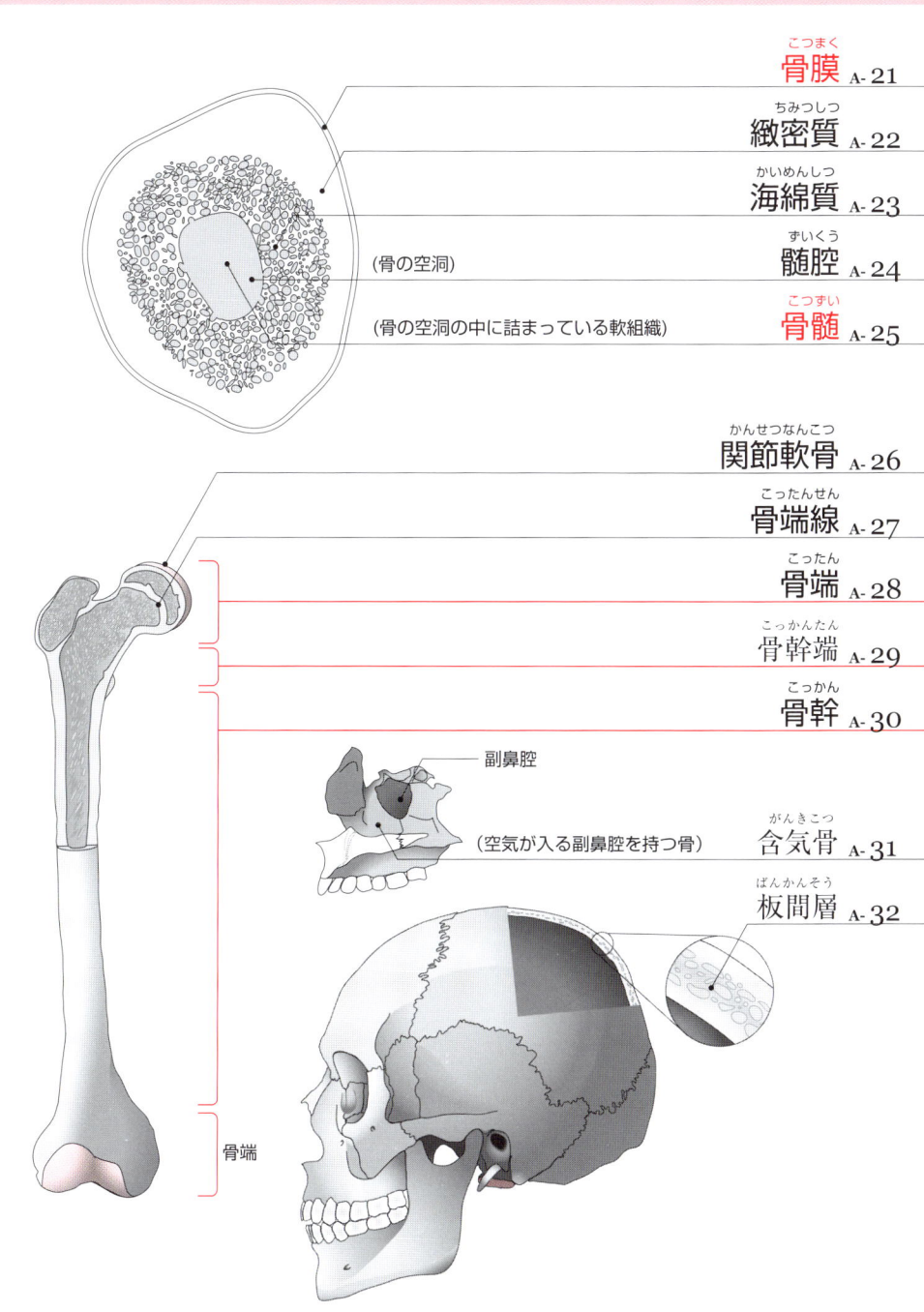

- 骨膜 A-21
- 緻密質 A-22
- 海綿質 A-23
- 髄腔 A-24 （骨の空洞）
- 骨髄 A-25 （骨の空洞の中に詰まっている軟組織）
- 関節軟骨 A-26
- 骨端線 A-27
- 骨端 A-28
- 骨幹端 A-29
- 骨幹 A-30
- 含気骨 A-31 （空気が入る副鼻腔を持つ骨）
- 板間層 A-32

A Skeleton <overview> スケルトン

●このページで取り上げた骨に関しては、後のページで個々に詳しく取り扱っている。ここでは、大まかな語源の解説のみを行なっている。

A-1	**cranium**♦ クレイニアム	(複数形は craniums と crania クレイニア どちらも用いられる)
A-2	**clavicle**♦ クラヴィクル	
A-3	**scapula**♦ スキャピュラ, (複)**scapulae** スキャピュリー	
A-4	**humerus**♦ ヒューマラス, (複)**humeri** ヒューマライ	
A-5	**rib**♦ リブ	
A-6	**sternum**♦ スターナム	(複数形は sternums と sterna スターナ のどちらも用いられる)
A-7	**vertebra**♦ ヴァーテブラ, (複)**vertebrae** ヴァーテブリー	
A-8	**ulna**♦ アルナ, (複)**ulnae** アルニー	
A-9	**radius**♦ レイディアス, (複)**radii** レイディアイ	
A-10	**carpals**♦ カーパルズ	
A-11	**metacarpals**♦ メタカーパルズ	
A-12	**phalanges**♦ ファランジズ, (単)**phalanx** フェイランクス、ファランクス	
A-13	**pelvis**♦ ペルヴィス, (複)**pelves** ペルヴィーズ	
A-14	**sacrum**♦ セイクラム(サクラム), (複)**sacra** セイクラ(サクラ)	
A-15	**femur**♦ フィーマ	(複数形は femurs と femora フェモラ のどちらも用いられる)
A-16	**patella**♦ パテラ, (複)**patellae** パテリー	
A-17	**tibia**♦ ティビア	(複数形は tibias と tibiae ティビイー のどちらも用いられている)
A-18	**fibula**♦ フィビュラ	(複数形は fibulas と fibulae フィビュリー どちらも用いられる)
A-19	**tarsals**♦ ターサルズ	
A-20	**metatarsals**♦ メタターサルズ	

◆**cranium** 頭蓋 ⇒p.8「頭蓋」参照

◆**clavicle** 鎖骨は、ラテン語の clavis **クラーウィス**「鍵、かんぬき」に -cula 縮小辞が付いたもの。⇒ p.65「鎖骨」

◆**scapula** 肩甲骨は、ギリシャ語 σκάπτω **スカプトー**「掘る」に由来。シャベルに似ているため。⇒ p.64「肩甲骨」

◆**humerus** 上腕骨 ラテン語 humerus **フメルス**「上腕」。

◆**rib** 肋骨 古英語 ribb「肋骨」から。

◆**sternum** 胸骨 ギリシャ語 στέρνον **ステルノン**「胸、内側」に由来。

◆**vertebra** 椎骨 verto **ウェルトー**「回転する、裏返す」から派生。⇒p50「椎骨」

◆**ulna** 尺骨 ギリシャ語 ὠλένη **オーレーネー**「肘(ひじ)、肘から手にかけての腕」に由来。⇒p.73「肘頭」

◆**radius** 橈骨はラテン語 radius **ラディウス**「車輪のスポーク」に由来。⇒p.72「橈骨」

◆**carpals** 手根骨は、ギリシャ語 καρπός **カルポス**「手首」に由来。⇒p.76「手根骨」

◆**metacarpals** 中手骨 接頭辞 μετα- **メタ〜**「後の」+ 前述のギリシャ語 καρπός **カルポス**「手首」。

◆**phalanges** 指骨は、ギリシャ語 φάραχξ **ファランクス** 軍隊用語で、「密集方陣」を意味する。⇒p.76「指骨」

◆**pelvis** 骨盤 その形ゆえに、ラテン語 pelvis **ペルウィス**「水盤、たらい」に由来する。

◆**sacrum** 仙骨 ラテン語 os sacrum **オス サクルム**は文字どおりには「神聖な骨」。⇒p.60 コラムを参照

◆**femur** 大腿骨 ラテン語 femur **フェムル**「大腿」。

◆**patella** 膝蓋骨 ラテン語 patella **パテッラ**は patina **パティナ**「皿」の縮小詞。⇒p.91「膝蓋骨」

◆**tibia** 脛骨 ラテン語 tibia **ティービア**には、「脛(すね)の骨」のほかに「笛」の意味もある。⇒p.94「脛骨」

◆**fibula** 腓骨は、ラテン語 fibula **フィーブラ**「(ブローチを留めるための)留め金、ピン」に由来する。⇒p.95「腓骨」

◆**tarsals** 足根骨は、ギリシャ語 ταρσός **タルソス**「編み細工の平らなカゴ・バスケット」に由来。⇒p.98「足根骨」

◆**metatarsals** 中足骨は、tarsal に、接頭辞 μετα- **メタ〜**「後の」が付いたもの。

◆**periosteum** 骨膜 ギリシャ語 περι- **ペリ**「周りに」+ ὀστέον **オステオン**「骨」。ペリが付く英語には他にも、**pericardium** ペリ**カーディアム**「心膜」(心臓の「周り」にある膜)、**periodic table** ピリ**オ**ディック **テイブル**「元素周期律表」(「周りに」+ ギリシャ語 ὁδός **ホドス**「道」)がある。

骨格を意味する英語 skeleton スケルトンは、ギリシャ語の動詞 σκέλλω スケッロー「乾かす」に由来する。つまり「乾いた骨」の意。今では、透明なプラスチックの覆いでできた、中が「透ける」製品の事を「スケルトン」と呼んでいる。ちなみに、「スケルトン競技」とは、ボブスレー用の全長1.3～1.5kmの氷のコースを「骨組みだけ」の簡単な鉄製のソリで滑り降りる競技。

- **compact substance 緻密質** ラテン語 compactus コムパークトゥス「緻密な、濃厚な、ぎっしり詰まった」から。ちなみに化粧用の compact「コンパクト」には、手鏡やおしろい、パフがぎっしり収まっている。
- **spongy substance 海綿質** ギリシャ語 σπόγγος スポンゴス「海綿」に由来。sponge スポンジ は元々「海綿」から作られた。また海綿質の別の呼び方である trabecular substanceは、ラテン語 trabs トラプス「梁(はり)、横木、板材」に由来。trabecula トラベキュラだけで、海綿質の中の「骨小柱」も意味する。心室内の「肉柱」も trabeculae carneae トラベキュリ カーニィーという。

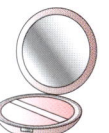

骨小柱 trabecula

- **marrow（medulla）骨髄** marrow 骨髄は、古英語 merg「骨髄」に由来。もう一つの方は、ラテン語 medulla メドゥッラ「髄」から生じた。さらには、medulla は medius メディウス「中間の」に由来する。
- **epiphysis 骨端** は、ギリシャ語 φύσις フュスィス「成長すること、生ずること、発生すること、自然」に 接頭辞 epi-「上に」が付いたもの。長骨の場合、骨の中心部分の骨幹と両端の骨端からなる。成長期には、骨端は骨幹からは「骨端板」という軟骨によって分離されている。骨端板は骨が長軸方向に成長するために必要な領域。成長期を過ぎると、この軟骨は骨に置き換わり、「骨端線」として痕跡を残す。physisについては⇒p.87のコラム
- **diaphysis 骨幹** ギリシャ語 φύσις フュスィス「成長」に dia-「間に」が付いたもの。間に成長するもの。⇒p.87のコラム
- **pneumatic bone 含気骨** ギリシャ語 πνεῦμα プネウマ「息、呼吸、空気」に由来。pneumo- から πνεύμων プネウモーン「肺」、pneumonia ニューモウニア「肺炎」、またpneumothorax ニューモソラックス「気胸(胸膜腔に空気が存在すること)」が派生した。英語では、語頭の pn- の p は発音しない「黙字」。
- **diploë 板間層** 平らな頭蓋骨の二つの緻密質の層の間にある、海綿質の層のこと。ギリシャ語 διπλόος ディプロオス「二重の、双方の」に由来。下を参照。

ベリオスティアム
periosteum◆ A-21

コンパクト　サブスタンス
compact substance◆ A-22

スポンジィ　(トラベキュラ)　サブスタンス
spongy (trabecular) substance◆ A-23

メダラリ　キャヴィティ
medullary cavity A-24

マロウ　(メダラ)
marrow (medulla)◆ A-25

アーティキュラ　カーティリッジ
articular cartilage A-26

エピフィシャル　ライン
epiphysial line A-27

エピフィシス
epiphysis◆ A-28

メタフィシス
metaphysis A-29

ダイアフィシス
diaphysis◆ A-30

※diaphysisの複数形は diaphyses ダイアフィスィーズ
epiphysis、metaphysis も複数形の語尾は -ses。

ニューマティック　ボウン
pneumatic bone◆ A-31

ディプロウイー
diploë◆ A-32
※ディプロウィーとも発音する。

板間層と外交官、デュープと双球菌　　DIPLO-、DOUBLE

板間層の語源のギリシャ語 διπλόος ディプロオス「二重の」から、英語の diploma ディプロウマ「公文書、卒業証書、賞状」や、diplomat ディプロマット「外交官」という語が生じた。それらの文書が「二つに」折られたため。英語の double ダブル「二重の」や duplicate デュープリケイト「複写する」も類義。写真の世界では、デュープは、ポジの複製のことを意味している。生物学では diploid ディプロイド「倍数染色体」

やdiplococcus「双球菌」(英語読みでディプロコッカス)といった類語ある。

ちなみに、**diploë** の e の上の二つの点は、母音の分離記号(ギリシャ語でいうdiaeresis「ディアエレシス」、フランス語では trema「トレマ」)で、o と e をつなげて二重母音にしないようにするためのもの。この場合、母音の音を変える役割のドイツ語のウムラウトではない。この分離記号はしばしば英語の綴りでは省略される。

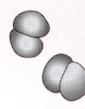

双球菌

B 頭蓋（とうがい）〈概観〉

頭蓋を形成する、脳頭蓋（前頭骨、蝶形骨、頭頂骨、篩骨、側頭骨、後頭骨）及び、顔面頭蓋（頬骨、涙骨、鼻骨、下鼻甲介、鋤骨、上顎骨、下顎骨、口蓋骨、舌骨）を以下に示す。

- B-1 前頭骨（ぜんとうこつ）
- B-2 頬骨（きょうこつ）
- B-3 涙骨（るいこつ）
- B-4 鼻骨（びこつ）
- B-5 下鼻甲介（かびこうかい）
- B-6 鋤骨（じょこつ）
- B-7 上顎骨（じょうがくこつ）
- B-8 下顎骨（かがくこつ）
- B-9 篩骨（しこつ）
- B-10 鼻腔（びくう）
- B-11 口蓋骨（こうがいこつ）
- B-12 舌骨（ぜっこつ）

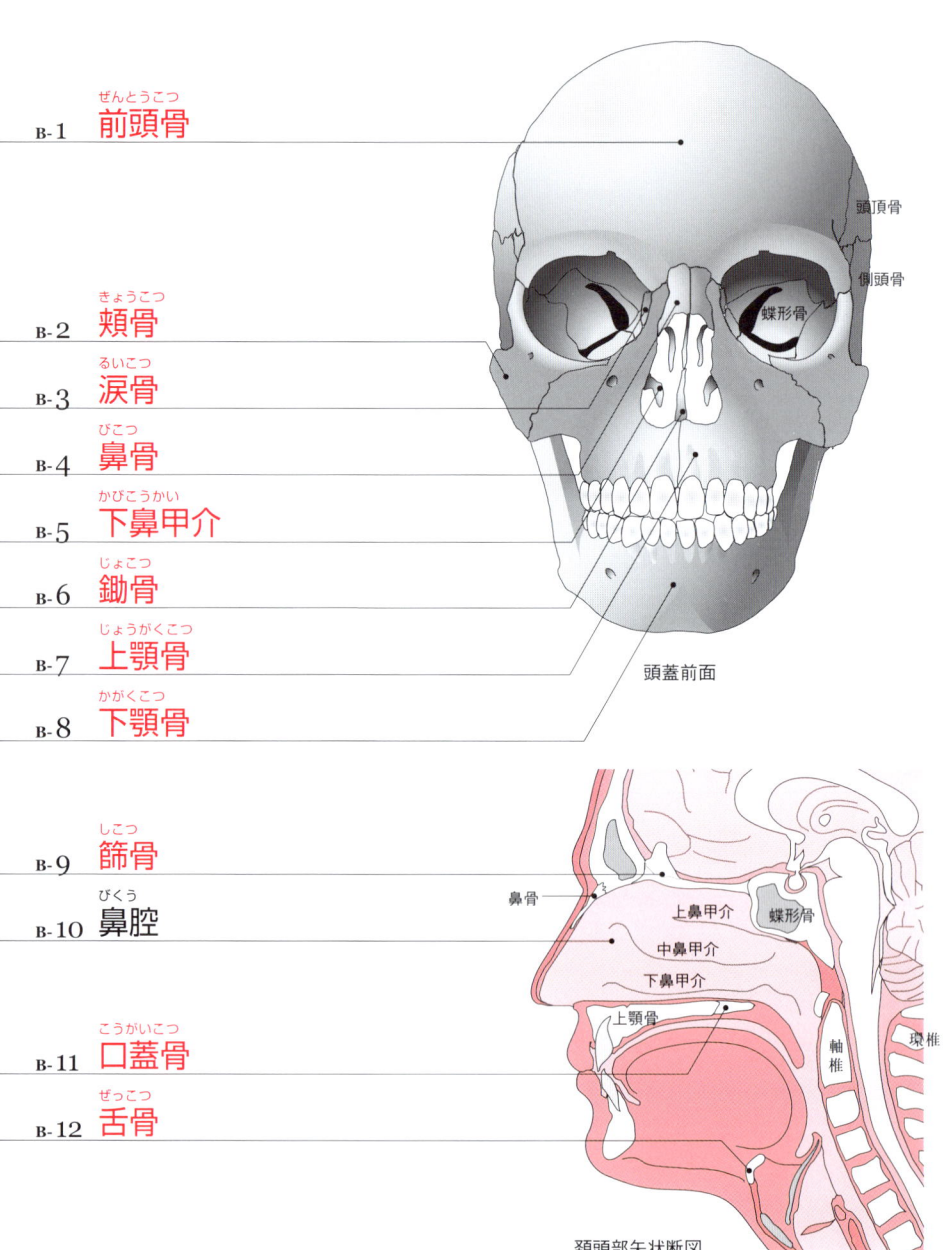

頭蓋前面

頚頭部矢状断図

- 脳頭蓋は脳を保護し、また聴覚・平衡感覚を司る感覚器官を収める。顔面頭蓋は顔面の枠組みを形成し、視覚・味覚・嗅覚に関わる感覚器官を支え保護すると共に、消化器と呼吸器の入口を形作る。

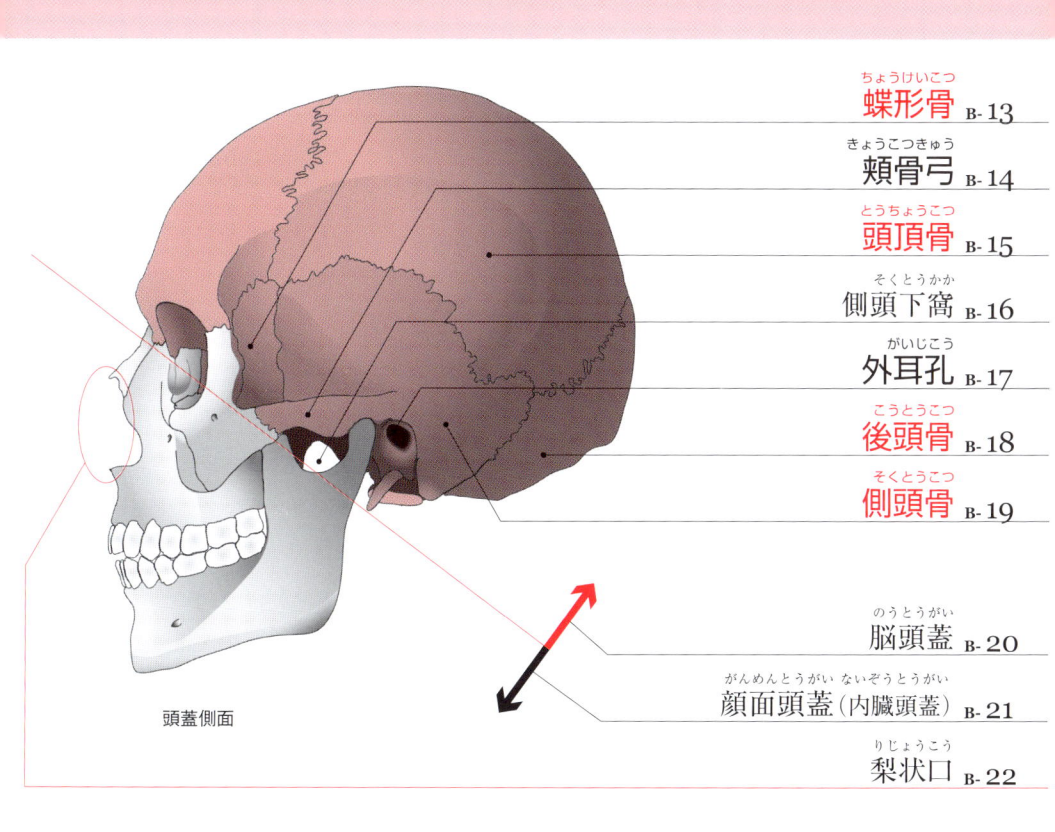

蝶形骨 B-13
頬骨弓 B-14
頭頂骨 B-15
側頭下窩 B-16
外耳孔 B-17
後頭骨 B-18
側頭骨 B-19
脳頭蓋 B-20
顔面頭蓋（内臓頭蓋） B-21
梨状口 B-22

頭蓋側面

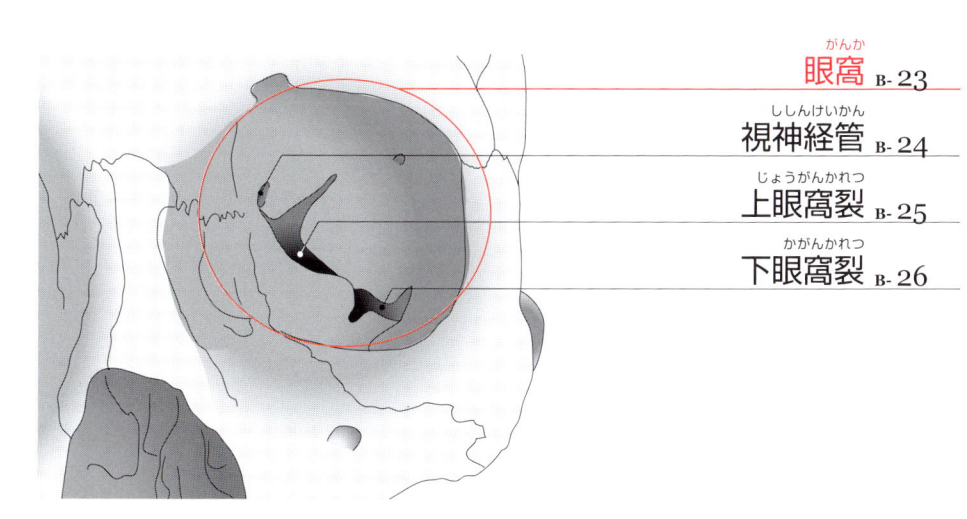

眼窩 B-23
視神経管 B-24
上眼窩裂 B-25
下眼窩裂 B-26

B Cranium <overview>

クレイニアム

> このページで取り上げた頭骨に関しては、後のページで詳しく取り扱っている。ここでは、大まかな語源の解説のみを行なっている。

- B-1 フロンタル ボウン **frontal bone**◆
- B-2 ザイゴウマティック（ズィゴウマティック）ボウン **zygomatic bone**◆
- B-3 ラクリマル ボウン **lacrimal bone**◆（まれに lacrymal）
- B-4 ネイザル ボウン **nasal bone**
- B-5 インフィアリア ネイザル コンカ **inferior nasal concha**◆
- B-6 ヴォウマ **vomer**◆
- B-7 マクスィラ マクスィリー **maxilla**◆,（複）**maxillae**
- B-8 マンディブル **mandible**◆
- B-9 エスモイド **ethmoid**◆ (ethmoid bone)
- B-10 ネイザル キャヴィティ **nasal cavity**
- B-11 パラタイン ボウン **palatine bone**
- B-12 ハイオイド ボウン **hyoid bone**◆

◆**cranium 頭蓋** ギリシャ語 κρανίον クラーニオン「頭蓋骨」が、ラテン語 cranium クラーニウムを経て英語に入る。印欧祖語の語幹 *ker- から派生した語としては、horn, corner, unicorn, carrot, cerebrum など数多い。解剖学では「ずがい」と読まずに「とうがい」と読む。⇒p.118の説明文参照

◆**frontal bone 前頭骨** ラテン語の frons フローンス「額」に由来。

◆**zygomatic bone 頬骨** ギリシャ語 ζυγόν ジュゴン「軛（くびき）」に由来。⇒詳しくは、p.32「頬骨」

◆**lacrimal bone 涙骨** ラテン語 lacrima ラクリマ「涙」に由来。⇒詳しくは、p.32「涙骨」

◆**inferior nasal concha 下鼻甲介** ラテン語 concha コンカ「巻貝、貝殻状のもの」に由来する。⇒詳しくは、p.13

◆**vomer 鋤骨** ラテン語 vomer ウォーメル「鋤（すき）の刃」の意味。

◆**maxilla 上顎骨** ラテン語 maxilla マークスィラ「顎（あご）」から。⇒詳しくは、p.36「上顎骨」

◆**mandible 下顎骨**は、ラテン語動詞 mando マンドー「噛む」＋接尾辞-bula「道具」＝ラテン語 mandibulaから。⇒p.40「下顎骨」

◆**ethmoid 篩骨** ギリシャ語 ηθμός エートモス「篩（ふるい）」に由来。なぜ篩（ふるい）なのかはp.13「篩骨」を参照せよ。

◆**hyoid bone 舌骨** ギリシャ語の υ（hy・ユプシロン）に似た（eidos）という意。⇒詳しくは、p.41のコラム

◆**sphenoid 蝶形骨** はギリシャ語 σφήν スフェーン「楔（くさび）」に似た（eidos）の意。

◆**parietal bone 頭頂骨** prietal は、ラテン語 paries パリエース「壁、塀」から派生。

◆**external acoustic opening 外耳孔** acoustic は、ギリシャ語 ακούω アクーオー「聞く」に由来。外耳孔を表わす英語は数多くあり、以下に示す。「孔」に相当する語が多いため。⇒p.119

- external acoustic **pore**（ポー＝「孔」）
- external acoustic **aperture**（アパチャ＝「孔」）
- external acoustic **foramen**（フォレイメン＝「孔」）
- opening of external acoustic **meatus**（ミーエイタス「通路」）
- **orifice**（オリフィス「開口」）of external acoustic **meatus**
- external **auditory**（オーディトリ「聴覚の」）poreなど。

ギリシャ語アクーオーから派生した英語には acoustic アクースティク（もしくは、アカウスティック）「聴覚の、音響の」、さらに、acoustics アクースティックス「音響学、音響効果」、acoustic education アクースティック エデュケイション「音感教育」、acoustic guitar アクースティック ギター「アコースティックギター（エレキではないギターのこと。日本語は訛っている）、略せばアコギ」など多数あり。

acoustic guitar
「アコースティックギター」

頭蓋骨を意味するより一般的な英語には skull ス**カ**ル がある。ギリシャ語起源の skeleton ス**ケ**ルトン「骨格」と似ているが、skull は古ノルウェー語の skalli「はげ頭」が起源であるとも言われるが、明確ではない。

◆**occipital bone 後頭骨**　ラテン語 occiput オ**キ**プト「後頭」。
◆**temporal bone 側頭骨**　ラテン語 tempora **テ**ンポラ「こめかみ、側頭」に由来。⇒temple「神殿」との関係は p.25 のコラム
◆**viscerocranium 内臓頭蓋**　vicera は、ラテン語 viscus ウィ**ス**クス「内臓」の複数形。「体腔内諸器官」、特に「内臓」を表わす。
◆**piriform aperture 梨状口**　ラテン語 pirum **ピ**ルム「梨（なし）」に由来。英語 pear ペア「西洋梨」も pirum が語源。pisiform はよく似ているが、pisum ピースム「豆」に由来するので「豆状骨」の意。
◆**orbit 眼窩**　ラテン語の orbis **オ**ルビス「輪、円盤」から「戦車競技用の走路、コース」を意味する orbita オル**ビ**タ が生じ、さらには眼窩を表わすようになる。orbit は、天文用語では「軌道を回る、軌道」。
◆**optic canal 視神経管**　ギリシャ語の形容詞 ὀπτός オプ**ト**ス「見ることのできる」に由来。名詞としては、optics オ**プ**ティックス「光学」。オプトスは、ギリシャ語 ὤψ **オ**ープス「目」とも同じ語源。恐竜の名前によく使われている。triceratops トライ**セ**ラトプス「トリケラトプス（トリ-「3」+ケラス「角」+オープス「目、もしくは顔」、つまり「目のそばに角三本」の意）」。

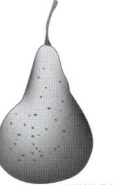
西洋梨

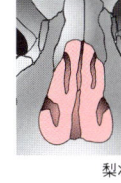
梨状口

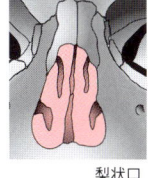
トリケラトプス

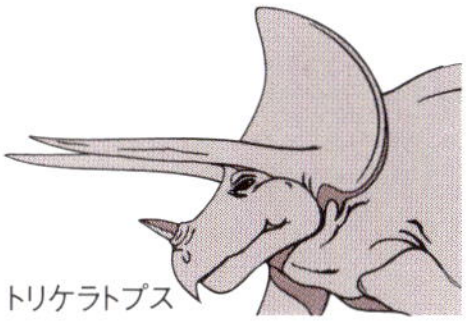

アンドロイドとエスモイド
接尾辞 -OID「～状」

SF小説にしばしば登場するアンドロイドは「人間のような」機械。アンドロイドという単語を分解すると、andro-「人間の」と、**-oid**「～のような、～に似た、～状の、～質の」という接尾辞となる。医学用語の中には、この「～のような」という意味の～オイドで終わる単語が実に多い（すでにこのページでも ethmoid、hyoid、sphenoid などが現れている）。-oid の起源は、「形」を意味するギリシャ語 εἶδος **エ**イドス。エイドスに由来する英語には idea「アイデア」、idol「アイドル、偶像」などがある。

-oid で終わる科学用語としては、セルロースに似ているセルロイド、カロチンの仲間のカロチノイド、フラボンの仲間のフラボノイド、モンゴル人に似た人種モンゴロイド、星に似ている「小惑星」のアステロイドなど様々。

このように、知らずに日常用いている語にも、ギリシャ語は浸透している。接尾辞を理解するなら、登場してくる用語の意味も、より理解が容易になる。

ス**フィ**ーノイド（ボウン）
sphenoid（bone）◆　B-13

ザイゴウ**マ**ティック　アーチ
zygomatic arch　B-14

パラ**イ**エタル　ボウン
parietal bone◆　B-15

インフラ**テ**ンポラル　**フォ**ッサ
infratemporal fossa　B-16

エクス**ター**ナル　ア**クー**スティック　オウプニング
external acoustic opening　B-17

オク**シ**ピタル　ボウン
occipital bone◆　B-18

テンポラル　ボウン
temporal bone◆　B-19

ニューロク**レ**イニアム
neurocranium　B-20

ヴィセロク**レ**イニアム
viscerocranium◆　B-21

パ**リ**フォーム　ア**パ**チャ
piriform aperture　B-22

※ピリフォームとも発音する。

オービット
orbit◆　B-23

オプティック　**キャ**ナル
optic canal◆　B-24

ス**ピ**リア　**オ**ービタル　**フィ**シャ
superior orbital fissure　B-25

イン**フィ**リア　**オ**ービタル　**フィ**シャ
inferior orbital fissure　B-26

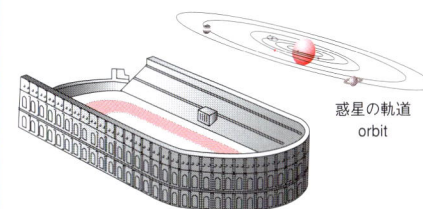

惑星の軌道
orbit

古代ローマの競技用の走路 orbis

C 前頭骨、篩骨、下鼻甲介

● 眼窩上孔からは、三叉神経の前頭部の枝が出る。

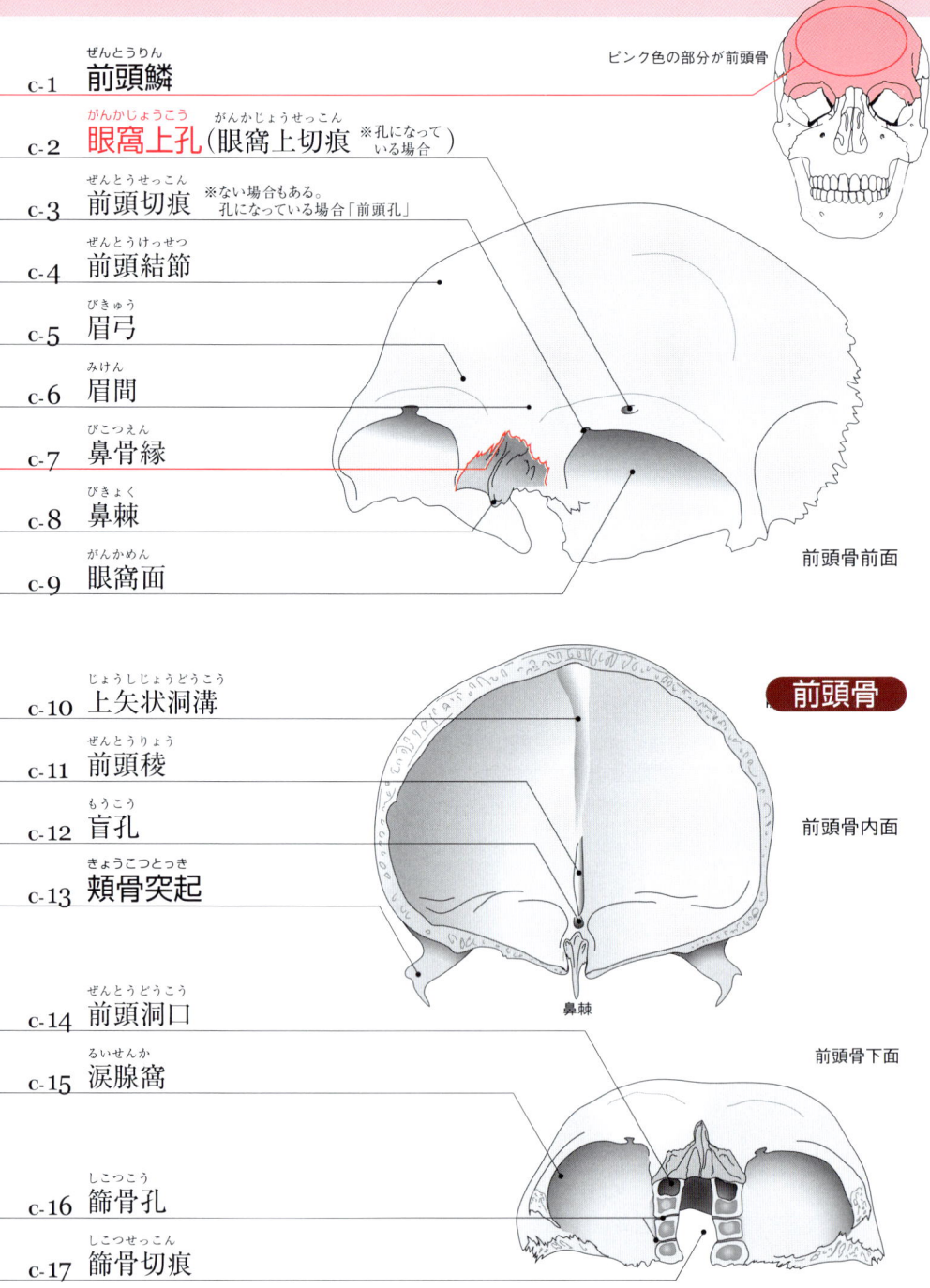

- c-1 前頭鱗（ぜんとうりん）
- c-2 眼窩上孔（がんかじょうこう）（眼窩上切痕 ※孔になっている場合）
- c-3 前頭切痕（ぜんとうせっこん）※ない場合もある。孔になっている場合「前頭孔」
- c-4 前頭結節（ぜんとうけっせつ）
- c-5 眉弓（びきゅう）
- c-6 眉間（みけん）
- c-7 鼻骨縁（びこつえん）
- c-8 鼻棘（びきょく）
- c-9 眼窩面（がんかめん）
- c-10 上矢状洞溝（じょうしじょうどうこう）
- c-11 前頭稜（ぜんとうりょう）
- c-12 盲孔（もうこう）
- c-13 頬骨突起（きょうこつとっき）
- c-14 前頭洞口（ぜんとうどうこう）
- c-15 涙腺窩（るいせんか）
- c-16 篩骨孔（しこつこう）
- c-17 篩骨切痕（しこつせっこん）

ピンク色の部分が前頭骨
前頭骨前面
前頭骨
前頭骨内面
鼻棘
前頭骨下面

- 篩骨迷路は、篩骨の左右の外側を形作る骨塊（lateral massとも呼ばれることがある）。内部は小さな空洞が多数あり、「篩骨洞」と呼ばれるが（⇒p.42「副鼻腔」）、骨学では「篩骨蜂巣」とも呼んでいる。鼻腔から見て、篩骨蜂巣の下部の膨れて見える部分を「篩骨胞」という。鼻腔には、篩骨から上鼻甲介、中鼻甲介というカールした薄い骨が伸びている。それらの表面の粘膜は、肺に行く空気のフィルター役をしている。

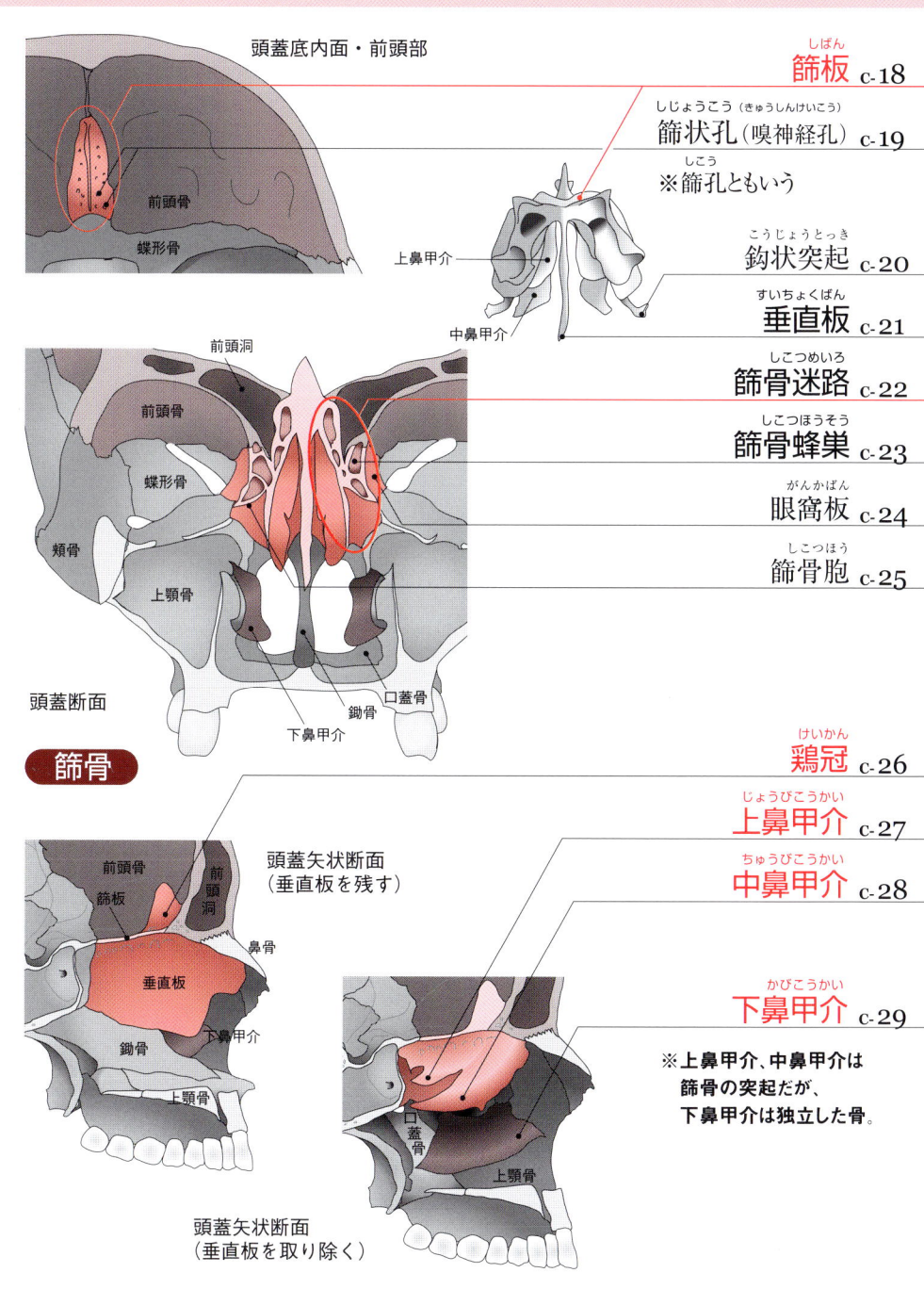

※上鼻甲介、中鼻甲介は篩骨の突起だが、下鼻甲介は独立した骨。

C Frontal bone, Ethmoid

前頭骨を指すより一般的な英語は forehead bone フォリッド ボウンがある。

- c-1 squamous part ◆
- c-2 supra-orbital foramen (〜 notch)
- c-3 frontal notch
- c-4 frontal tuber ◆
- c-5 superciliary arch ◆
- c-6 glabella ◆
- c-7 nasal border ◆
- c-8 nasal spine
- c-9 orbital surface
- c-10 groove for superior sagittal sinus ◆
- c-11 frontal crest
- c-12 foramen cecum ※caecum とも綴る。
- c-13 zygomatic process
- c-14 opening of frontal sinus
- c-15 fossa for lacrimal gland
- c-16 ethmoidal foramen
- c-17 ethmoid notch

◆**frontal bone 前頭骨** frontal は、ラテン語の frons フローンス「額」に由来。英語の front フロントは、物の「額」、よって「前面」という意味から派生している。前頭骨には、「冠」という意味に由来する coronale コロネイリーという別称がある。⇒p.44 coronal suture「冠状縫合」

◆**squamous part 頭頂鱗** squamous は、ラテン語の「鱗」を意味する squama スクァーマに由来。英語の scale スケイル「鱗」は、ゲルマン系の起源で異なる。

◆**frontal tuber 前頭結節** tuber は、「こぶ、固まり」を意味するラテン語 tuber トゥーベルに由来。解剖学では、骨の突出部に対して、大きな膨らみの場合、この tuber を(大抵は「隆起」と訳すが、この場合のように「結節」の場合もある)、小さな膨らみには、英語の縮小詞 tubercle テューバクル（ラテン語 tuberculum トゥーベルクルム）「結節」を用いる。結核診断用の tuberculin テューバーキュリン「ツベルクリン」もこの縮小詞に由来。

◆**superciliary arch 眉弓** superciliary は、ラテン語接頭辞 super「上に」に、cilium キリウム「瞼（まぶた）」が付いた語で、「眉毛（まゆげ）あたりの」の意。英語の形容詞形 supercilious スーパーシリアスは、いわば眉を釣り上げた「高慢ちきな、偉そうな」態度を描写するのに用いられる。類語のラテン語 cilia キリアは「睫毛（まつげ）」として用いられ、英語でも cilia シリア「睫毛、細毛、繊毛」の意味となる。ciliate シリエイト「繊毛虫、つまりゾウリムシ、ツリガネムシ」、ciliary body シリアリ ボディ「毛様体」。

ツリガネムシ

◆**glabella 眉間** ラテン語 glaber グラベル「滑らかな、無毛の」の縮小詞。つまり眉毛と眉毛の間の小さな無毛の場所の意(時として左右の眉毛がつながって生えることもあるが)。「黒御影」という石材名で使われる gabbro ギャブロウ「斑レイ岩」も glaber に由来する(とはいえ、斑レイ岩は大理石より風化しやすく、長年風雨にされされると、表面がでこぼこになる)。

◆**nasal border 鼻骨縁**, **parietal border 頭頂縁**で用いられている 縁 border とは骨の「へり、ふち」を指す。frontal margin と英語表記する事も多い。骨学では margin と border を置き換えることは可能だが、Web デザインでは、HTML文の border と margin を入れ替えると、体裁が全く崩れる羽目になる。

◆**groove for superior sagittal sinus 上矢状洞溝**「溝」を意味する groove グルーヴは、ゲルマン語に由来。英語の grave グレイヴ「墓」も groove の関連語。英語の俗語で、groovy「グルービー」が「決まっている、イカしている、カッコいい」になったのは、昔のレコードの溝 groove に、針がずっと乗っていて音飛びしないのは「非常に良い状態」だから。sagittal⇒p.44「矢状縫合」

Inferior nasal concha
インフィアリア　ネイザル　コンカ

- **ethmoid** 篩骨　ギリシャ語で ἠθμός エートモス「篩（ふるい）」の意味。
- **cribriform plate** ラテン語で cribrum クリーブルム「篩（ふるい）」。大脳から伸びた「嗅球」から20束ほどの嗅神経が鼻腔内に伸びる。篩骨に、ふるい状に篩状孔が開いているのはそのため。
- **ethmoidal labyrinth**「迷宮、迷路」を表わすギリシャ語 λαβύρινθος ラビュリントスから。ギリシャ神話では怪物ミノタウロスを監禁したクレタ島の迷宮を指す。
- **superior nasal concha** 上鼻甲介、**middle ～** 上鼻甲介、**inferior ～** 下鼻甲介　ラテン語 concha コンカ「巻貝、貝殻状のもの」、またギリシャ語 κόγκη コンケーに由来。元は印欧祖語の *konkho-「貝、ムラサキガイ」から発しており、cochlea コクリア「（内耳の）蝸牛（かぎゅう）」（これは「カタツムリ」の意）とも同じ起源。concha of auricle コンカ オヴ オーリクルは、耳の貝殻状のくぼみである「耳甲介」。ちなみに「貝類学」は conchology コンコロジ。

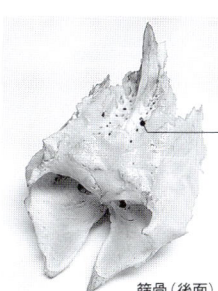

篩骨（後面）

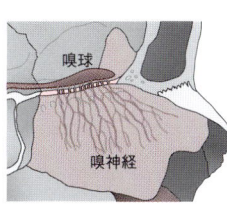

嗅球　嗅神経

鶏冠とデイゴとガリウム元素
GALLUS「鶏」

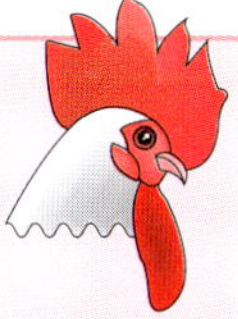

篩骨の上方への突起「鶏冠（けいかん）」のラテン語 crista galli の crista クリスタは、「鶏冠、とさか」に由来。galli は gallus ガッルス「雄鶏（おんどり）」の属格「雄鶏の」の意。英語 crest クレスト「とさか、たてがみ、頂上」は、この語から派生した。ギリシャ兵やローマ兵の兜に付いている、馬の毛でできた「頂飾り」も crista という。真っ赤な花を咲かせる「アメリカデイゴ」の学名も Erythrina crista-galli。

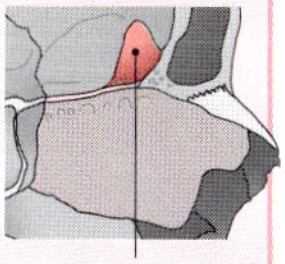

フランスの化学者ボアボードラン（Lecoq de Boisbaudran）は、1875年に発見した元素を自分の祖国フランスのラテン語古名 Gallia ガッリア（カエサルの「ガリア戦記」のガリア）に因んで Gallium ギャリアム「ガリウム」と名づけたと一般に言われているが、実は彼の名 Lecoq ルコック の coq が、フランス語で「雄鶏」なので、ラテン語 gallus ガッルス「雄鶏」という形で自分の名をひそかに含めたというのが裏話。彼以外に元素発見者でこうした売名行為をした人は一人もいない（アインスタイニウムやノーベリウムは本人の死後、別人が命名した）。

篩骨の鶏冠

---

cribriform plate c-18
クリブリフォーム（クライブリフォーム）　プレイト

cribriform foramina c-19
クリブリフォーム　フォーラミナ
（olfactory foramina
　オルファクトリ　フォーラミナ）

uncinate process c-20
アンスィネイト　プロセス

perpendicular plate c-21
パーペンディキュラー　プレイト

ethmoidal labyrinth c-22
エスモイダル　ラビリンス

ethmoidal air cells c-23
エスモイダル　エアー　セルズ

orbital plate c-24
オービタル　プレイト

bulla ethmoidalis c-25
ブッラ　エスモイダリス

※bulla ブッラは、バッラとも発音する。ラテン語で「泡」の意。英語 bubble バブル「泡」と似ているが、語源的に直接つながりはないと考えられている。

crista galli c-26
クリスタ　ガッリ
※galli は、ギャリや、ゴーリとも発音する。

superior nasal concha c-27
スーピアリア　ネイザル　コンカ

middle nasal concha c-28
ミドル　ネイザル　コンカ

inferior nasal concha c-29
インフィアリア　ネイザル　コンカ

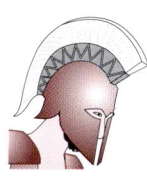

ギリシャ重装歩兵の兜の crista

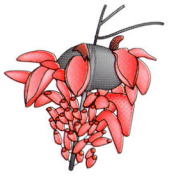

アメリカデイゴ
Erythrina crista-galli。

D 蝶形骨

蝶形骨は、頭蓋底の中央に位置し、脳頭蓋を構成する他のすべての骨と接している。形は蝶のよう（コウモリのようとも言われるが）なので蝶形骨と名付けられている。種々の血管、神経が通過する孔がこの蝶形骨を貫いている。

- D-1 小翼（しょうよく）
- D-2 大翼（だいよく）
- D-3 蝶形骨体（ちょうけいこつたい）
- D-4 翼状突起（よくじょうとっき）

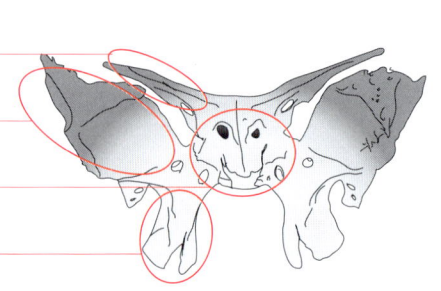
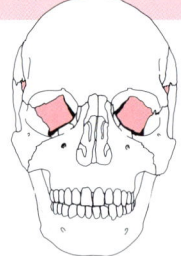

蝶形骨は、眼窩の一部、またこめかみの一部を形成している。

- D-5 正円孔（せいえんこう）
- D-6 卵円孔（らんえんこう）
- D-7 棘孔（きょくこう）

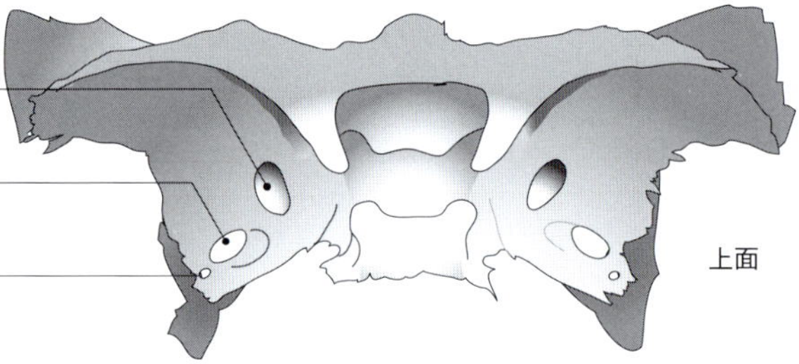

上面

- D-8 蝶形骨洞口（ちょうけいこつどうこう）
- D-9 蝶形骨稜（ちょうけいこつりょう）

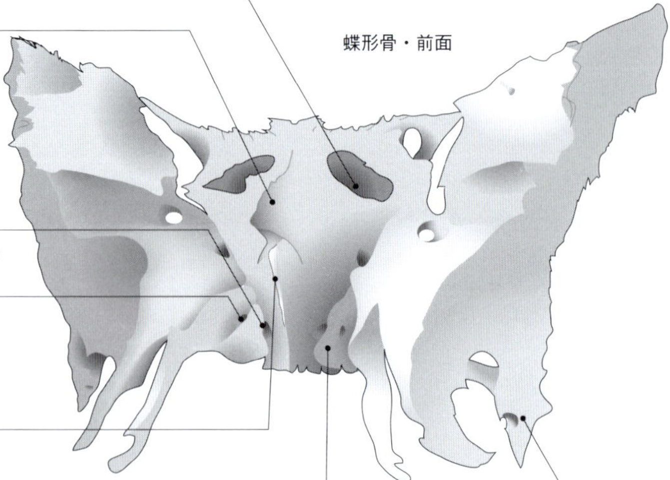

蝶形骨

蝶形骨・前面

- D-10 鋤骨鞘突溝（じょこつしょうとつこう（とっこう））
- D-11 口蓋骨鞘突溝（こうがいこつしょうとつこう（とっこう））
- D-12 蝶形骨吻（ちょうけいこつふん（こっぷん））
- D-13 鞘状突起（しょうじょうとっき）
- D-14 蝶形骨棘（ちょうけいこつきょく）

A	B	C	D	E	F	G	H	I	J	K	L	M	N
全身	頭蓋	前頭骨・篩骨	蝶形骨	側頭骨	耳小骨	頭頂骨・後頭骨	頬骨・鼻骨等	上顎骨	下顎骨・舌骨	頭蓋の縫合等	椎骨・仙骨	環椎・軸椎・頚椎	肋骨・胸骨

トルコ鞍は、脳下垂体を入れる受け皿。蝶形骨には様々な神経・血管が通過している。卵円孔は、下顎神経の通り道。正円孔は上顎神経。頚動脈管は、内頚動脈。視神経管は視神経が通る。棘孔には、中硬膜動脈が通過する。しかし、破裂孔は生体では線維軟骨でふさがれている。

とるこぐら
トルコ鞍 D-15
しこうさこう
視交叉溝 D-16
ぜんしょうとっき
前床突起 D-17
かすいたいか
下垂体窩 D-18
こうしょうとっき
後床突起 D-19
あんぱい
鞍背 D-20
しゃだい
斜台 D-21
はれつこう
破裂孔 D-22

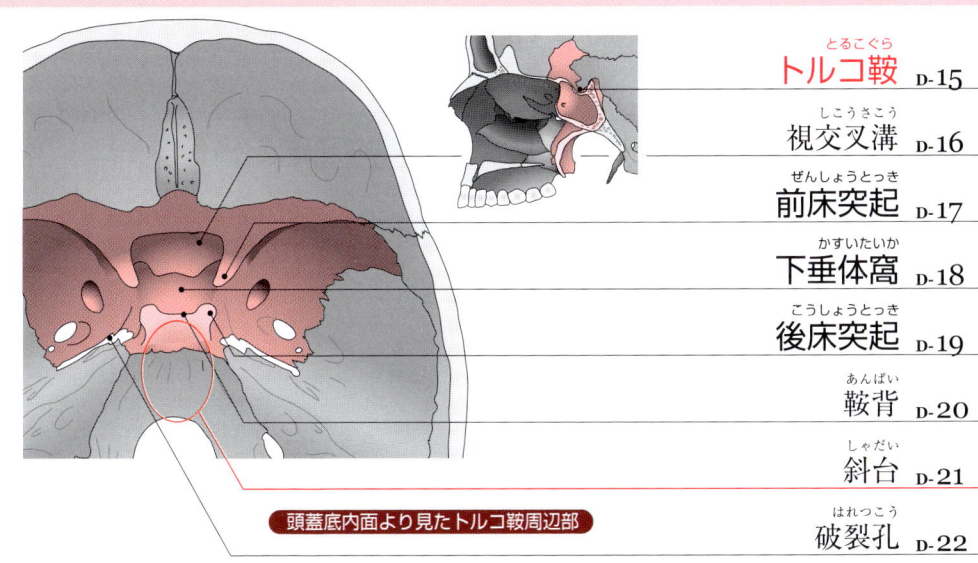

頭蓋底内面より見たトルコ鞍周辺部

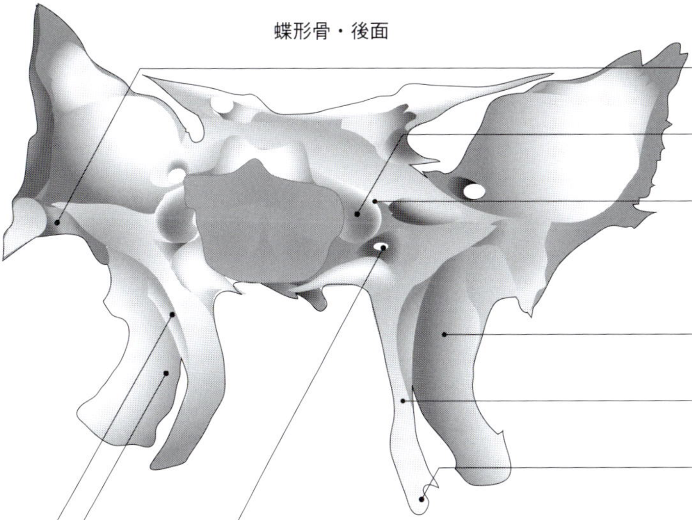

じかんこう
耳管溝 D-23
けいどうみゃくこう
頚動脈溝 D-24
ちょうけいこつしょうぜつ
蝶形骨小舌 D-25
がいそくばん
(翼状突起の)外側板 D-26
ないそくばん
(翼状突起の)内側板 D-27
よくとつこう
翼突鈎 D-28
よくとつかん
翼突管 D-29
よくとつか
翼突窩 D-30
しゅうじょうか
舟状窩 D-31

蝶形骨・後面

D Sphenoid
スフィーノイド

	レッサー ウィング
D-1	lesser wing
	グレイター ウィング
D-2	greater wing
	ボディ オブ スフィーノイド ボウン
D-3	body of sphenoid bone
	テリゴイド プロセス
D-4	pterygoid process◆

複数形は foramina フォ**ラ**ミナ

	フォ**レ**イメン ロ**タ**ンダム
D-5	foramen rotundum◆
	フォ**レ**イメン オウ**ヴェ**イル
D-6	foramen ovale◆
	フォ**レ**イメン ス**ピ**ノザム
D-7	foramen spinosum◆

	オウプニング オヴ スフィー**ノ**イダル **サ**イナス
D-8	opening of sphenoidal sinus
	スフィー**ノ**イダル ク**レ**スト
D-9	*sphenoidal crest*

	ヴォウマロ**ヴァ**ジナル グ**ルー**ヴ
D-10	*vomerovaginal groove*
	パラト**ヴァ**ジナル グ**ルー**ヴ
D-11	*palatovaginal groove*
	スフィー**ノ**イダル ロストラム
D-12	*sphenoidal rostrum*⇒右のコラム
	ヴァジナル（ヴァジャイナル）プロセス
D-13	*vaginal process* ⇒「臓単」p.110参照。
	スパイン オブ スフィー**ノ**イド ボウン
D-14	spine of sphenoid bone

◆**Sphenoid 蝶形骨** ギリシャ語の σφήν スフェーン「楔（くさび）」に似た（eidos）の意。日本名の蝶との関連がない。これは前頭骨や側頭骨など幾つもの骨の間にクサビのように打ち込まれている骨であるため。

◆**pterygoid process 翼状突起** 「翼状」と訳されている英語のpterygoidは、ギリシャ語の πτέρυξ プテリュクス「翼」に似た（eidos）の意。pterygoid の語頭の p は、発音しない。英語では語頭の子音のみの p は発音しない黙字（silent letter）。とはいえ、語源となっているギリシャ語では語頭の p も発音していた。ちなみに、古生物学では、翼竜の pteranodonテラノドン「プテラノドン」（語頭なので、この p も発音しない）や、archaeopteryx アーキオプテリクス「始祖鳥」（p が語頭ではないので発音している）にギリシャ語のプテリュクスが使われている。

プテラノドン

◆**foramen rotundum 正円孔** ラテン語 rotundus ロトゥンドゥス「円の、丸い、車輪形の」から派生。**round foramen ラウンド フォレイメン** ともいう。rotary ロウタリ「回転式の」や、rotate ロウテイト「回転する」も類語。ちなみに、ロータリークラブは、輪番制で会員の自宅で会合を開いたことに由来する。

◆**foramen ovale 卵円孔** ラテン語 ovum オーウム「卵」に由来。**oval foramen オウヴァル フォレイメン**ともいう。この英語の oval も、やはりラテン語の ovum が語源。ovary オウヴァリ「卵巣、（植物の）子房」や、ovate オウヴェイト「（植物の葉が）卵形の」も ovum から派生している。

◆**foramen spinosum 棘孔** ラテン語 spina スピーナ「棘（とげ）」から派生。⇒p.50「棘突起」

◆**anterior clinoid process 前床突起 posterior clinoid process 後床突起** clinoidは、ギリシャ語 κλίνη クリネー「床、ベッド」の意。前床突起と後床突起の四つの突起を、ベッドの四隅の四つの柱に見立てたもの。ちなみに、英語の clinic クリニック「臨床の」の語源も、このクリネーである。

◆**clivus 斜台** ラテン語 clivus クリーウス「斜面、丘」から派生。これはギリシャ語 κλίνω クリーノー「傾かせる」が起源。前項の κλίνη クリーネー「ベッド」は、人を傾かせて寝させる場所。

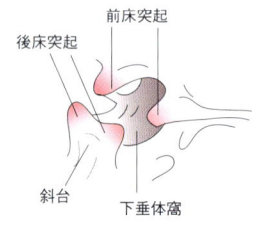

前床突起　後床突起　斜台　下垂体窩

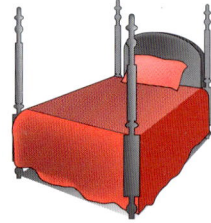

蝶形骨の昔の和名は、Sphenoidを直訳した「楔状骨」であった。今では足根骨の「外側楔状骨、中間楔状骨、内側楔状骨」に楔状骨の名が使われている。それ以前には、蝶形骨は「胡蝶骨」という優雅な名称でも呼ばれていた。蝶形骨は、「蝶」や「翼」wing、pterygoidなど、飛ぶものに関連した各部の名称が多いのは興味深い。

- **sella turcica トルコ鞍** ラテン語の sella セッラ「鞍」。中世のトルコ騎馬隊の、後部が高く上がった鞍に例えたもの。
- **hypophysial fossa 下垂体窩** ギリシャ語で「下に成長するもの」の意。⇒p.87「恥骨結合」のコラム
- **lingula sphenoidalis 蝶形骨小舌** ラテン語の lingula リングワ「舌、言語」の縮小詞。⇒p.41「下顎小舌」
- **pterygoid hamulus 翼突鈎** ラテン語 hamus ハームス「鈎(かぎ)」の指小詞 hamulus ハームルスに由来。
- **scaphoid fossa 舟状窩** は、σκάφη スカフェー「小舟」というギリシャ語に由来。⇒p.76「舟状骨」

セッラ タースィカ (ターキッシュ サドル)
sella turcica (turkish saddle)◆ D-15

カイアズマティック グルーヴ
p.41のコラム← **chiasmatic groove** D-16

アンティーリア クライノイド プロセス
anterior clinoid process◆ D-17

ハイポフィズィアル フォッサ
hypophysial fossa◆ D-18

ポスティリア クライノイド プロセス
posterior clinoid process◆ D-19

ドーサム セリー
dorsum sellae D-20

クライヴァス
clivus◆ D-21

フォレイメン ラセラム
foramen lacerum D-22

グルーヴ フォー オーディトリ テューブ
groove for auditory tube D-23

カロテイッド グルーヴ
carotid groove D-24

リンギュラ スフィノイダリス
lingula sphenoidalis◆ D-25

ラテラル テリゴイド プレイト
lateral pterygoid plate D-26

ミーディアル テリゴイド プレイト
medial pterygoid plate D-27

テリゴイド ハミューラス
pterygoid hamulus◆ D-28

テリゴイド キャナル
pterygoid canal D-29

テリゴイド フォッサ
pterygoid fossa D-30

スキャフォイド フォッサ
scaphoid fossa◆ D-31

蝶形骨吻と船首、ローマ広場と表彰台
ROSTRUM「くちばし」

sphenoidal rostrum 蝶形骨吻 と訳されている rostrum は、ラテン語 rostrum ロストゥルム「(鳥の)嘴(くちばし)、(動物の)鼻面(はなづら)」。解剖学では、ある部分の先端部、ないしはくちばし状の部分、つまり「吻部」を指すのに用いられる(例: rostrum corpus callosum「脳梁吻」)。その反対語は「尾部」。

この rostrum は、ローマ時代の軍船の船首に取り付けられた鉄のくちばし「船嘴(せんし)」もしくは「衝角(しょうかく)」を指すようになる。船首を相手の船に衝突させ、破壊するためのもの。紀元前338年、ローマ軍はアンティウムの海戦で捕獲した敵の船嘴を、元老院近くの演説台の前に飾った。後にこの演説台そのものが Rostra(rostrumの複数)と呼ばれるようになる。カエサルによるローマ広場(Forum Romanum)の再整備(紀元前44年)の際に、左の地図の場所に移された。今日、英語では「演説台・表彰台」を、rostrum ロストラムと呼んでいる。

古代ローマの軍船の船首
rostrum

古代ローマのロストラ

帝政時代のローマ広場
コンコルディア神殿 / 公文書館 / サトゥルヌス神殿 / ロストラ / クリア / バシリカ・アエミリア / カエサル神殿 / レギア / ローマ広場 / バシリカ・ユリア / カストル神殿
0 50m

表彰台
rostrum

E 側頭骨（そくとうこつ）

側頭骨は、側頭の下部および頭蓋底の中頭蓋窩をつくる。さらに側頭骨内部には平衡器官、および聴覚器官が収められ、この骨を出入りする神経・血管・耳管のための孔が数多く空いている。頭蓋骨中でも最も複雑な構造を持つ。

- E-1 鱗部（りんぶ）
- E-2 鼓室部（こしつぶ）
- E-3 頭頂切痕（とうちょうせっこん）
- E-4 外耳孔（がいじこう）
- E-5 関節結節（かんせつけっせつ）
- E-6 頬骨突起（きょうこつとっき）
- E-7 下顎窩（かがくか）
- E-8 鼓室鱗裂（こしつりんれつ）
- E-9 錐体鼓室裂（すいたいこしつれつ）
- E-10 茎状突起鞘（けいじょうとっきしょう）
- E-11 茎状突起（けいじょうとっき）
- E-12 乳様突起（にゅうようとっき）
- E-13 乳突孔（にゅうとつこう）
- E-14 乳突蜂巣（にゅうとつほうそう）

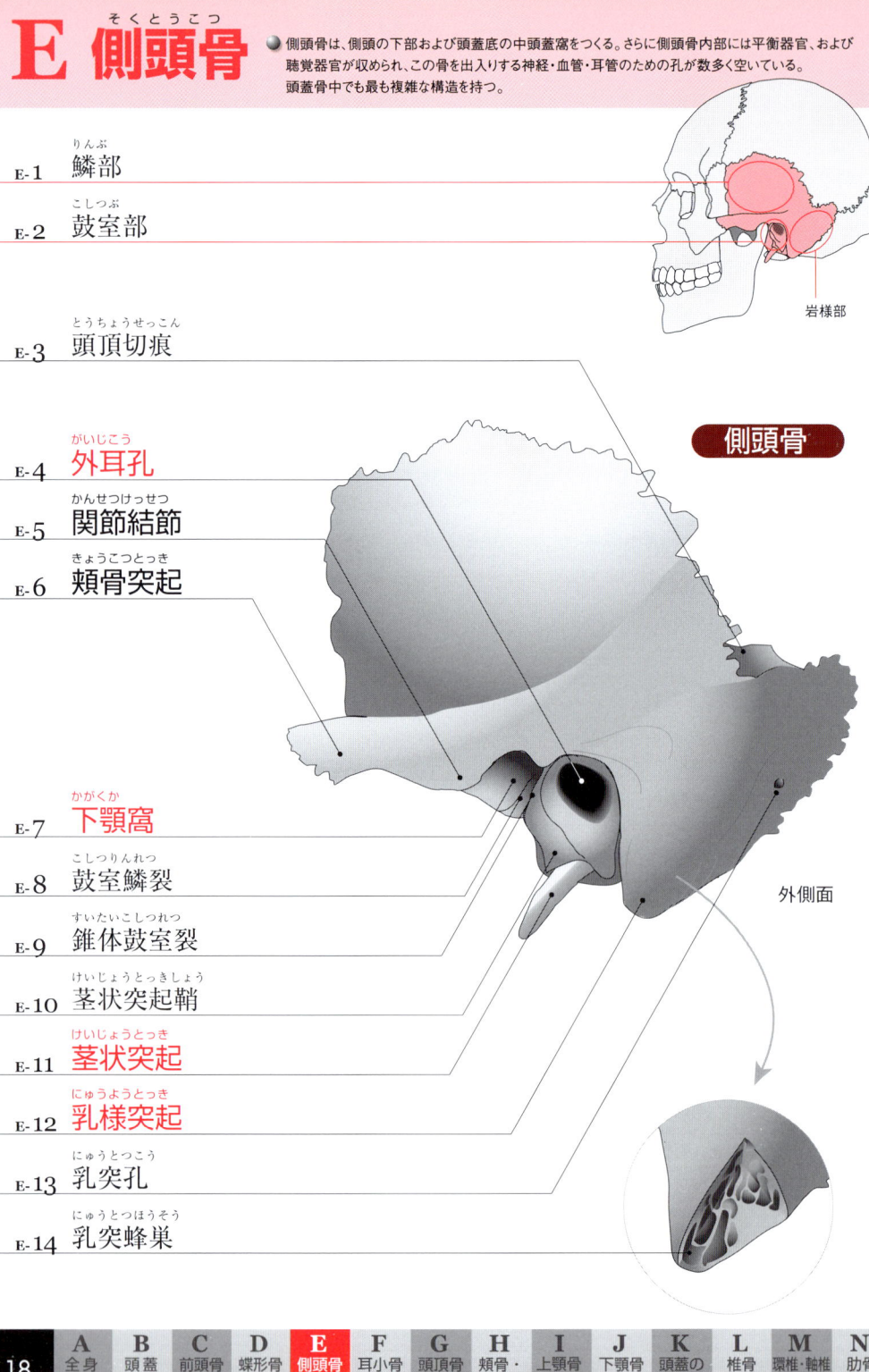

岩様部

側頭骨

外側面

| A 全身 | B 頭蓋 | C 前頭骨篩骨 | D 蝶形骨 | E 側頭骨 | F 耳小骨 | G 頭頂骨後頭骨 | H 頬骨・鼻骨等 | I 上顎骨 | J 下顎骨舌骨 | K 頭蓋の縫合等 | L 椎骨頸椎 | M 環椎・軸椎仙骨 | N 肋骨胸骨 |

側頭骨の外側には「外耳孔」があり、外耳道を通じて鼓膜に至る。その後ろの乳様突起は、胸鎖乳突筋の付着部となる。乳様突起の内部は、多数の小さい「乳突峰巣」があり、それらは「乳突洞」につながり、さらに鼓室へ通じている。外耳孔の近くには、とがった茎のような「茎状突起」が伸びており、茎突下顎靱帯、茎突舌骨靱帯、茎突咽頭筋などの筋肉の起始となる。

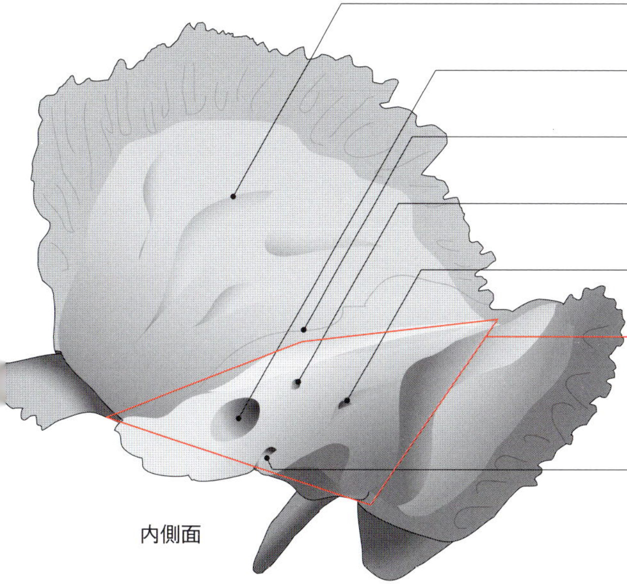

しあつこん
指圧痕 E-15
ないじこう
内耳孔 E-16
すいたいりんれつ
錐体鱗裂 E-17
きゅうかか
弓下窩 E-18
ぜんていすいかんがいこう
前庭水管外口 E-19
がんようぶ すいたい
岩様部の錐体 E-20
かぎゅうしょうかん
蝸牛小管 E-21
内側面

さんさしんけいあっこん
三叉神経圧痕 E-22
こしつがい
鼓室蓋 E-23
だいすいたいしんけいこう
大錐体神経溝 E-24
きゅうじょうりゅうき
弓状隆起 E-25
じょうすいたいどうこう
上錐体洞溝 E-26
内耳孔
頚静脈孔
大後頭孔
S状洞溝
頭蓋底内面

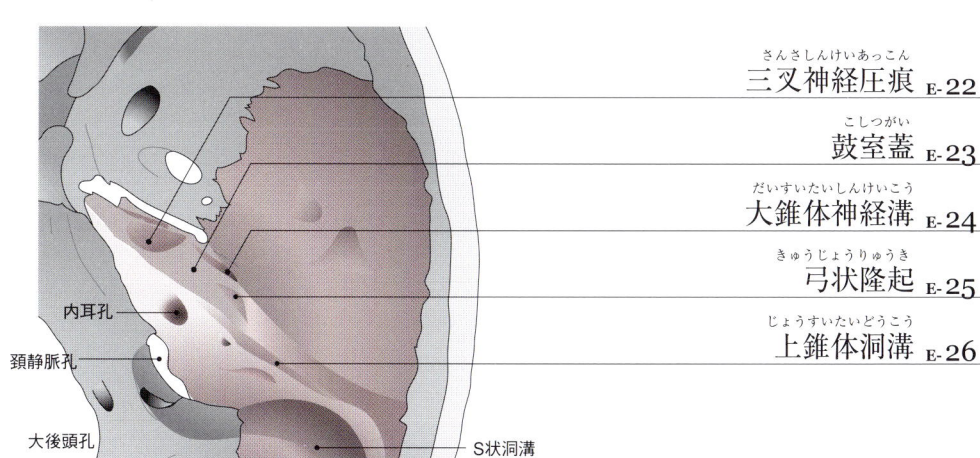

E Temporal bone
テンポラル　ボウン

E-1 squamous part （⇒p.12「頭頂鱗」）
スクウェイマス　パート

E-2 tympanic part
ティンパニック　パート

E-3 parietal notch
パライエタル　ノッチ

E-4 external acoustic opening◆
エクスターナル　アクースティック　オウプニング

E-5 articular tubercle
アーティキュラ　テューバクル

E-6 zygomatic process◆
ザイゴウマティック　プロセス

E-7 mandibular fossa◆
マンディビュラー　フォッサ

E-8 squamotympanic (tympanosquamosal) fissure
スクウェイモティンパニック　ティンパノスクウェモウサル　フィシャ

E-9 petrotympanic fissure (Glaserian fissure)◆
ペトロティンパニック　フィシャ　グレイズィアリアン　フィシャ

E-10 sheath of styloid process◆
シース　オヴ　スタイロイド　プロセス

E-11 styloid process (⇒p.72)
スタイロイド　プロセス

E-12 mastoid process◆
マストイド　プロセス

E-13 mastoid foramen
マストイド　フォレイメン

E-14 mastoid air cells
マストイド　エアー　セルズ

◆**temporal bone 側頭骨**　ラテン語の tempora テンポラ「こめかみ、側頭」に由来。詳しくはp.25のコラムを参照。

◆**external acoustic opening　外耳孔**には、他にもいくつもの英語の表記法がある。⇒p.8「外耳孔」を参照。

◆**zygomatic process　頬骨突起**　zygomatic の語源に関しては、p.32のコラム参照。側頭骨から頬骨に向かって伸びている突起が「頬骨突起」、逆に頬骨から側頭骨に向かって伸びている突起を「側頭突起」と呼ぶ。このように、接する骨の名称を用いた名称は、解剖学用語においては頻繁に現れる（鎖骨にある「胸骨関節面」⇔胸骨にある「鎖骨切痕」、前頭骨にある「頭頂縁」⇔頭頂骨にある「前頭縁」、橈骨にある「尺骨切痕」⇔尺骨にある「橈骨切痕」等々。混乱しない秘訣は、p.95のコラム参照）。

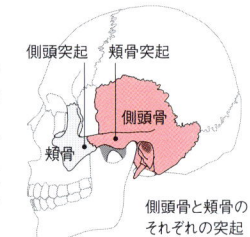
側頭突起　頬骨突起
側頭骨
頬骨
側頭骨と頬骨のそれぞれの突起

◆**mandibular fossa　下顎窩**　mandibular「下顎の」については、⇒p.40「下顎骨」を参照。fossaは、ラテン語で fossa フォッサ「溝、堀」の意。地学で *Fossa Magna*「フォッサ・マグナ」といえば、本州の中部を南北に横断する広い帯状の地溝を指す。ラテン語で「大きな溝」の意（Magnaは、「大きい」magnus の形容詞の女性形⇒p.28のコラム。ラテン語は通常、形容詞が名詞の後に置かれる）。新生代中期頃まで、ここは海峡であったと考えられている。フォッサ・マグナの西側の縁は、糸魚川―静岡構造線という。

糸魚川―静岡構造線
フォッサ・マグナ
太平洋

◆**petrotympanic fissure (Glaserian fissure)　鼓室鱗裂**　スイスの解剖学者グラゼル（J. H. Glaser, 1629-1675）によって発見された。

◆**sheath of styloid process　茎状突起鞘**　sheathは英語で「刀剣のさや、植物の葉鞘（ようしょう）、甲虫の鞘翅（さやばね・外側の固い羽）」のこと。解剖学では、さや状のものを指すのに用いられる。例：tendinous sheath テンディナス　シース「腱鞘（けんしょう）」。

◆**mastoid process　乳様突起**　ギリシャ語 μαστός マストス「乳房、乳首」に由来。mastitis マスタイティス「乳腺炎」も類語。マンモスよりも古いタイプの象（最終氷期の終わりに絶滅）である mastodonマストドン「マストドン」は、臼歯の咬合面に乳首のような突起があることに由来。ゾウの化石は歯の特徴によって分類されている。

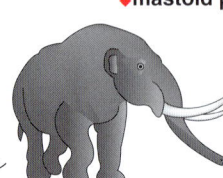
マストドン

側頭骨の mastoid air cells「乳突蜂巣」や、篩骨の ethmoid air cells「篩骨蜂巣」に使われている air cells「(含気)蜂巣」は、字義的には「空気の小胞」。頭蓋骨中の、蜂の巣のような多数の空隙(空気を含む)を指している。乳突蜂巣は air を省略することもある(mastoid cells)。また、cellulae mastoideae ないしは、mastoid sinuses ともいう。ちなみに air cells は、pulmonary alveolus「肺胞」の別称でもある。

◆**digital impression 指圧痕** digitalは、ラテン語の digitus ディギトゥス「指」から。impressionは、ラテン語 impressio インプレッスィオー「中へ圧すこと、押し込むこと」に由来。頭蓋を構成する骨(特に頭蓋底)の内側には、指で押したようなくぼみが多数あるが、これは脳回の形が頭蓋骨内壁の成長に影響をおよぼしたもの。ちなみに、下肢などの浮腫のむくんだところを指で圧するときに生ずる痕(きずあと)も、指圧痕という。解剖学では、他にも指で圧したかのようなへこんだような形状の部分を指すのに impressionは用いられている。英語で impression は、「印象、感銘、印で押した跡」。印刷用語では、「印刷、刷り」のこと(例: first impression of 2,000 copies「初版二千部」)。

◆**petrous part 岩様部, pyramid 錐体** ギリシャ語 πέτρα ペトラー「岩、岩塊」から。岩のように固い部分という意味から。錐体 pyramid は、ギリシャ語 πυραμίς ピューラミス「ピラミッド」から派生。英語のpyramidは、幾何学で「角錐」を表わすが、岩様部も「角錐」のような形状をしている。ギリシャ語の「ピラミッド」そのものの語源は、ギリシャ人の食したパンの形に由来するからという説(これは逆に、パンの名称の方がピラミッドに由来するという説もあり、「鶏が先か、卵が先か」のような論争になっている)や、リンド数学パピルスという最古の数学書にあるピラミッドの高さを示す語(per-em-us)に由来する説、「中心の火」というギリシャ語に由来する説(ギリシャ語で πῦρ ピュール「火」)、他にも諸説あるが定説はない。

◆**tegmen tympani 鼓室蓋** ラテン語 tegmenテーグメン「蓋、屋根、天井」の意(英語 integumentインテギュメント「外皮、覆い、皮膜」が同根語)。roof of tympanum ともいう。

◆**arcuate eminence 弓状隆起** ラテン語 arcus アルクス「弓」の意。英語のarc アーク「弧」、archery アーチェリ「アーチェリー、弓術」や、arch アーチ「アーチ、アーチ形の」とも類語。p.83の「arcuate line 弓状線(S-35)」も類語。

ディジタル インプレッション
◆*digital impression* E-15

インターナル アクースティック オウプニング
internal acoustic opening E-16

ペトロスクウェイマス フィシャ
petrosquamous fissure E-17

サバーキュイット フォッサ
subarcuate fossa E-18

エクスターナル オウプニング オヴ ヴェスティビュラ アクィダクト
external opening of vestibular aqueduct E-19

ペトラス パート ピラミッド
◆*petrous part, pyramid* E-20

コクリア キャナリキュラス
cochlear canaliculus E-21

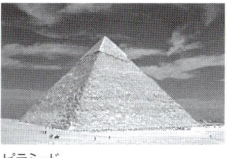
ピラミッド
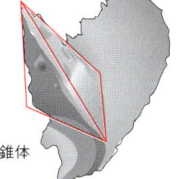
錐体

トライジェミナル インプレッション
trigeminal impression E-22

テグメン ティンパニ
⇒「脳単」p.30コラム参照。◆*tegmen tympani* E-23

グルーヴ フォー グレイタ ペトロウサル ナーヴ
groove for greater petrosal nerve E-24

アーキュイット エミネンス
◆*arcuate eminence* E-25

グルーヴ フォー スーピアリア ペトロウサル サイナス
groove for superior petrosal sinus E-26

岩様部とガソリンと使徒ペテロ
PETRO-「岩、石」

岩様部は、ギリシャ語 πέτρα ペトラー「岩、岩塊」が語源。英語の petroleumペトロウリアム「石油」や、イギリスで「ガソリン」を表わす petrol ペトロル(アメリカでガソリンは、gas、gasoline)、petrologyペトロロジ「岩石学」、また、キリスト教の十二使徒の一人「ペテロ」(英語で Peter ピーター)も、ギリシャ語の πέτρος ペトロス「石」に由来している。

F 側頭骨〈2〉、耳小骨

- F-1 頚動脈管（けいどうみゃくかん）
- F-2 頚静脈窩（けいじょうみゃくか）
- F-3 茎乳突孔（けいにゅうとつこう）
- F-4 乳突切痕（にゅうとつせっこん）
- F-5 後頭動脈溝（こうとうどうみゃくこう）
- F-6 鼓室（こしつ）
- F-7 顔面神経管（がんめんしんけいかん）
- F-8 乳突洞（にゅうとつどう）
- F-9 前庭窓（ぜんていそう）
- F-10 錐体隆起（すいたいりゅうき）
- F-11 蝸牛窓（かぎゅうそう）
- F-12 岬角（こうかく）
- F-13 筋耳管管中隔（きんじかんかんちゅうかく）
- F-14 耳管半管（じかんはんかん）
- F-15 鼓膜張筋半管（こまくちょうきんはんかん）
- F-16 筋耳管管（きんじかんかん）

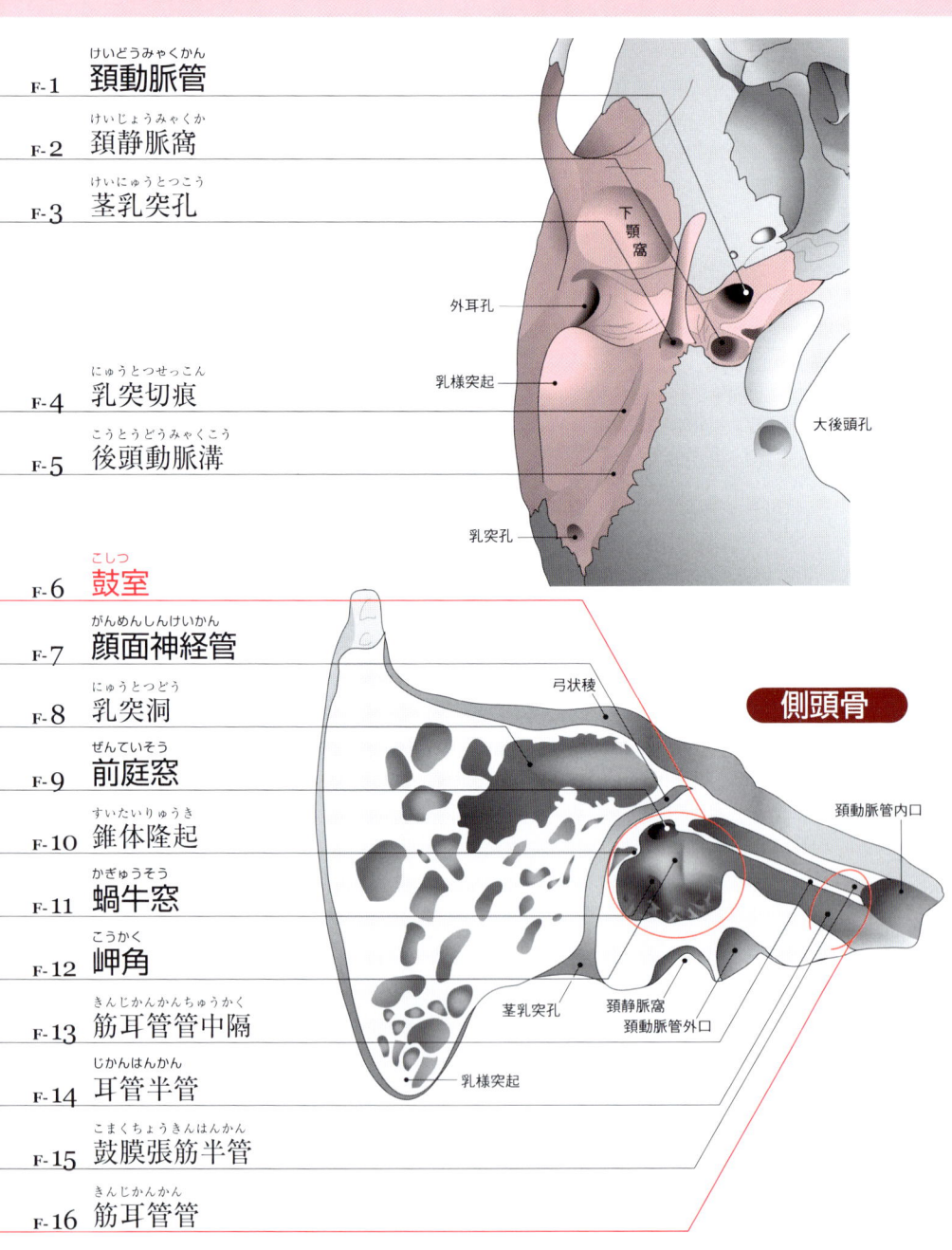

- 中耳の鼓室の中には、三つの耳小骨があり、鼓膜の振動を増幅し内耳に伝える。耳小骨は人骨中で最も小さい骨。その中でも最小はアブミ骨である。アブミ骨底は、内耳の入り口である前庭窓に付着する。内耳はリンパ液で満たされている。音は、空気から液体へはほとんど伝わらないが、鼓膜と耳小骨によって効率良く置き換えてられている。また耳小骨は、てこの原理で鼓膜の振動を約3倍にして内耳に伝えている。

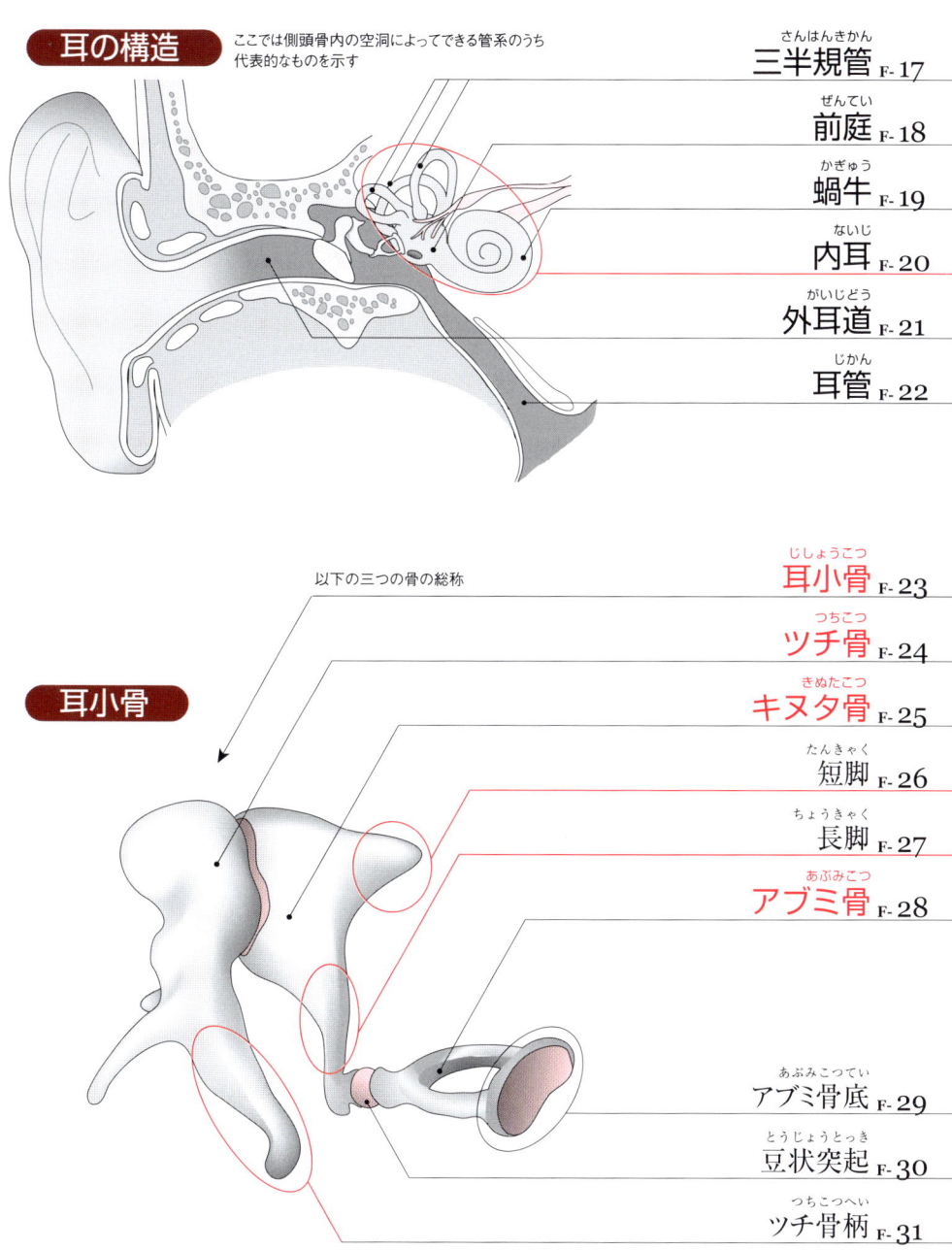

耳の構造 ここでは側頭骨内の空洞によってできる管系のうち代表的なものを示す

- 三半規管 F-17
- 前庭 F-18
- 蝸牛 F-19
- 内耳 F-20
- 外耳道 F-21
- 耳管 F-22

耳小骨

以下の三つの骨の総称

- 耳小骨 F-23
- ツチ骨 F-24
- キヌタ骨 F-25
- 短脚 F-26
- 長脚 F-27
- アブミ骨 F-28
- アブミ骨底 F-29
- 豆状突起 F-30
- ツチ骨柄 F-31

F Temporal bone(2), Auditory Ossicles
テンポラル ボウン　　　　　　　　　　　　　オーディトリ オスィクル

	キャロティッド　キャナル	
F-1	carotid canal◆	
F-2	ジャギュラ　フォッサ jugular fossa	
F-3	スタイロマストイド　フォレイメン stylomastoid foramen	
F-4	マストイド　ノッチ mastoid notch	
F-5	グルーヴ　フォー　オクスィピタル　アータリ groove for occipital artery	
F-6	ティンパニック　キャヴィティ tympanic cavity◆	
F-7	フェイシャル　キャナル facial canal	
F-8	マストイド　アントラム mastoid antrum◆	
F-9	オウヴァル　ウィンドウ oval window	
F-10	ピラミダル　エミネンス pyramidal eminence	
F-11	ラウンド　ウィンドウ round window	
F-12	プロモントリ promontory ⇒p.54（M-38）参照。	
F-13	セプタム　オヴ　マスキュロテューバル　キャナル septum of musculotubal canal	
F-14	セミキャナル　フォー　ジ　オーディトリ　テューブ semicanal for the auditory tube◆	
F-15	セミキャナル　フォー　テンサ　ティンパニ　マッスル semicanal for tensor tympani muscle◆	
F-16	マスキュロテューバル　キャナル musculotubal canal	

◆**carotid canal** 頚動脈管　ギリシャ語 καρωτις　カローティス「頚動脈」。⇒p.51「頚動脈結節」。

◆**tympanic cavity** 鼓室　ギリシャ語 τύμπανον　テュンパノン「太鼓（たいこ）、タンバリン」から派生。鼓膜や鼓室を英語で、tympanum ティンパナムともいう。鼓膜を太鼓の膜に例えたもの。このギリシャ語テュンパノンから、英語の timpani ティンパニー「ティンパニー、ケトルドラム」や、tympanitis ティンパナイティス「中耳炎」等の語が生まれた。ちなみに、timpani は、イタリア語経由で英語に入ったため語中の y の字が i に変わっている。実はこの timpani は複数形。timpano ティンパノウが単数形である。オーケストラでは、違った音程のものを複数個用いるので、ティンパニーという複数形の方が知られている。

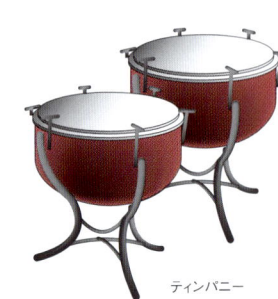
ティンパニー

◆**mastoid antrum** 乳突洞　ギリシャ語 ἄντρον　アントロン「洞窟、ほら穴」から。antrumは、ほとんど閉鎖された腔、特に骨壁のあるものを指すのに用いられる。単に antrum という時は、幽門洞（pyloric antrum）を指す。

◆**semicanal for the auditory tube** 耳管半管, **semicanal for tensor tympani muscle** 鼓膜張筋半管　ラテン語接頭辞「半分」semi セーミ ＋ canal キャナル「管」。tensor テンサーは、「張筋」。ラテン語 tendo テンドー「伸ばす、引っ張る」から派生。英語の tension テンション「張力、圧力、膨張力」や、tendon テンドン「腱」も類義語。

◆**vestibule** 前庭　ラテン語 vestibulum　ウェスティブルム「古代ローマの邸宅の前庭」。⇒「臓単」p.36のコラム参照。

◆**cochlea** 蝸牛　ギリシャ語 κοχλίας　コクリアス「蝸牛（かたつむり）」

◆**external acoustic meatus** 外耳道　ラテン語 meatus メアートゥス「道」から派生。

◆**auditory tube** 耳管　イタリアの解剖学者エウスタキオ（B. Eustachio, 1520-1574）によって発見されたため、Eustachian tube ユースティション　テューブ「エウスタキオ管」とも呼ばれる。

◆**auditory ossicles** 耳小骨　ラテン語のos オス「骨」に指小辞 -cleが付いたもの

◆**malleus** ツチ骨　ラテン語 malleus マッレウス「ハンマー」から派生。日本語名の「槌（つち）」は、漢字一文字では日常あまり使わないが、金槌（かなづち）、木槌（きづち）、打ち出の小槌（こづち）として、普段も用いられている。

- 鼓膜のことを解剖学英語では、tympanic membrane ティンパニック メンブレインというが、簡略して tympanum ティンパナムともいう（但し、tympanumは鼓室をも指すことがある）。一般的な語では、鼓膜は イアドラム eardrumという。

◆**incus キヌタ骨**　ラテン語 incus インクース「金床（かなどこ）」から派生。日本語名の「砧（きぬた）」とは、「衣板（きぬいた）」を略したもので、槌で布を叩いてやわらかくし、つやを出すのに用いる木や石の台を指した。後に、木槌そのものを指すようになる。世田谷区に「砧（きぬた）」という地名があるのも、昔、武蔵の国一帯で織物・染色業が盛んで、砧打ちがなされていたことの名残り。調布や、田園調布は、租庸調の「調」として布が納められたことにちなんでいる。麻布、布田、多麻川（多摩川の古い綴り）といった地名も同じ由来。

◆**short crus 短脚**、**long crus 長脚**　ラテン語 crus クルース「脛（すね）、脚、下腿」から。

◆**stapes アブミ骨**　英語の stapesは、馬具の「鐙（あぶみ）」のこと。鐙とは、馬に乗るときに鞍の両側より吊るして足の裏を支えるための馬具。

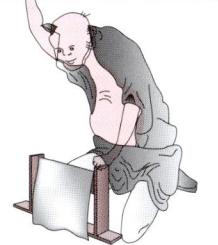
葛飾北斎画の「砧（きぬた）打ち」より

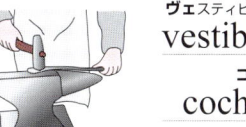
incus 金床

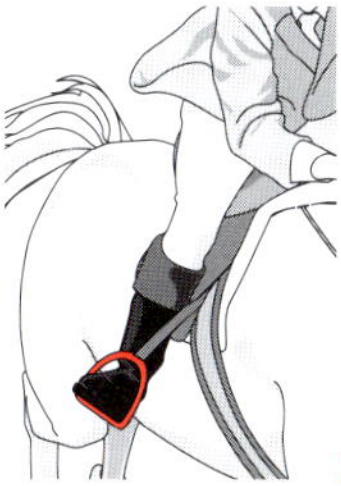

semicircular canals F-17
セミ**サー**キュラ キャ**ナ**ルズ

vestibule◆ F-18
ヴェ**スティ**ビュール

cochlea◆ F-19
コクリア

internal ear F-20
イン**ター**ナル **イ**ア

external acoustic (auditory) meatus◆ F-21
イクス**ター**ナル ア**クー**スティック (**オー**ディトリ) ミー**エ**イタス

auditory tube◆ F-22
オーディトリ **テュー**ブ

> meatus は マイエイタス、ミエイタスとも発音する。

鐙（あぶみ）

auditory ossicles◆ F-23
オーディトリ **オ**スィクル

malleus◆ F-24
マリアス

incus◆ F-25
インカス

short crus (limb)◆ F-26
ショート クルース (リム)

long crus (limb)◆ F-27
ロング クルース (リム)

stapes◆ F-28
ス**テイ**ピーズ

側頭骨と神殿、テンポと天婦羅（てんぷら）
TEM-「切る」

　temporal bone 側頭骨 と聞くと、「一時的な骨？」と思ってしまう。temporal は、ラテン語 tempora テンポラ「こめかみ」より派生している。さらにこの tempora は、「時」を意味するラテン語 tempus テンプスに由来する。この tempus から、「一時的の」を意味する temporoal テンポラルや、tempo テンポ「拍子、緩急の速度、テンポ」、temperature テンプリチャー「温度」が生じた。ではなぜこめかみが「時」なのか？「こめかみを触れると脈が計れるから」、「こめかみの毛が最初に短く薄くなるので人生の時を感じるから」、「こめかみへの剣の一撃は致命的でその人に終わりの時をもたらすから」といった説がある。また、実は印欧祖語の *temp-「張り伸ばす」が起源で、「こめかみは皮膚がピンと張って薄いところ」もしくは、「目の後ろから耳まで伸びた所」だからという説もある。さらに、ラテン語 tempus「時」は、「切る」を意味する語根 TEM-に起源がある。つまり tempus は、「時」の区切りの意。この「切る」から、他から切り取られ、神聖にされた地 templeテンプル「神殿」が派生。加えて、獣肉を食べない「四旬節」の tempora「時節」に食べた魚料理がてんぷらの語源となったとする説もある（てんぷらの語源については他にも諸説あり）。

⇒p.69の「TOM-切る」のコラム

base (footplate) of stapes F-29
ベイス (**フット**プレイト) オヴ ス**テイ**ピーズ

⇒「脳単」p.50 参照。
lenticular process F-30
レン**ティ**キュラ プロセス

handle (manubrium) of malleus F-31
ハンドル (マ**ニュー**ブリアム) オヴ **マ**リアス

G 頭頂骨、後頭骨

- G-1 上側頭線（じょうそくとうせん）
- G-2 下側頭線（かそくとうせん）
- G-3 鱗縁（りんえん）
- G-4 前頭縁（ぜんとうえん）
- G-5 矢状縁（しじょうえん）
- G-6 後頭縁（こうとうえん）
- G-7 頭頂結節（とうちょうけっせつ）
- G-8 頭頂孔（とうちょうこう）
- G-9 S状洞溝（えすじょうどうこう）
- G-10 中硬膜動脈溝（ちゅうこうまくどうみゃくこう）

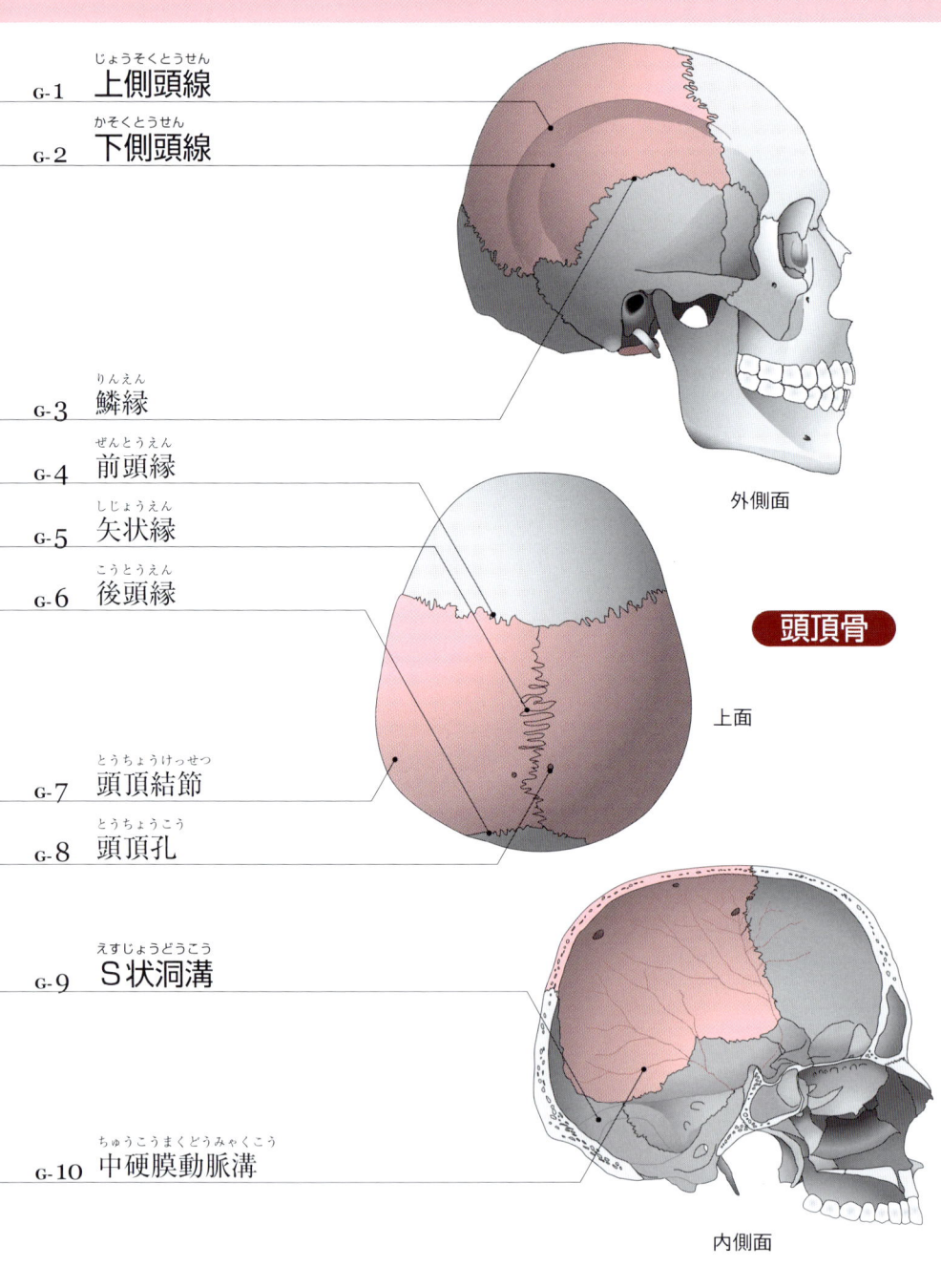

外側面

頭頂骨

上面

内側面

- 頭頂骨は、頭蓋冠の大部分を形成する、ほぼ四角形の扁平骨。
- 後頭骨は、頭蓋底の大部分を形成する。大後頭孔は、頭蓋の中で最も大きな孔で、延髄・椎骨動脈・脊髄動脈がここを通る。
- 後頭顆は、第一関節（環椎）との関節面。

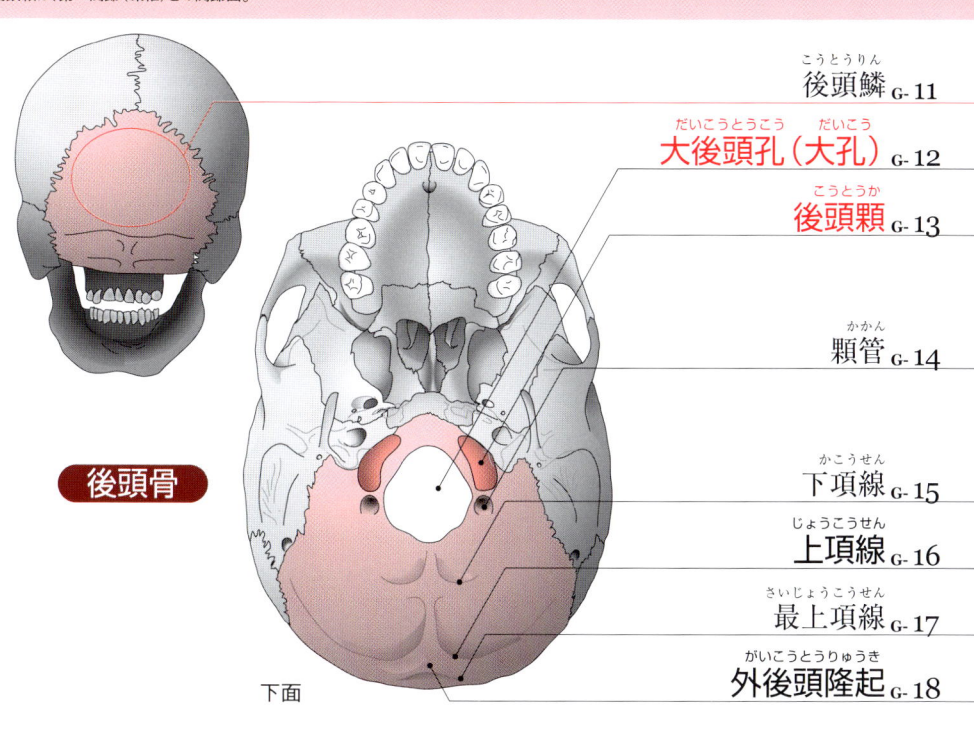

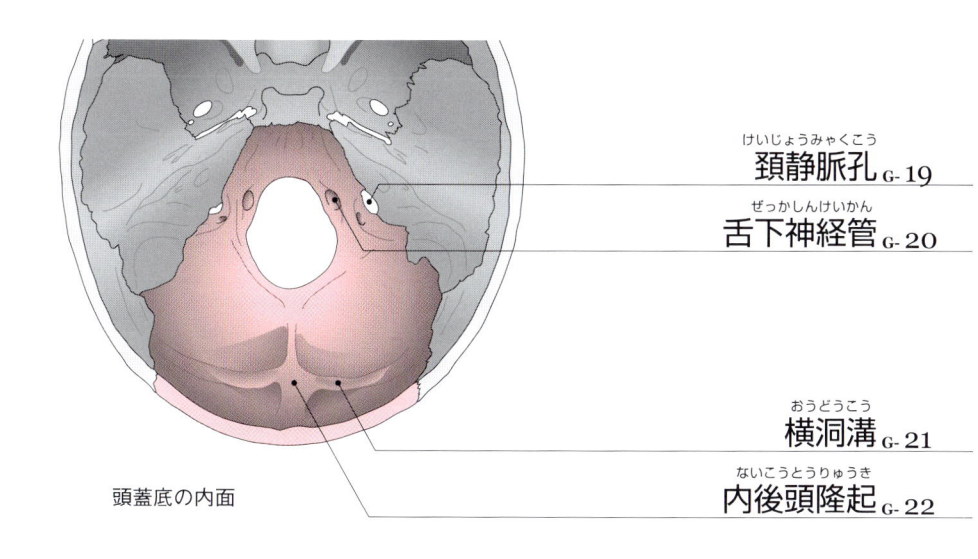

後頭骨

下面

- 後頭鱗 G-11
- 大後頭孔（大孔） G-12
- 後頭顆 G-13
- 顆管 G-14
- 下項線 G-15
- 上項線 G-16
- 最上項線 G-17
- 外後頭隆起 G-18

頭蓋底の内面

- 頸静脈孔 G-19
- 舌下神経管 G-20
- 横洞溝 G-21
- 内後頭隆起 G-22

G Parietal, Occipital bone
バライエタル　オクスィピタル

G-1 superior temporal line◆
　　スーピアリア　テンポラル　ライン

G-2 inferior temporal line◆
　　インフィアリア　テンポラル　ライン

G-3 squamous border◆
　　スクウェイマス　ボーダー

G-4 frontal border
　　フロンタル　ボーダー

G-5 sagittal border◆
　　サジタル　ボーダー

G-6 occipital border
　　オクスィピタル　ボーダー

G-7 parietal tuber
　　パライエタル　テューバ

G-8 parietal foramen
　　パライエタル　フォレイメン

G-9 groove for sigmoid sinus◆
　　グルーヴ　フォー　スィグモイド　サイナス

G-10 groove for middle meningeal artery◆
　　　グルーヴ　フォー　ミドル　メニンジアル　アータリ

◆**parietal bone 頭頂骨**　prietalは、ラテン語の「壁、塀」を意味する paries パリエース から派生。この paries は、頭頂骨に限らず、解剖学用語として様々な場所の「壁」を表わすのに使われている。例：gastroparietal ガストロパライエタル「胃体壁の」、parietosplanchnic パライエトスプランクニック「体壁内臓の」など。

◆**superior temporal line 上側頭線、inferior temporal line 下側頭線**　前頭骨から側頭骨にまたがって上下に2本の弓状の線があるが、上側頭線には、側頭筋膜が付く部分で、下側頭線には側頭筋が付く。

◆**squamous border 鱗縁**　squamous は、ラテン語の「鱗」を意味する squama スクァーマ に由来する。

◆**sagittal border 矢状縁**　ラテン語 sagitta サギッタ「矢」に由来。sagitta については ⇒p.44「矢状縫合」

大後頭孔と地震と金言
MAG-「大きい」

　foramen magnum 大後頭孔（大孔）の magnum は、ラテン語で「大きい」を意味する形容詞の中性形 magnum マーグヌム。地震の「大きさ」を表す尺度の magnitude マグニテュード「マグニチュード、M」や、お酒のビンのサイズの magnum マグナム「マグナムサイズ」（約2.28リットル）」、またマグナム弾もその派生語。

　この magnum の比較級は、major マイヨル「より大きい」。英語の major メジャー「より大きい、年上の、重要な」の由来ともなっている。また最上級は、maximus マークスィムスで、英語の maximum マクスィマム「最大値、最大量、最高点」（-us は男性形、-um は中性形）や、maxim マクスィム「金言、格言、処世訓」の語源。ギリシャ語で「大きい」は μέγας メガス だがこれもさかのぼれば関連がある。（例：メガバイト、メガフォン）

　反対語の「小さい」は parvus パルウスで、比較級が minor ミノル、最上級が minimus ミニムス。「縮図、ミニチュア」を意味する miniature ミニアチャ も関連語。よく使われる英語の形容詞ほど、比較級、最上級が不規則だが、同じことがラテン語の形容詞にも言える。

このminiatureは、本来は中世の写本に描かれた、朱で彩色された装飾模様を意味した。さかのぼれば、ラテン語のminium ミニウム「鉛丹（Pb₃O₄）」に由来。後に minimus や minor との連想が働いて、今日の「小さい」という意味が生じた。

下顎骨を意味するより一般的な英語には jaw bone ジョー ボウン、つまり「あご」の骨がある。また jaw は、上顎も下顎も意味するため、lower jaw ロウア ジョー という呼び方もある。また p.36で述べたように、maxilla「上顎骨」は元々上顎も下顎も指したため、下顎骨には、submaxilla サブマクスィラという名称もある。

◆**groove for sigmoid sinus** S状洞溝 ギリシャ語の ∑ シグマに似た（eidos）の意。ギリシャ語のアルファベットの形に由来する解剖学用語については、p.41のコラム参照。このギリシャ語の文字∑シグマは、ヘブライ・フェニキアで用いられていたアルファベット（ש シーン）を借用したもの。ギリシャ語に導入された時に、90°回転してしまった。

ω ⇒ ？　W ⇒ ∑

シナイ文字（紀元前15世紀？）　古ヘブライ文字（紀元前8世紀頃）　古ギリシャ文字（紀元前5世紀頃）

ちなみに、ヘブライ語で ש シーンは「歯」の意。

◆**groove for middle meningeal artery** 中硬膜動脈溝 meningeal は、英語の meninges ミニンジーズ「髄膜、脳膜」の形容詞形（meninges は複数形だが、単数形は meninx ミーニンクス）。これは、ギリシャ語の μῆνιγξ メーニンクス「（薄い）膜」に由来する。

◆**foramen magnum** 大後頭孔（大孔）magnum は、ラテン語の magnum マーグヌム「大きい」を意味する形容詞。左のページのコラム参照。

◆**occipital condyle** 後頭顆 condyle は、ギリシャ語 κόνδυλος コンデュロス「指のつけねの関節、つまりゲンコツ」に由来。詳しくは⇒p.69「上腕骨顆」

◆**inferior nuchal line** 下項線、**superior nuchal line** 上項線、**highest (supreme) nuchal line** 最上項線 nuchal は、ラテン語 nucha ヌカ「項（うなじ）」から。さかのぼるとにはアラビア語 nukháh ヌカ「脊髄」に由来するが、意味は別のアラビア語 núqrah ヌクラ「項（うなじ）」と混同されてしまった。

◆**external occipital protuberance** 外後頭隆起、**internal occipital protuberance** 内後頭隆起 protuberanceは、ラテン語 protubero プロートゥーベロー「膨れ出る」から。pro は、「前に」を意味する接頭辞で、tuberは「こぶ、固まり」を意味するラテン語と関連 ⇒p.12「前頭結節」参照

◆**jugular foramen** 頚静脈孔 ラテン語 jugulum イウグルム「のど」から。⇒p.32「頬骨」

◆**hypoglossal canal** 舌下神経管 ギリシャ語の γλῶσσα グローッサ「舌」に 接頭辞 hypo-「〜の下に」が付いたもの。

スクウェイマス パート オヴ オクスィピタル ボウン
squamous part of occipital bone G-11

フォレイメン マグナム
foramen magnum♦ G-12

オクスィピタル コンダイル
occipital condyle♦ G-13

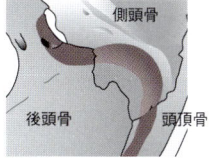

コンディラ キャナル
condylar canal G-14

S状洞溝（頭蓋底内面）

インフィアリア ニューカル ライン
inferior nuchal line♦ G-15

スーピアリア ニューカル ライン
superior nuchal line♦ G-16

ハイエスト スープリーム ニューカル ライン
highest (supreme) nuchal line G-17

イクスターナル オクスィピタル プロテューバランス
external occipital protuberance♦ G-18

ジャギュラ フォレイメン
jugular foramen♦ G-19

ハイポグロッサル キャナル
hypoglossal canal♦ G-20

グルーヴ フォー トランスヴァース サイナス
groove for transverse sinus G-21

インターナル オクスィピタル プロテューバランス
internal occipital protuberance♦ G-22

H 頬骨、涙骨、鼻骨、鋤骨、口蓋骨

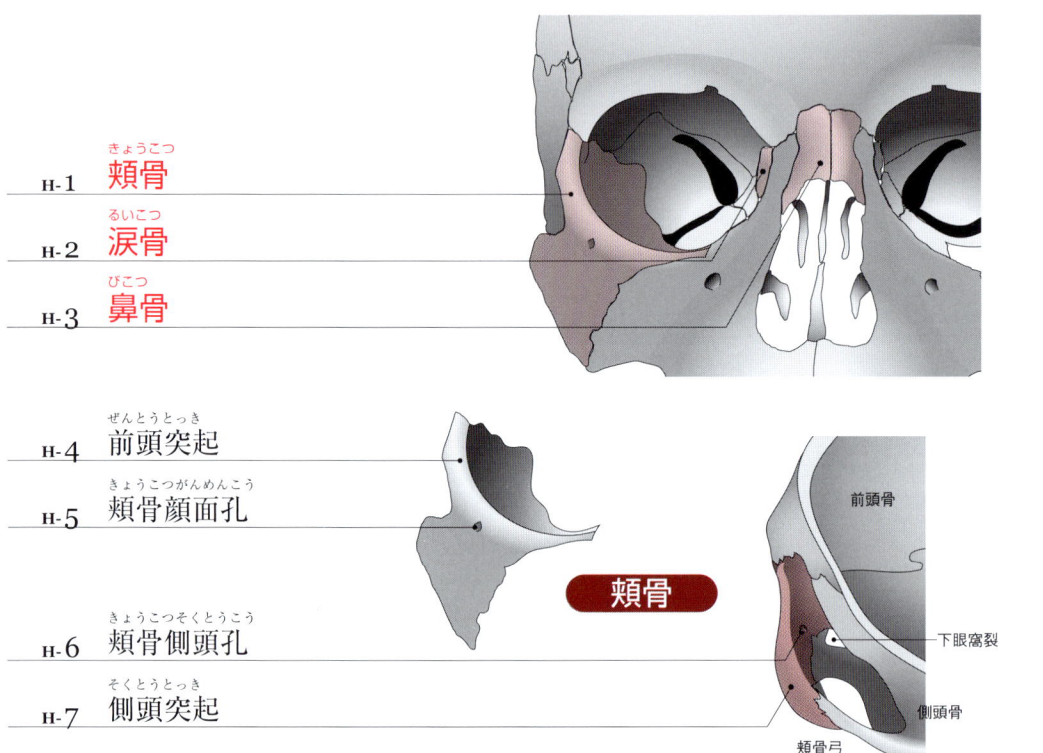

- H-1 頬骨（きょうこつ）
- H-2 涙骨（るいこつ）
- H-3 鼻骨（びこつ）
- H-4 前頭突起（ぜんとうとっき）
- H-5 頬骨顔面孔（きょうこつがんめんこう）
- H-6 頬骨側頭孔（きょうこつそくとうこう）
- H-7 側頭突起（そくとうとっき）
- H-8 涙嚢窩（るいのうか）

頬骨

前頭骨
下眼窩裂
側頭骨
頬骨弓

頭蓋骨側面・ななめ後ろ上から

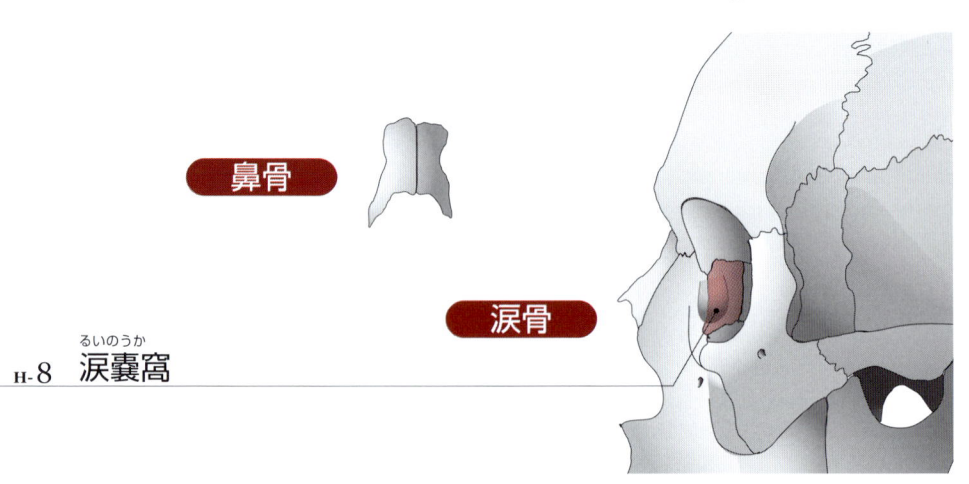

鼻骨

涙骨

| A 全身 | B 頭蓋 | C 前頭骨篩骨 | D 蝶形骨 | E 側頭骨 | F 耳小骨 | G 頭頂骨後頭骨 | H 頬骨・鼻骨等 | I 上顎骨 | J 下顎骨舌骨 | K 頭蓋の縫合等 | L 椎骨頚椎 | M 環椎・軸椎仙骨 | N 肋骨胸骨 |

- 頬骨、涙骨、鼻骨、鋤骨、口蓋骨は、顔面頭蓋を形作る骨。鼻骨は長方形の薄い骨。人によって形や大きさが大きく異なる。涙骨は、頭蓋骨の中で最も小さく薄く、爪の大きさ程度。鋤骨は、鼻中隔の後下部をつくる四辺形の薄い骨。口蓋骨は、骨口蓋の後部をなし、左右一対ある。

鋤骨

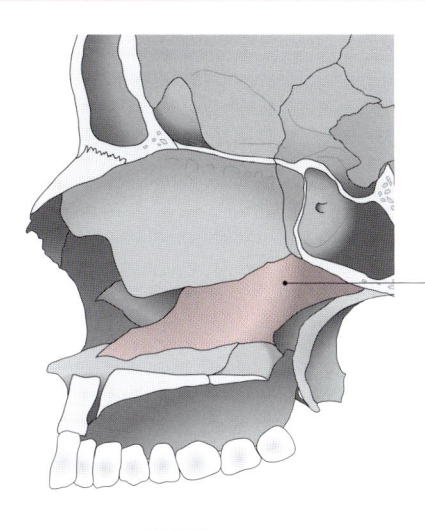

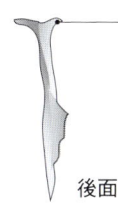

鋤骨 H-9
鋤骨翼 H-10

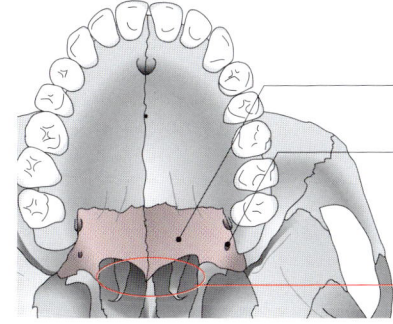

後面

口蓋骨

口蓋骨 H-11
小口蓋管 H-12
後鼻孔 H-13
蝶口蓋切痕 H-14
蝶形骨突起 H-15
錐体突起 H-16
眼窩突起 H-17
垂直板 H-18
水平板 H-19

頭蓋底の下面

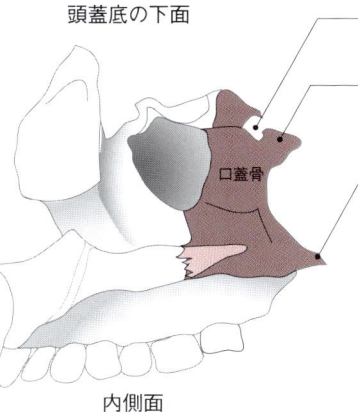

内側面

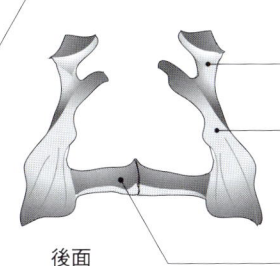

後面

H Zygomatic, Lacrimal, Nasal,

ザイゴマティック　　　　ラクリマル　　　　　ネイザル

H-1 zygomatic bone◆
ザイゴウマティック（ズィゴマティック）ボウン

H-2 lacrimal bone◆ （まれに lacrymal）
ラクリマル　ボウン

H-3 nasal bone
ネイザル　ボウン

H-4 frontal process
フロンタル　プロセス

H-5 zygomaticofacial foramen
ザイゴウマティッコウフェイシャル　フォレイメン

H-6 zygomaticotemporal foramen
ザイゴウマティコウテンポラル　フォレイメン

H-7 temporal process
テンポラル　プロセス

H-8 fossa for lacrimal sac◆
フォッサ フォー ラクリマル サック

◆**zygomatic bone 頬骨** ギリシャ語 ζυγόν ジュゴン「軛（くびき）」に由来。下のコラム参照。

◆**lacrimal bone 涙骨** ラテン語 lacrima ラクリマ「涙」から。古ラテン語では、dacruma ダクルマ。よって、ギリシャ語の δάκρυον ダクリュオン「涙」とも類縁。dacryoadenitis ダクリオアデナイティス「涙腺炎」はその派生語。英語の tear ティア「涙」とも、遠い類縁関係がある。それに対し、英語の tear テア「破る、引き裂く」は、印欧祖語の *der-「引き裂く、皮をむく」に由来し、dermis ダーミス「真皮」や、epiderm エピダーム「表皮」の -derm と関連する。

◆**fossa for lacrimal sac 涙嚢窩** lacrimal sac「涙嚢」の sac サックは、生物用語で「袋、嚢」を指す。ラテン語 saccus サックス「袋」から。さらには、ギリシャ語 σάκκος サッコスに、さらにさかのぼればヘブライ語 שַׂק サク「粗布、袋」に由来（さらには、アラム語でも サッカー、アッシリア語でもシャック）。一般の英語では、sack サック「袋」と綴る。

頬骨とくびき、関節とヨガ
ZYG-、JUG-「一緒にする」

頬骨 zygomatic bone の zygomatic は、ギリシャ語 ζυγόν ジュゴン「軛（くびき）」に由来するが、このくびきとは、二頭の家畜の首に掛けて、すきを引かせるための道具。したがって、この骨の英語名、ラテン名には「頬」の意味はない。胸骨と同音になるので注意する必要がある。

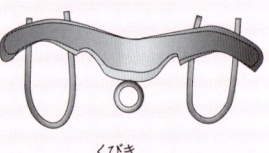

くびき

このギリシャ語から派生している別の語には、zygote ザイゴウト「配偶子」がある。さらにさかのぼれば印欧祖語の *yeug-「一緒にする」が起源で、この語から、英語の yoke ヨウク「軛」、joint ジョイント「関節」、join ジョイン「加わる」、yoga ヨウガ「ヨガ」（ヒンズー教の宗教哲学において、大いなる存在との「一体」を図るもの）など多数の言葉が派生している。

さらには、英語の jugular「頚部の」(jugular foramen「頚静脈孔」等の中ででで用いられている)の由来であるラテン語の jugulum イウグルム「のど、首の根元」もやはり *yeug- の派生語。古代ギリシャの著名な医師ケルススス(B.C.30-A.D.64?)は jugulum を「鎖骨」を指して用いていた。解剖学用語も、時代によってさまざまな変遷を遂げている。

Vomer, Palatine bone
ヴォウマ　パラタイン

◆**vomer** 鋤骨　ラテン語 vomer ウォーメル「鋤（すき）の刃」の意味。その形状が畑を耕す鋤の刃の形に似ている。独立した骨であることを初めて発見したのはヴェサリウスの弟子、かつ後継者である、ファロピウス管（卵管）の発見者・イタリアの解剖学者 ガブリエレ・ファロッピオ G. Fallopio（1523-1563）ないしは、やはりヴェサリウスの弟子であるレアルド・コロンボ Colombo（1516-1559）であるとされている。この二人は解剖学において数多くの発見をしたが、どちらが先に発見したかという論争もしている。ちなみに、鋤の刃の形に似た貝である、「ウラスジマイノソデ」も学名で *Strombus vomer vomer* という。

◆**palatine bone** 口蓋骨　ラテン語 palatum パラートゥム「口蓋」から。ここから、英語の palate パリット「口蓋」という言葉が生まれた。palateには、「味覚、好み」という意味もあるが、これは味覚が口蓋で感じるものだという誤解から生じた。そのため、palatable パラタブル「味のよい、美味な」という英語も生まれた。ちなみに、英語の辞書で palatine パラタインを引くと、「宮殿の」、「パラティン伯の」という言葉が出てくるが、これは口蓋骨とは語源的に関係がない。このpalatineは、palace パレス「宮殿」の方と関連がある。しかし、この二つは紛らわしく、しかも「口蓋の形は、屋根を連想させる」ということが原因で、「宮殿」を表わす古フランス語からの借入語である palayce、もしくは palyce を「口蓋」という意味で用いられる時期（中英語の後期から16世紀にかけて）もあった。

◆**choana** 後鼻孔　ギリシャ語 χοάνη コアネー「じょうご」に由来する。

◆**perpendicular plate** 垂直板　ラテン語で、「垂直線」を意味する perpendiculum ペルペンディクルムから。このラテン語は、接頭辞 per-「完全に」+ pendeo ペンデオー「ぶら下がる、ぶらぶらさせる、振る、吊るす」という合成語で、完全に下に下がった振り子の線、鉛直線を意味した。このラテン語の pendeoから、ぶら下がった pendant ペンダント「ペンダント、シャンデリアの垂れ飾り」や、pendulum ペンジュラム「振り子、心のぐらつく人」が派生している。

◆**horizontal plate** 水平板　horizontalは、英語の horizon ホライズン「水平線、地平線」の形容詞形。horizonは、ギリシャ語 ὁρίζων ホリゾーン「限界、境界」に由来する。水平線・地平線は、空と海、空と陸との境界線。

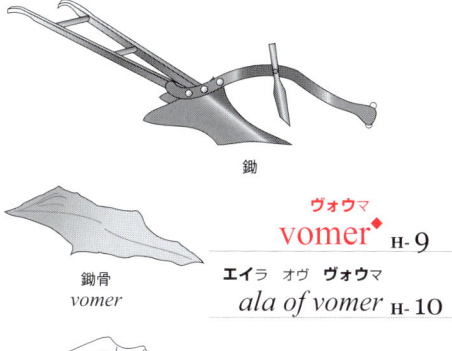

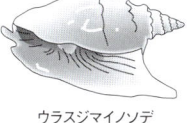

鋤

鋤骨 *vomer*

ヴォウマ
vomer◆ H-9

エイラ オヴ ヴォウマ
ala of vomer H-10

ウラスジマイノソデ
Strombus vomer vomer

パラタイン ボウン
palatine bone◆ H-11

レッサー パラタイン キャナル
lesser palatine canal H-12

コウアナ　コウアニー
choana, （複）choanae◆ H-13

スフィーノイパラタイン ノッチ
sphenopalatine notch H-14

スフィーノイダル プロセス
sphenoidal process H-15

ピラミダル プロセス
pyramidal process H-16

オービタル プロセス
orbital process H-17

パーペンディキュラー プレイト
perpendicular plate◆ H-18

ホリゾンタル プレイト
horizontal plate◆ H-19

I 上顎骨（じょうがくこつ）

● 上顎骨は、上顎を形成し、顔面頭蓋を構成する「頬骨、涙骨、鼻骨、下鼻甲介、鋤骨、口蓋骨と、下顎骨を除くほとんどの骨と接している。

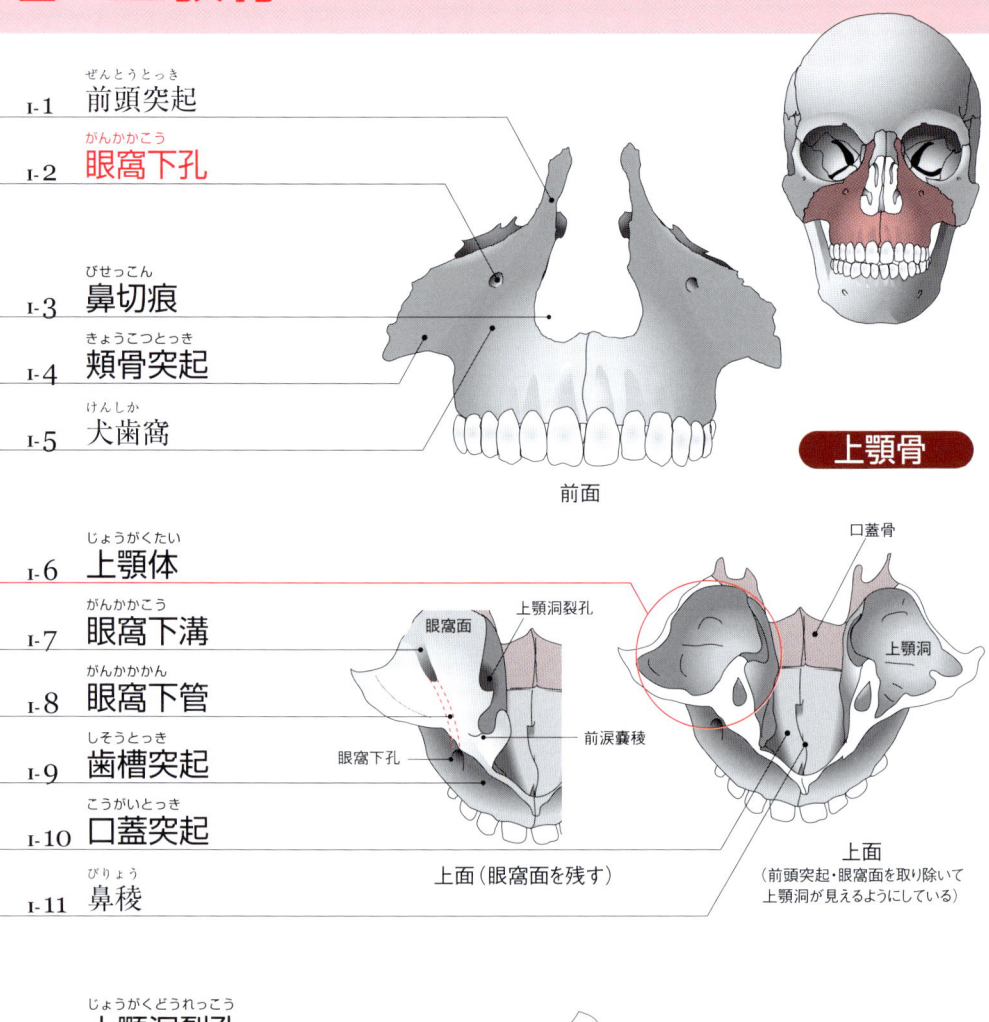

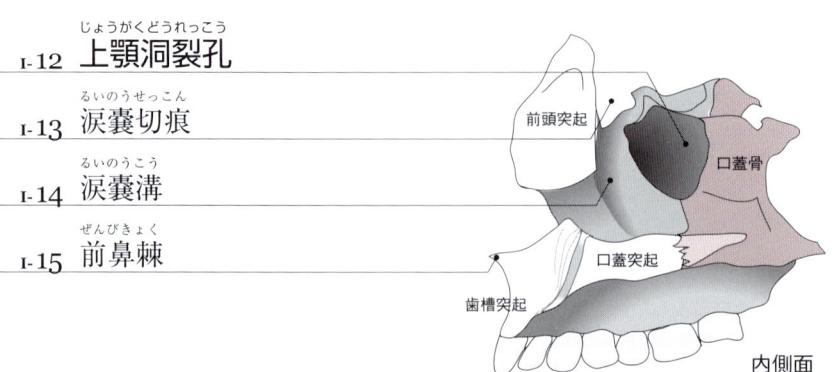

- I-1 前頭突起（ぜんとうとっき）
- I-2 眼窩下孔（がんかかこう）
- I-3 鼻切痕（びせっこん）
- I-4 頬骨突起（きょうこつとっき）
- I-5 犬歯窩（けんしか）
- I-6 上顎体（じょうがくたい）
- I-7 眼窩下溝（がんかかこう）
- I-8 眼窩下管（がんかかかん）
- I-9 歯槽突起（しそうとっき）
- I-10 口蓋突起（こうがいとっき）
- I-11 鼻稜（びりょう）
- I-12 上顎洞裂孔（じょうがくどうれっこう）
- I-13 涙嚢切痕（るいのうせっこん）
- I-14 涙嚢溝（るいのうこう）
- I-15 前鼻棘（ぜんびきょく）

上顎骨

前面

上面（眼窩面を残す）
眼窩面
上顎洞裂孔
前涙嚢稜
眼窩下孔

上面
（前頭突起・眼窩面を取り除いて上顎洞が見えるようにしている）
口蓋骨
上顎洞

内側面
前頭突起
口蓋骨
口蓋突起
歯槽突起

34 | A 全身 | B 頭蓋 | C 前頭骨・篩骨 | D 蝶形骨 | E 側頭骨 | F 耳小骨 | G 頭頂骨・後頭骨 | H 頬骨・鼻骨等 | **I 上顎骨** | J 下顎骨・舌骨 | K 頭蓋の縫合等 | L 椎骨・頸椎 | M 環椎・軸椎・仙骨 | N 肋骨・胸骨 |

上顎体からは、上に前頭突起、下に歯槽突起、内側に口蓋突起、外側に頬骨突起が伸びている。上顎体の中は、副鼻腔の一つである上顎洞が空いている。上顎洞は内側面にある上顎洞裂孔によって中鼻道に開口している。上顎骨だけでみると、上顎洞裂孔は大きく開口しているように見えるが、実際には篩骨の鈎状突起が覆い、さらに中鼻甲介が覆っているため、開口部は狭い。

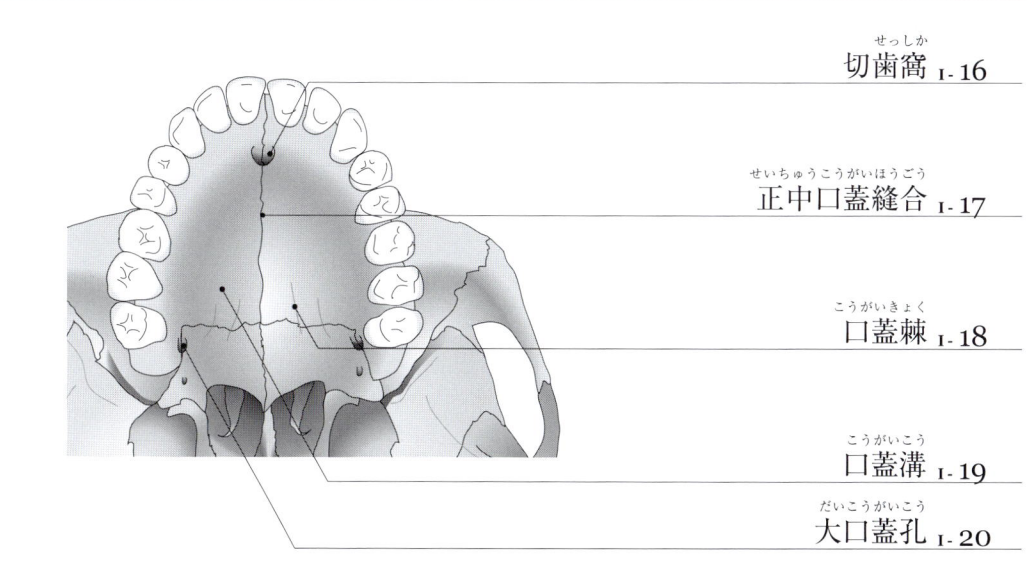

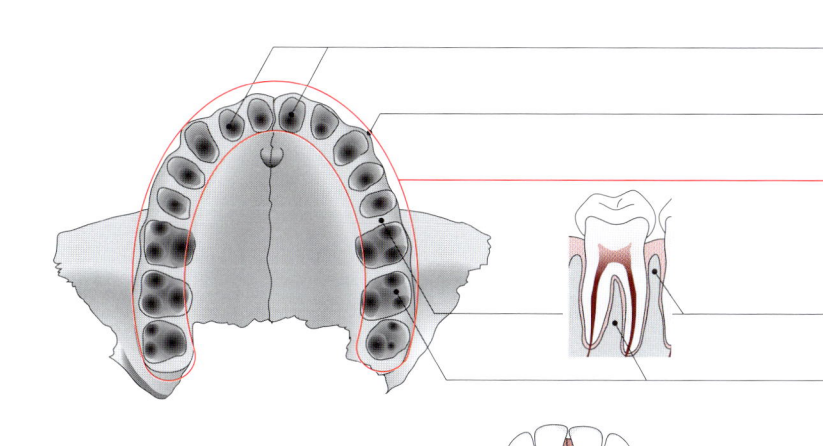

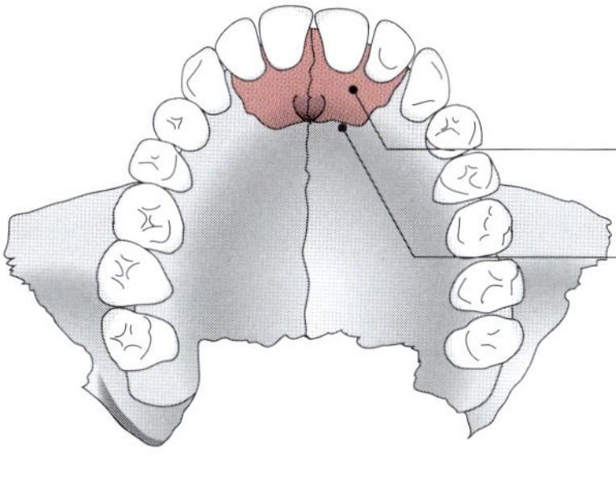

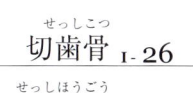

切歯窩 I-16

正中口蓋縫合 I-17

口蓋棘 I-18

口蓋溝 I-19

大口蓋孔 I-20

歯槽 I-21

歯槽隆起 I-22

歯槽弓 I-23

槽間中隔 I-24

根間中隔 I-25

切歯骨 I-26

切歯縫合 I-27

上顎骨に見られる変異

I Maxilla (複)maxillae
マクスィラ　　マクスィリー

- i-1 フロンタル　プロセス
  frontal process
- i-2 インフラオービタル　フォレイメン
  infraorbital foramen
- i-3 ネイザル　ノッチ
  nasal notch ◆
- i-4 ザイゴウマティック　プロセス
  zygomatic process
- i-5 ケイナイン（キャナイン）　フォッサ
  canine fossa ◆
- i-6 ボディ　オヴ　マクスィラ
  body of maxilla
- i-7 インフラオービタル　グルーヴ
  infraorbital groove
- i-8 インフラオービタル　キャナル
  infraorbital canal
- i-9 アルヴィーオラ　プロセス
  alveolar process
- i-10 パラタイン　プロセス
  palatine process
- i-11 ネイザル　クレスト
  nasal crest
- i-12 マクスィラリ　ハイエイタス
  maxillary hiatus ◆
- i-13 ラクリマル　ノッチ
  lacrimal notch
- i-14 ラクリマル　グルーヴ
  lacrimal groove
- i-15 アンティアリア　ネイザル　スパイン
  anterior nasal spine

◆**maxilla　上顎骨**　ラテン語 maxilla マークスィラ「顎（あご）」に由来。ローマ時代から「顎（あご）」の意味として上顎にも下顎にも使われた。ヴェサリウスも、上顎骨を maxilla superior，下顎骨を maxilla inferior と呼んだ。maxilla が上顎骨だけに限定され、下顎骨が mandibula と呼ばれるようになったのは近代に入ってからである。

◆**nasal notch　鼻切痕**　解剖学用語で、「切痕」と訳される英語の notch ノッチは、元はラテン語 seco セコー「切る」に接頭辞 ab-「離れた」が付いた abseco アプセコー「切り離す」から派生。この語が古フランス語 oche を経て英語に入った時、不定冠詞を付けた an otch「アノッチ」が、a notch「ア　ノッチ」であると解釈されて、notch という単語が生まれた。このように、誤った分析・

犬歯とキニク、皮肉と大犬座
CANIS、KYON「犬」

犬歯は英語で canine tooth というが、この canine ケイナインは、「犬のような、イヌ科の、犬歯の」という意味。ラテン語 canis カニス「イヌ」に由来する。星座の Canis Major ケイニス　メイジャー「大犬座」、Canis Minor ケイニス　マイナー「子犬座」は、ラテン語そのものに由来。canis に相当するギリシャ語は、κύων キュオーン（まるで犬の悲しい時の鳴き声のようだ）。

このキュオーンから、Cynic スィニック「（ギリシャ哲学の一派）キニク、犬儒学派」という名称が生じた。これはこの学派の人々の禁欲生活が、まるで「犬のような生活」だと人々が評したことからと言われる（別説では、この学派の創始者であるソクラテス門下のアンティステネスが、Κυνόσαργες キュノサルゲス「白い犬」という名の講堂で教えたためという）。とはいえ、実際に Cynic の一人ディオゲネスは、「動物の生き方こそ理想的な生き方」と主張。まるで犬小屋の中ような樽の中で生活し、道ばたに落ちた食べ物も拾って食べた。ディオゲネスといえば、ギリシャのアレクサンダー大王がわざわざ彼を訪ねて来た際、「何か余にしてもらいたいことはないか」と問われて、「そこをどいて下され。日向（ひなた）ぼっこの影になる」と答えたのは有名。

さらに、犬儒学派は、人間の行動すべてが利己心に起因すると説いた。その人間の善性を信じない考えから cynical スィニカル「冷笑的な、皮肉な」という言葉も生まれた。

犬歯を意味する別の英語には、cuspid カスピッドがあるが、これは、cusp カスプ「とがった先端、はし、かど」が一つあるという意味。cusp が二つある「小臼歯」は bicuspid バイカスピッドという別名がある。

- jawは、maxillaと同様に、上顎も下顎も意味することがあるため、upper jaw **アッ**パー **ジョ**ー という呼び方もある。

類推から生じた変化を、言語学で metanalysis メタナリスィス「異分析」という（p.77「豆状骨」に別のタイプの異分析の例を挙げている）。それゆえ、この notch は、語源的に nock ノックとの関連はない。ノックして叩いてへこんだのが notch「切痕」というわけではない。

◆**canine fossa 犬歯窩** 英語のcanine ケイナインは、「犬のような、イヌ科の、犬歯の」の意。左のコラム参照。

◆**maxillary hiatus 上顎洞裂孔** ラテン語 hiatus ヒアートゥス「口を大きく開けること、あくび、割れ目、裂孔」に由来する。地学用語では、hiatus ハイエイタスは、地層において堆積がおこなわれなかった期間、またその不連続面、「無堆積」を意味する。印刷では、「脱字」、「脱文」のこと。

◆**incisive fossa 切歯窩、incisive bone 切歯骨、incisive suture 切歯縫合**　「切歯の」を意味する英語の incisive イン**サ**イスィヴは、「鋭利な、辛らつな、痛烈な」という意味を持つ。これは、ラテン語 caedo カエドー「切る、打つ、殺す」に、接頭辞 in-「中に」が付いたもの。「切痕」を意味するラテン語由来の名詞 incisura インサイスーラ（⇒p.117）も、incisive の類語。ちなみに caedo から、英語の scissors スィザーズ「はさみ」が派生した。

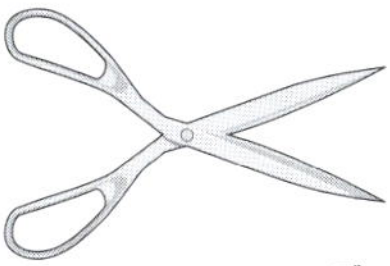

◆**dental alveolus 歯槽** ラテン語 alveolus アル**ウェ**オルス「小さなくぼみ、穴、盆」に由来。alveolus、もしくは複数形 alvioli という場合、「肺胞」も、「歯槽」をも指す。それらを正確に区別するなら、dental alveolus「歯槽」、pulmonary パルモナリ（「肺の」） alveolus「肺胞」と呼ぶ。⇒「臓単」p.55参照。

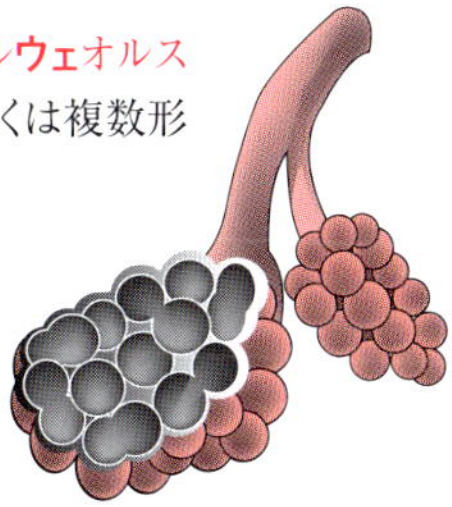

◆**alveolar juga 歯槽隆起** jugaは、jugumの複数形。ギリシャ語 ζυγόν ジュゴン「軛（くびき）」に由来する。alveolar jugaは、alveolar yokes（yokeも「くびき」）ともいう。この場合は、「頬骨」という意味でも、「頚部の」という意味でもなく、二点を結ぶ「隆起」を指す。ちなみに、蝶形骨隆起も jugum sphenoidale、もしくはsphenoid yokeという。

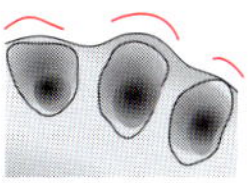

◆**interradicular septum 根間中隔**　ラテン語 radix ラーディークス「根」に由来。

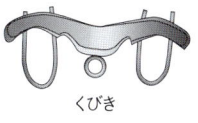

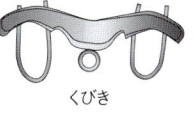

インサイスィヴ フォッサ
incisive fossa ◆ i-16

ミーディアン パラタイン スーテューア（スーチャ）
median palatine suture i-17

パラタイン スパインズ
palatine spines i-18

パラタイン グルーヴ
palatine grooves i-19

グレイター パラタイン フォレイメン
greater palatine foramen i-20

デンタル アル**ヴィ**ーオラス　　アル**ヴィ**ーオライ
dental alveolus (複)alveoli ◆ i-21

アル**ヴィ**ーオラ ジューガ
alveolar juga ◆ i-22

アル**ヴィ**ーオラ アーチ
alveolar arch i-23

インターアル**ヴィ**ーオラ セプタム
interalveolar septum i-24

インターラ**ディ**キュラ セプタム
interradicular septum i-25

septumの複数形は、septa セプタ

インサイスィヴ ボウン
incisive bone ◆ i-26

インサイスィヴ スーテューア（スーチャ）
incisive suture ◆ i-27

肺胞 alveoli

歯槽隆起

くびき

J 下顎骨、舌骨

かがくこつ　ぜっこつ

● 下顎骨は、顔面頭蓋の中で最も大きく丈夫な骨。
　頭蓋骨の中で唯一、可動性のある骨。

	かがくし	
J-1	下顎枝	
	かがくたい	
J-2	下顎体	

外側面

	かんせつとっき	
J-3	関節突起	
	かがくとう	
J-4	下顎頭	
	かがくけい	
J-5	下顎頸	
	きんとっき	
J-6	筋突起	
	かがくせっこん	
J-7	下顎切痕	
	かがくかく	
J-8	下顎角	
	おとがいこう	
J-9	オトガイ孔	
	おとがいりゅうき	
J-10	オトガイ隆起	
	おとがいけっせつ	
J-11	オトガイ結節	
	かがくこう	
J-12	下顎孔	
	がくぜつこつきんしんけいこう	
J-13	顎舌骨筋神経溝	
	がっかせんか	
J-14	顎下腺窩	
	ぜっかせんか	
J-15	舌下腺窩	
	にふくきんか	
J-16	二腹筋窩	
	よくとっきんか	
J-17	翼突筋窩	

前面。斜め上から

下顎骨

内側面

38　A 全身　B 頭蓋　C 前頭骨 篩骨　D 蝶形骨　E 側頭骨　F 耳小骨　G 頭頂骨 後頭骨　H 頬骨・鼻骨等　I 上顎骨　J 下顎骨 舌骨　K 頭蓋の縫合等　L 椎骨 頚椎　M 環椎・軸椎 仙骨　N 肋骨 胸骨

● 関節突起の先には楕円形の関節面（下顎頭）があり、側頭骨にある関節窩とで temporomandibular joint テンポロウマンディビュラ ジョイント「顎関節」を作る。オトガイ孔は、第2小臼歯の約1cm下方にあり、歯科医がオトガイ神経を麻酔するのによく用いる。
舌骨は、人骨の中で唯一他の骨と関節面を持たない骨。舌の支持体。喉頭の挙上のためにも重要。

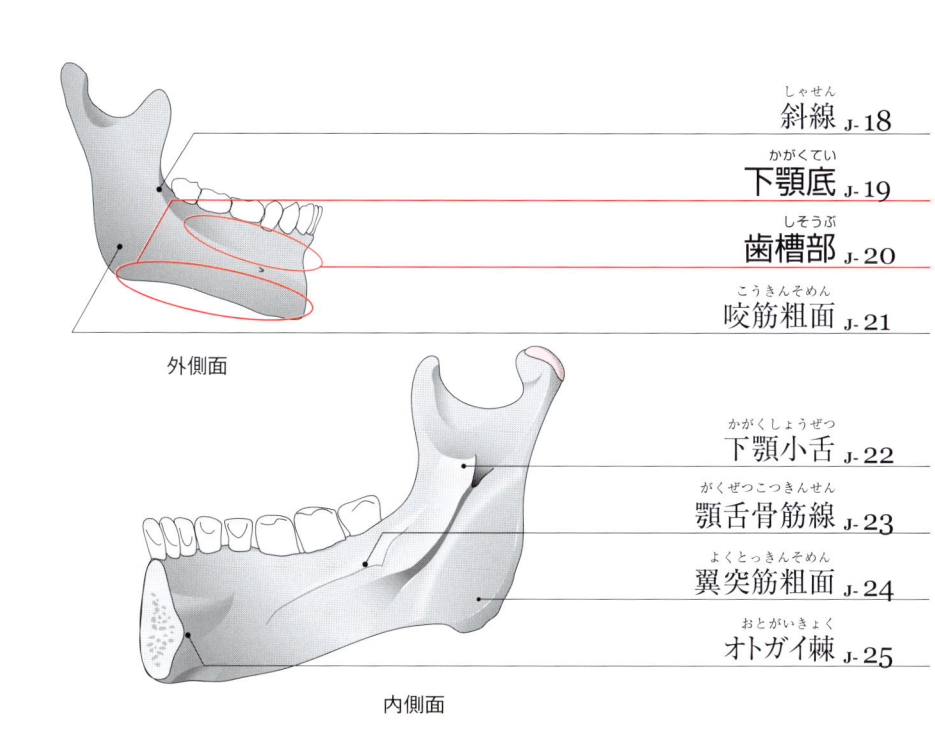

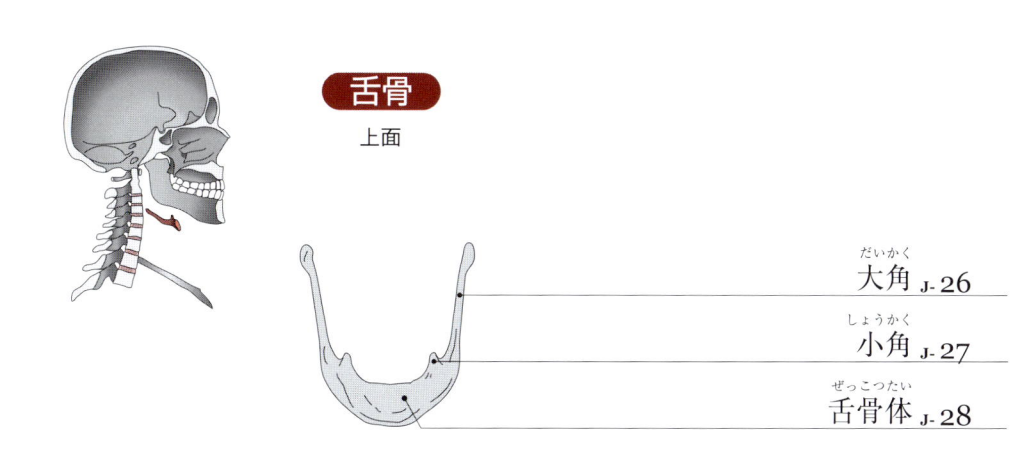

斜線 J-18
下顎底 J-19
歯槽部 J-20
咬筋粗面 J-21

外側面

下顎小舌 J-22
顎舌骨筋線 J-23
翼突筋粗面 J-24
オトガイ棘 J-25

内側面

舌骨

上面

大角 J-26
小角 J-27
舌骨体 J-28

J Mandible, Hyoid bone
マンディブル　ハイオイド

	レイマス　オヴ　マンディブル
J-1	ramus of mandible
J-2	ボディ　オヴ　マンディブル body of mandible
J-3	コンディラ　プロセス **condylar process**◆
J-4	ヘッド　オヴ　マンディブル head of mandible
J-5	ネック　オヴ　マンディブル neck of mandible
J-6	コロノイド　プロセス coronoid process◆
J-7	マンディビュラ　ノッチ mandibular notch
J-8	アングル　オヴ　マンディブル angle of mandible
J-9	メンタル　フォレイメン **mental foramen**◆
J-10	メンタル　プロテューバランス mental protuberance
J-11	メンタル　テューバクル *mental tubercle*
J-12	マンディビュラ　フォレイメン mandibular foramen
J-13	マイロハイオイド　グルーヴ *mylohyoid groove*◆
J-14	サブマンディビュラ　フォウヴィア *submandibular fovea*
J-15	サブリングワル　フォウヴィア *sublingual fovea*
J-16	ダイギャストリック　フォッサ *digastric fossa*◆
J-17	テリゴイド　フォウヴィア *pterygoid fovea*

吹き出し（J-7付近）：頤　オトガイ＝「下あご」のこと。難しい漢字のため、今はカタカナ表記。

◆**mandible** 下顎骨　ラテン語の mando マンドー「噛む」に由来し、語尾は、ラテン語 -bula 「道具」を意味する接尾辞より。下顎骨には、「噛む」ための咀嚼筋（側頭筋・内側翼突筋・外側翼突筋・咬筋の4種類）がすべて付いている。

◆**condylar process** 関節突起　condylarとは、英語 condyle コンダイル「顆」（丸い小さな突起）の形容詞形。これは、ギリシャ語 κόνδυλος コンデュロス「指のつけねの関節、つまりゲンコツ」に由来する。⇒p.69「condyle of humerus上腕骨顆」

◆**coronoid process** 筋突起　ギリシャ語 κορώνη コローネー「カラス」にeidos（～に似た）が付いたもの。筋突起をカラスのくちばしに例えたもの。コローネーは、ハシボソガラスの学名 *Corvus corone* にも用いられている。ハシボソガラスは身体が小さく、都会よりも田舎に棲息する。都会で見られるカラスはむしろハシブトガラス。肩甲骨の coracoid「烏口突起」(p.64)は、ワタリガラスに由来し、和名にもカラスの字が含まれるのに対し、coronoid processの和名にはカラスの文字はなく、「筋突起」と訳されている。これは筋突起が processus muscularis とかつて呼ばれていた頃の名残りである。

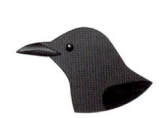

ハシボソガラス

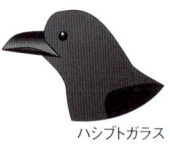

ハシブトガラス

◆**mental foramen** オトガイ孔　ラテン語の mentum メントゥム「顎（あご）」に由来。mentum は、印欧祖語の *men-「突き出る」が起源。この語根からの派生語には、mountain マウンテン「山」、prominence プロミネンス「突出、卓越、隆起」(⇒p.51 vertebra prominens「隆椎」)、promontory プロモントリ「岬角(⇒p.54)」がある。mental メンタル「心の、精神の」は綴りは全く同じだが、違うラテン語 mens メーンス「心、精神」に由来している。

◆**mylohyoid groove** 顎舌骨筋神経溝　ギリシャ語 μύλος ミュロス「挽（ひ）き臼」に、hyoid「舌骨」がついたもの。ギリシャ語のミュロスは、英語の mill ミル「粉引き場、製粉機、（コーヒーの）ミル」とも類縁関係がある。mylo- ないしは mylio- は、「下顎の」という合成語を造るが、これは下顎が挽き臼のように食物を「挽く」ため。mylohyoid マイロハイオイドは、「顎舌骨筋」を意味するが、この場合 nerve to mylohyoid「顎舌骨筋神経」を略している。大抵の解剖学用語は、日本語と比べて英語の方が長々しくなるのだが、珍しくこの語の場合は日本語が長い。

◆**digastric fossa** 二腹筋窩　ギリシャ語 γαστήρ ガステール「腹、胃」に、接頭辞 di-「2」がついたもの。二つの「腹」、すなわち膨らみを持った筋の意。⇒「臓単」p.76のコラム参照。

下顎骨を意味するより一般的な英語には jaw bone ジョー ボウン、つまり「あご」の骨がある。また jawは、上顎も下顎も意味するため、lower jaw ロウァ ジョー という呼び方もある。また p.36で述べたように、maxilla「上顎骨」は元々上顎も下顎も指したため、下顎骨には、submaxilla サブマクスィラという名称もある。

◆**hyoid bone 舌骨** ギリシャ語の υ（hy・ユプシロン）に似た（eidos）骨。日本語の「舌骨」は Zungenbeinツンゲンバイン（ドイツ語）の直訳。この骨から舌に達している「舌骨舌筋」によって、舌全体は後ろへ引く運動ができる。

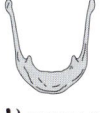

υの形の舌骨

◆**masseteric tuberosity 咬筋粗面** masseter マサタ「咬筋」は、ギリシャ語の動詞 μασάομαι マサオマイ「噛む」に由来する。

◆**lingula of mandible 下顎小舌** ラテン語の lingula リングヮ「舌、言語、リボン」の縮小詞。lingulaは「舌」状のものを指すのに用いられる（⇒p.17「蝶形骨小舌」）。linguaから、英語の linguistics リングウィスティックス「言語学」や、language ラングェッジ「ことば、言語」が生じた。

◆**greater horn 大角**、**lesser horn 小角** horn「角、角笛、ホルン」は、解剖学用語では cornu コーニュー とも置き換えることができる。この cornu のもととなったラテン語 cornu コルヌーは、語源的には 印欧祖語の *ker-「角、頭」に由来するため、hornと同根語である。

⇒「肉単」
p.38参照。

オブリーク ライン
oblique line J-18

ベイス オヴ マンディブル
base of mandible J-19

アルヴィーオラ パート
alveolar part J-20

マセテリック テュバロスィティ ◆
masseteric tuberosity J-21

リンギュラ オヴ マンディブル ◆
lingula of mandible J-22

マイロハイオイド ライン
mylohyoid line J-23

テリゴイド テュバロスィティ
pterygoid tuberosity J-24

メンタル スパイン
mental spine J-25

解剖学用語の中のアルファベット

舌骨は、上で取り上げたように、ギリシャ語のアルファベットのユプシロンの形に由来している。このように、アルファベットの形がその名称の由来となっている解剖学用語・医学用語は幾つもある。

Δ （大文字） デルタ	…	deltoid デルトイド「三角筋」
λ （小文字） ラムダ	…	lambdoid suture「ラムダ縫合」 ラムドイド スーチャ
Σ （大文字） シグマ	…	sigmoid groove「S状洞溝」 スィグモイド グルーヴ
		sigmoid colon ～コロン「S状結腸」
Υ （大文字） ユプシロン	…	hypsiloid cartilage「Y字軟骨」 ヒプスィロイド カーティリッジ
		ypsiliform イプスィリフォーム「Y字型の」
υ （小文字） ユプシロン	…	hyoid bone ハイオイド ボウン「舌骨」
χ （小文字） キー（カイ）	…	chiasma カイアズマ「視交叉（しこうさ）」

最後の行の chiasma カイアズマ「視交叉（しこうさ）」は、ギリシャ文字の χ chi カイのように視神経が交叉していることに由来。遺伝学では、減数分裂の際に相同染色体の間で生じるDNA鎖の交差、「**キアズマ**」のことを指す。

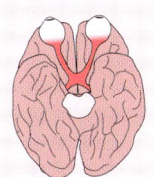

グレイター ホーン （コーニュー）
greater horn [cornu] ◆ J-26

レッサー ホーン （コーニュー）
lesser horn [cornu] ◆ J-27

ボディ オヴ ハイオイド
body of hyoid J-28

K （頭蓋の）縫合、泉門、洞、測定点

K-1 縫合
K-2 冠状縫合
K-3 矢状縫合
K-4 ラムダ縫合（人字縫合）

K-5 泉門
K-6 大泉門
K-7 小泉門
K-8 前側頭泉門
K-9 後側頭泉門

K-10 副鼻腔
K-11 前頭洞
K-12 蝶形骨洞
K-13 篩骨洞
K-14 上顎洞

縫合 — 成人頭蓋上面（前頭骨、頭頂骨、後頭骨）

泉門 — 新生児頭蓋上面（前頭縫合、前頭骨、頭頂骨、後頭骨）／新生児頭蓋側面（頭頂骨、前頭骨、後頭骨、側頭骨）

洞 — 頭蓋矢状断面（前頭骨）／頭蓋前頭断面／副鼻腔模式図（前頭洞、篩骨洞、上鼻甲介、中鼻甲介、下鼻甲介、上顎洞、鼻腔）

A	B	C	D	E	F	G	H	I	J	K	L	M	N
全身	頭蓋	前頭骨 篩骨	蝶形骨	側頭骨	耳小骨	頭頂骨 後頭骨	頬骨・鼻骨等	上顎骨	下顎骨 舌骨	頭蓋の縫合等	椎骨 頚椎	環椎・軸椎 仙骨	肋骨 胸骨

42

- 新生児の前頭骨には「前頭縫合」があり、前頭骨が左右に分離しているが、2歳頃より癒合し始め、成人では大抵一個の前頭骨になる。
大泉門は、俗に「ひよめき」ないしは「おどりこ」という。その名称は、新生児では心臓の鼓動と共に「ひよひよ」と動くことに由来する。
測定点は、頭蓋を計測するときの目安として、解剖学ならびに人類学においても用いられる。

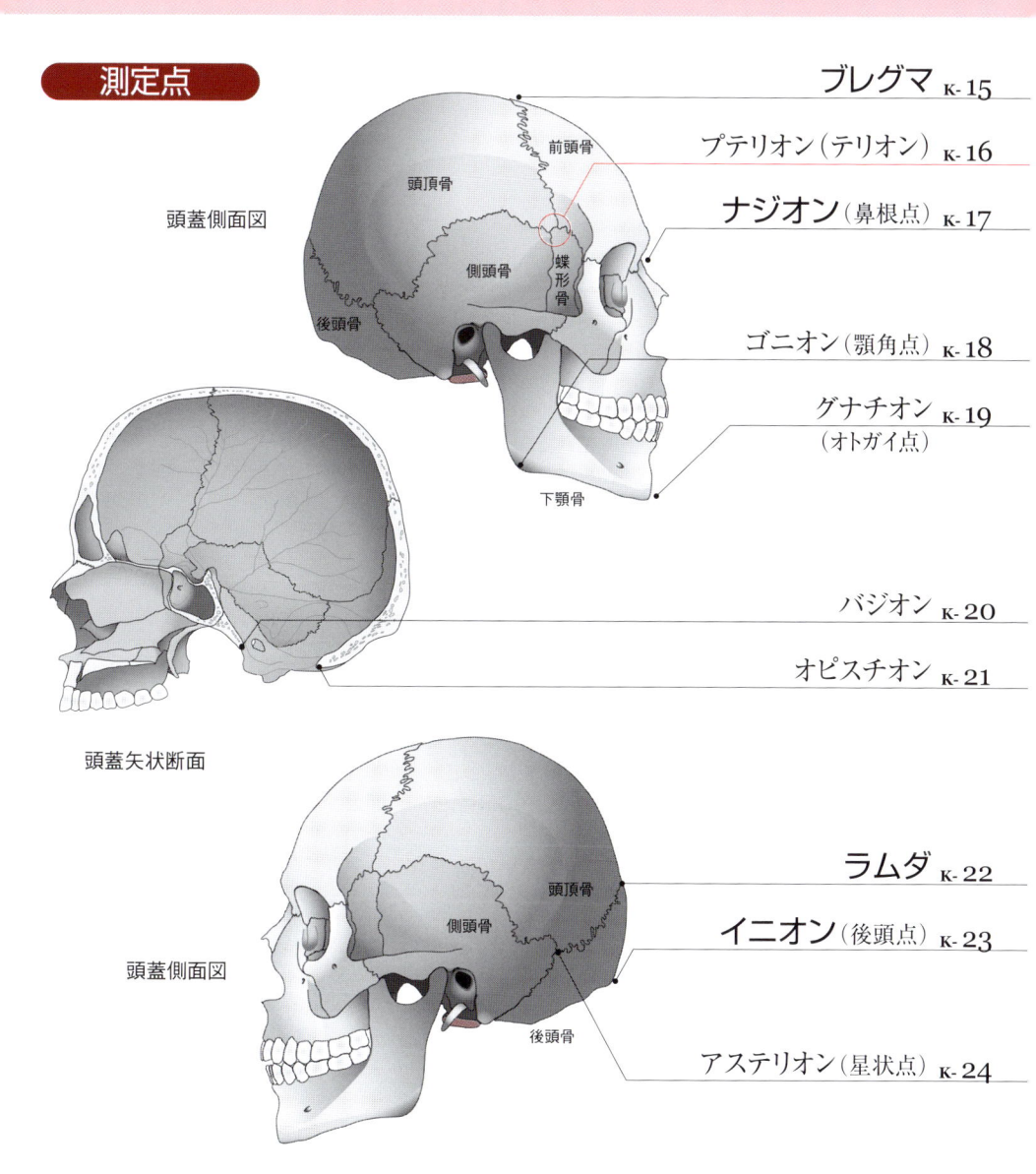

測定点

頭蓋側面図

- 前頭骨
- 頭頂骨
- 側頭骨
- 蝶形骨
- 後頭骨
- 下顎骨

- ブレグマ K-15
- プテリオン（テリオン）K-16
- ナジオン（鼻根点）K-17
- ゴニオン（顎角点）K-18
- グナチオン（オトガイ点）K-19
- バジオン K-20
- オピスチオン K-21

頭蓋矢状断面

頭蓋側面図

- 頭頂骨
- 側頭骨
- 後頭骨

- ラムダ K-22
- イニオン（後頭点）K-23
- アステリオン（星状点）K-24

※頭蓋の計測点には、他にも右のようなものが用いられる。

側頭点	Euryon	眉間点	Glabellare
頬骨弓点	Zygion	鼻尖点	Pronasale
瞳孔	Pupilla	鼻下点	Subnasale
内眼角点	Entocanthion	口裂点	Rima oris
頭頂点	Vertex	耳珠点	Tragion

K Suture, Fontanel, Sinus, Craniometric point

- K-1 suture◆ (スーチャ)
- K-2 coronal suture◆ (コロナル スーチャ)
- K-3 sagittal suture◆ (サジタル スーチャ)
- K-4 lambdoid suture◆ (ラムドイド スーチャ)
- K-5 fontanel◆ (fontanelleとも綴る) (フォンタネル)
- K-6 anterior fontanel (アンティアリア フォンタネル)
- K-7 posterior fontanel (ポスティアリア フォンタネル)
- K-8 sphenoidal fontanel (anterolateral～) (スフィノイダル フォンタネル／アンテロラテラル)
- K-9 mastoid fontanel◆ (posterolateral～) (マストイド フォンタネル／ポステロラテラル)
- K-10 paranasal sinus (パラネイサル サイナス)
- K-11 frontal sinus (フロンタル サイナス)
- K-12 sphenoidal sinus (スフィノイダル サイナス)
- K-13 ethmoidal sinus (エスモイダル サイナス)
- K-14 maxillary sinus (マクスィラリ サイナス)

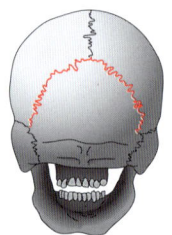

suture 縫合 ラテン語 sutura スートゥーラ「縫い合わせること」に由来。英語の sew ソウ「縫う」や、sewing ソウイング「縫い物、裁縫」、seam スィーム「縫い目」や seamless スィームレス「縫い目のない、シームレス」とも起源は同じ。

coronal suture 冠状縫合 ラテン語 corona コロナ「花環、冠、王冠」に由来。天文学では、皆既日食の時に見える太陽の周囲を取り巻く光の輪を、corona「コロナ」という。植物学では、スイセンなどの花びらの中心の筒状の部分を corona「副冠」と呼ぶ。coronary artery コロナリ アータリ「冠状動脈」の coronary「冠の形をした」もやはり corona の派生語。英語の crown クラウン「冠、王冠」も同根語。

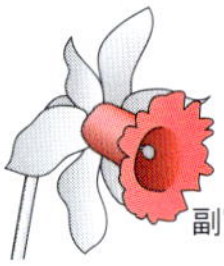

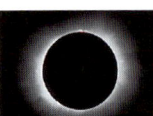

太陽のコロナ

副冠

sagittal suture 矢状縫合 ラテン語 sagitta サギッタ「矢」に由来。上から見ると、矢状縫合と冠状縫合は「矢印」の形をしている。また、矢状縫合に沿った断面を sagittal section サジタル セクション「矢状面」という。魚(硬骨魚類)には3種類の otolith オトリス「耳石」があり、その中の矢じりのような形のものを英語で sagitta サジタ「扁平石」という。ヒトの場合、耳石は砂粒のように小さく、「平衡砂」ともいう。星座の Sagittarius サジテアリアス「射手座(いてざ)・サジタリウス」も「矢」に由来する。

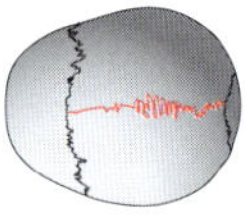

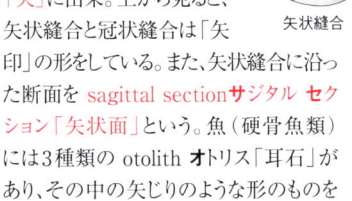

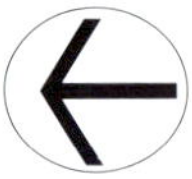

矢状縫合

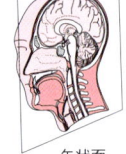

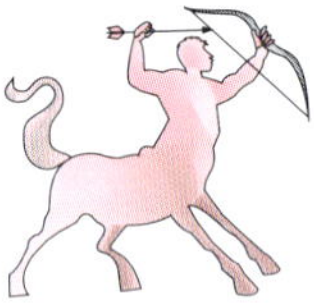

矢状面
sagittal section

射手座
Sagittarius

lambdoid suture ラムダ縫合 ギリシャ語のアルファベット λάμβδα ラムブダ「ラムダ」にeidos(～のような)がついたもの。ラムダ縫合を頭蓋の後ろから見ると、ラムダの文字に見える。ラムダ縫合は以前、「人字(じんじ)縫合」と呼ばれたが、やはり形に基づいたもの。ちなみに、ギリシャ語アルファベットはセム語のアルファベットの字形に起源を持っており、ラムダは「牛追い棒」ラーメドに由来。さらに「牛追い棒」は、ヘブライ語の語根動詞 למד ラーマド「学ぶ」、(ピエル形[強意形]で) 教える」から派生している(牛追い棒は動物を追い立て、行き先を「教え、導く」ために用いる先のとがった棒)。ユダヤ教の律法に関する「教え」の集大成である Talmud「タルムード」も、前述の動詞のラーマド「学ぶ」に由来し、「教え、学習」の意。

λ ギリシャ語のラムダ

人 「人」の字

ラムダ縫合

● craniometriy クレイニオメトリ「頭骨計測法」は、cranio- クレイニオ〜「頭蓋の」という接頭辞に由来。

fontanel 泉門 ラテン語 fons フォーンス「泉」に由来。英語の fountain ファウンテン「泉」も同じ語源。

bregma ブレグマ ギリシャ語 βρέγμα ブレグマ「頭の前の部分」に由来。解剖学では、矢状縫合と冠状縫合の交点を意味する。

pterion プテリオン ギリシャ語 πτέρυξ プテリュクス「翼」に由来。蝶形骨に関わる単語に対して ptero-、pterygo- が用いられる。語尾の -ion は、cranion や inion の語尾に準じたもので、頭蓋測定に関わる用語に共通して用いられている。前頭骨、側頭骨、頭頂骨および蝶形骨（大翼）が接するH字形になっている縫合線の集合。プテリオンだけは一点を指さないので、計測点ではない。

nasion ナジオン ラテン語 nasus ナースス「鼻」から。前頭鼻骨縫合の中点を指す。

gonion ゴニオン ギリシャ語 γωνία ゴーニア「角」に由来。下顎骨隅角。

gnathion グナチオン ギリシャ語 γνάθος グナトス「顎」に由来。解剖学では、下顎正中線の最下点。オトガイの最前方と最下方の中点。ギリシャ語のグナトスは、英語の gnaw ノー「かじる、かむ」や、gnash ナッシュ「歯ぎしりする」と類義。

basion バジオン ギリシャ語 βάσις バスィス「底」に由来。解剖学では、大後頭孔の前縁の中点を指す。英語の base ベイス「底」も関連語。

opisthion オピスチオン ギリシャ語 ὀπίσθιον オピスティオン「後ろの部分」より。バジオンの反対側の大後頭孔の後縁の中点を指す。

lambda ラムダ ギリシャ語のアルファベット λάμβδα ラムブダ「ラムダ」に由来。左のラムダ縫合の項を参照。解剖学では、矢状縫合とラムダ縫合の交点を指す。

inion イニオン ギリシャ語 ἰνίον イニオン「項（うなじ）」から。後頭骨の左右の上項線と正中線の交点。外後頭隆起上になる。

asterion アステリオン（星状点） ギリシャ語 ἀστήρ アステール「星」に由来。ラムダ状縫合、頭頂乳突縫合および後頭乳突縫合の交点。英語の star スター「星」や、astronomy アストロノミ「天文学」、astrology アストロロジ「占星術」も、さらには淡水および海水に見られる代表的植物プランクトンの *asterionella*「ホシガタケイソウ」もすべてアステールから派生した語。

ホシガタケイソウ

ブレグマ
bregma♦ K-15

プテリオン（テリオン）
pterion K-16

ネイズィーオン
nasion♦ K-17

ゴウニオン
gonion K-18

ナスィオン
gnathion♦ K-19

gnation の、g は、英語では発音しない。語頭の gn- の g は、古英語の時代は発音したが、現代英語では発音しない「silent letter 黙字」。

ベイスィオン
basion♦ K-20

オピスィオン
opisthion♦ K-21

ラムダ
lambda K-22

イニオン
inion♦ K-23

アスティーリオン
asterion♦ K-24

洞と波とサインカーブ
SINO-「曲がった」

前頭洞や上顎洞等の「洞」を表わす語 sinus サイナスは、ラテン語の sinus スィヌス「曲がり、くぼみ、懐（ふところ）等の衣のひだ、湾、谷、洞」に由来。解剖学では、coronary sinus コロナリ サイナス「冠状静脈洞」、lymphatic sinus リンファティック サイナス「リンパ洞」など血管、骨、組織の空隙に用いられる。ラテン語 sinus の「曲がり、カーブ」という意味から、英語の sinuous スィニュアス「（道や川が）曲がりくねった」、 sinuate スィニュイット「（葉が）波形の」が生じた。数学の sine サイン「正弦」も関係が深い（厳密には複雑な経緯がある）。

サイン曲線

三角関数は、古代ギリシャの天文学に既に用いられていたが、後にインド→アラビアに受け継がれ、中世ヨーロッパはアラビア数学から学び直している。一説によれば、古代インドの数学者はサインを「弦」を意味する jya と呼び、アラビア人は単に音訳して jiva としたが、アラビア語はヘブライ語同様に子音のみの表記なので (jb のように)、後のアラビア人は jaib,jayb (意味は「くぼみ、入り江、湾」) と発音するようになった。西洋人がそれを「曲がったもの」という連想からラテン語の sinus と訳した。もしくは、jaib にも sinus にも「懐」という意味があるので、その繋がりという説もある。

O	P	Q	R	S	T	U	V	W	X	Y	Z	英語索引	日本語索引
肩甲骨 鎖骨	上腕骨	橈骨 尺骨	手根骨 指骨	骨盤	坐骨 恥骨	大腿骨	脛骨 腓骨	足根骨 趾骨	関節	軟骨	付録		

45

ギリシャ語・ラテン語の数字と解剖学

ギリシャ語およびラテン語の数詞は解剖学用語には頻繁に単語の一部として登場する。これらを覚えておくことは、解剖学のみならず、英語全般の単語を理解する上でも役立つ。

ギリシャ語、ラテン語に限らずインド・ヨーロッパ語族の言語では、個数を数えるための「基数」と、順番を表わす「序数」が似てはいるが、少し違う綴りとなる。

つまり、第三の男[the third man](序数)は、決して三人[three men](基数)いるわけではない。

以下にはギリシャ語の数詞の一覧を示す。英語と異なり、ギリシャ語の名詞や形容詞には男性形、女性形、中性形の区別があり、1から4までの数詞は、名詞の性によって違う形を取ることがある。

ギリシャ語の数詞の一覧

	基数	用例		序数	用例
1	ヘイス ミア ヘン εἷς, μία, ἕν	Ace エイス「エース」	1	プロートス πρῶτος	protein プロウティーイン「プロテイン、タンパク質」(生命にとって第一の物質)
2	ドゥオ δύο	dualism デュアリズム「二元説」 dual personality デュアル パーソナリティ「二重人格」	2	デウテロス δεύτερος	deuterium デューテリウム「重水素」 deuteronomy デュートロノミ 聖書の「申命記」(二番目の律法)
3	トレイス トリア τρεῖς, τρία	triassic period トライアスィック ピリオド「三畳紀」 triangle トライアングル「三角形」	3	トリトス τρίτος	tritium トリティアム「三重水素、トリチウム」
4	テッタレス テッタラ τέτταρες, -ρα	trapezium トラピーズィアム「大菱形骨」 ※後に τέσσαρα テッサラになる。	4	テタルトス τέταρτος	
5	ペンテ πέντε	pentose ペントウス「五炭糖、ペントース」 pentagon ペンタゴン「五角形」	5	ペムプトス πέμπτος	
6	ヘクス ἕξ	hexane ヘクセイン「ヘキサン」 hexose ヘクソウス「六炭糖、ヘキソース」	6	ヘクトス ἕκτος	
7	ヘプタ ἑπτά	※英語の seven も同根語。 印欧祖語の s の発音がギリシャ語では h に変化したものは多い	7	ヘブドモス ἕβδομος	
8	オクトー ὀκτώ	octopus オクトパス「蛸(たこ)」 octane オクテイン「オクタン」	8	オグドオス ὄγδοος	
9	エンネア ἐννέα		9	エナトス ἔνατος	
10	デカ δέκα	decapod デカポッド「十脚類」(エビ、カニ)、「十腕類」(イカなど) decade デケイド「十年間」	10	デカトス δέκατος	
100	ヘカトン ἑκατόν	hectare ヘクター「ヘクタール」(100アール、つまり10,000㎡) hectopascal ヘクトパスカル=100パスカル	100	ヘカトストス ἑκατοστός	
1000	キーリオイ χίλιοι	kilometer キロメータ「1000メートル」 chiliad キリアド「千年」	1000	キーリオストス χιλιοστός	

※序数は男性形を示した。語尾が、女性形の場合 -a、中性形では -on になる。

─ Chapter 2 ─

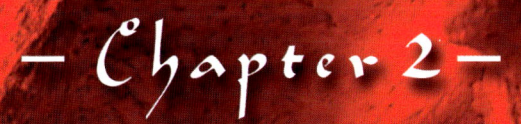

脊椎
Vertebra

胸郭
Thorax

《各国語の骨》 ギリシャ語 ὀστέον（オステオン）

ギリシャ語で骨を意味する語 ὀστέον オステオンは、ラテン語の os や、サンスクリット語の âsthi アースティ と語源的に類縁関係にある。このオステオンの連語形 osteo-「骨の」を基に多くの語が造られている。osteology オスティオロズィ「骨学」、osteoma オスティオウマ「骨腫」、osteopath オスティオパス「整骨医」など。緻密骨には小単位の円筒状の構造がみられ、ギリシャ語そのままの osteon「オステオン、骨単位（こつたんい）」と呼ばれている。

L 椎骨(ついこつ)

● 脊柱は、24個の癒合していない椎骨と、1個の仙骨、1個の尾骨からなる。仙骨は5個の仙椎が癒合したもの。尾骨は3〜5個の尾椎が癒合したもの。それで、癒合した仙椎、尾椎を数えると、椎骨は32〜35個となる。頚椎は、7個。上からC1〜C7という公式の番号がある。胸椎は、12個（T1〜T12）。腰椎は、5個（L1〜L5）。

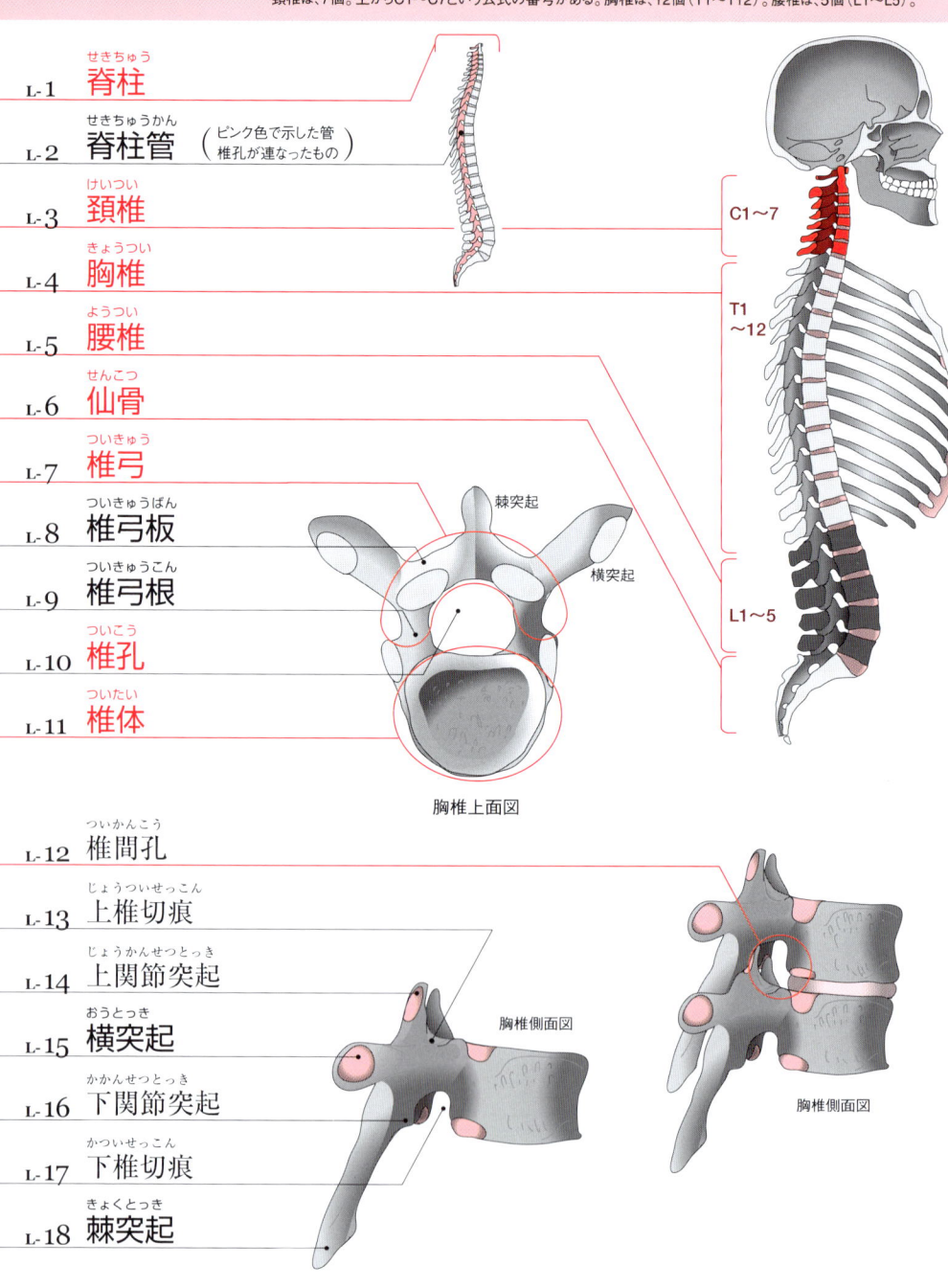

- L-1 脊柱(せきちゅう)
- L-2 脊柱管(せきちゅうかん)（ピンク色で示した管 椎孔が連なったもの）
- L-3 頚椎(けいつい)　C1〜7
- L-4 胸椎(きょうつい)　T1〜12
- L-5 腰椎(ようつい)　L1〜5
- L-6 仙骨(せんこつ)
- L-7 椎弓(ついきゅう)
- L-8 椎弓板(ついきゅうばん)
- L-9 椎弓根(ついきゅうこん)
- L-10 椎孔(ついこう)
- L-11 椎体(ついたい)

棘突起　横突起

胸椎上面図

- L-12 椎間孔(ついかんこう)
- L-13 上椎切痕(じょうついせっこん)
- L-14 上関節突起(じょうかんせつとっき)
- L-15 横突起(おうとっき)
- L-16 下関節突起(かかんせつとっき)
- L-17 下椎切痕(かついせっこん)
- L-18 棘突起(きょくとっき)

胸椎側面図

胸椎側面図

| A 全身 | B 頭蓋 | C 前頭骨篩骨 | D 蝶形骨 | E 側頭骨 | F 耳小骨 | G 頭頂骨後頭骨 | H 頬骨・鼻骨等 | I 上顎骨 | J 下顎骨 | K 頭蓋の縫合等 | **L 椎骨頚椎** | M 環椎・軸椎仙骨 | N 肋骨胸骨 |

- 頚椎の特徴は、横突孔を持っていること。その中を椎骨動脈や椎骨静脈が通る。横突孔の前にある前結節は、肋骨原基の名残り。特に第六頚椎の前結節は大きく、総頚動脈のすぐ後ろに位置するので「頚動脈結節」という。
  胸椎の特徴は、肋骨との関節面（肋骨窩、横突肋骨窩）を持つこと。腰椎の特徴は、短い肋骨が癒合した「肋骨突起」。

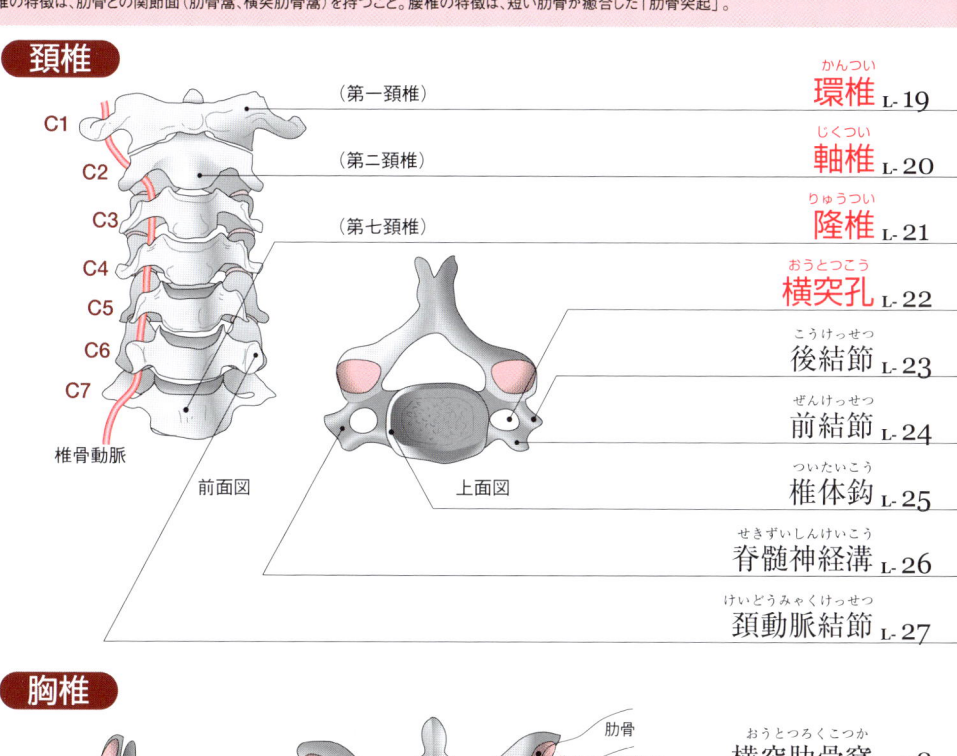

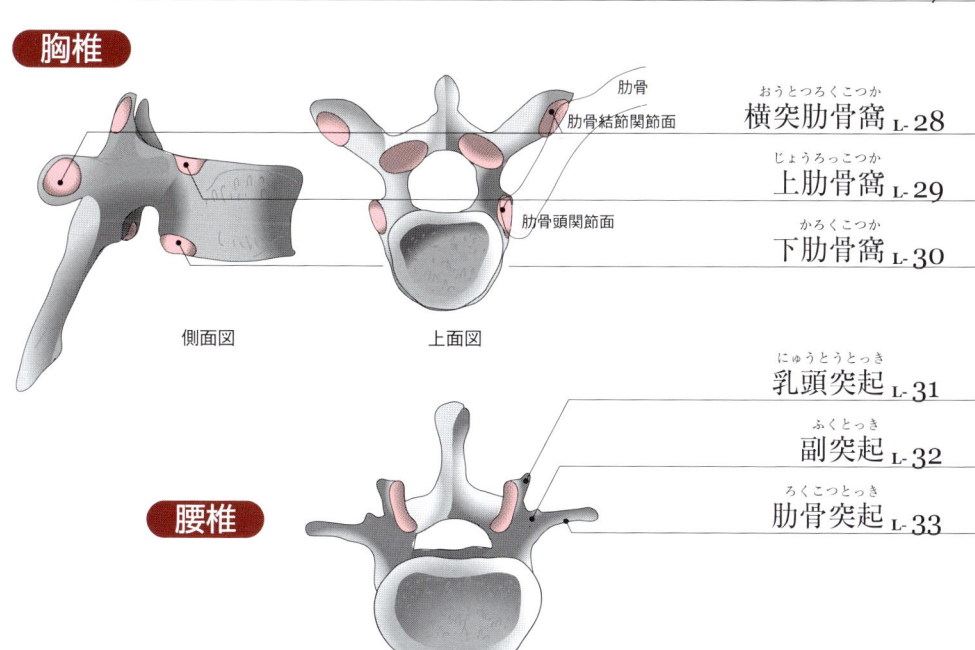

頚椎

C1 （第一頚椎）
C2 （第二頚椎）
C3
C4
C5
C6 （第七頚椎）
C7
椎骨動脈
前面図
上面図

かんつい
環椎 L-19

じくつい
軸椎 L-20

りゅうつい
隆椎 L-21

おうとつこう
横突孔 L-22

こうけっせつ
後結節 L-23

ぜんけっせつ
前結節 L-24

ついたいこう
椎体鈎 L-25

せきずいしんけいこう
脊髄神経溝 L-26

けいどうみゃくけっせつ
頚動脈結節 L-27

胸椎

肋骨
肋骨結節関節面
肋骨頭関節面
側面図
上面図

おうとつろくこつか
横突肋骨窩 L-28

じょうろっこつか
上肋骨窩 L-29

かろくこつか
下肋骨窩 L-30

腰椎

上面図

にゅうとうとっき
乳頭突起 L-31

ふくとっき
副突起 L-32

ろくこつとっき
肋骨突起 L-33

L Vertebra ヴァーテブラ （複）vertebrae ヴァーテブリー

- L-1 ヴァーテブラル　コラム **vertebral column**◆
- L-2 ヴァーテブラル　キャナル **vertebral canal**
- L-3 サーヴィカル（サーヴァイカル）　ヴァーテブリー **cervical vertebrae**◆
- L-4 ソラシック　ヴァーテブリー **thoracic vertebrae**◆
- L-5 ランバ　ヴァーテブリー **lumbar vertebrae**◆
- L-6 セイクラム（サクラム）　セイクラ（サクラ） **sacrum**◆, （複）**sacra**
- L-7 ヴァーテブラル　アーチ **vertebral arch**
- L-8 ラミナ **lamina**◆（複数形は laminas と laminae ラミニー のどちらも用いられる）
- L-9 ペディクル **pedicle**◆
- L-10 ヴァーテブラル　フォレイメン **vertebral foramen**
- L-11 ヴァーテブラル　ボディ **vertebral body**

- L-12 インターヴァーテブラル　フォレイメン *intervertebral foramen*
- L-13 スーペアリア　ヴァーテブラル　ノッチ *superior vertebral notch*
- L-14 スーペアリア　アーティキュラ　プロセス *superior articular process*
- L-15 トランスヴァース　プロセス **transverse process**◆
- L-16 インフィアリア　アーティキュラ　プロセス *inferior articular process*
- L-17 インフィアリア　ヴァーテブラル　ノッチ *inferior vertebral notch*
- L-18 スパイナス　プロセス **spinous process**◆

◆**vertebra 椎骨** ラテン語 vertebra ウェルテブラ「椎骨」は、verto ウェルトー「回転する、裏返す」から派生。椎骨が回転する骨であるため。ちなみに、英語の vertigo ヴァーティゴウ「目眩（めまい）」も目が「回る」ため。強意の接頭辞 con- が付くと、convert コンヴァート「変換する、兌換する、改宗させる」に、ad-「～の方向に」という接頭辞が付くと adversary アドヴァーサリ「敵」になる。上昇したものが下方に向きを変える点のことを vertex ヴァーテックス「頂（いただき）」というが、天文用語では「天頂」を意味する。この天頂からまっすぐに下に降りる線は vertical ヴァーティカル「垂直」な線。

◆**vertebral column 脊柱** columnは、ラテン語の columna コルムナ「柱」。コラムに関する右のコラムを見よ。

◆**cervical vertebrae 頸椎** cervicalは、ラテン語 cervix ケルウィークス「首、頸部」に由来。cervixは頸状のものを指すのに用いるが（cervix of the axon サーヴィクス オヴ ジ アクソン「軸索頸」等）、cervix だけでは「子宮頸」。

◆**thoracic vertebrae 胸椎** ギリシャ語のθώραξ トーラクス「胸当て、胸部」がラテン語を経て英語に入ったもの。

◆**lumbar vertebrae 腰椎** ラテン語 lumbus ルムブス「腰」。

◆**lamina 椎弓板** ラテン語 lamina ラーミナ「薄い板、葉片」。建築用語で、ラミナといえば厚さ5cm以下の板材。ラミナを重ねて「集成材」が造られる。地質学では、laminaは堆積岩において、一つの地層中の細かい層構造「葉理（ようり）」のこと。生物学では、マコンブやリシリコンブを含むコンブ属のことを、*Laminaria* ラミネアリアという。また、薄い板・膜で覆うことを英語で laminate ラミネイト「ラミネート」という。

◆**pedicle 椎弓根** ラテン語の pes ペース「足」+ 指小辞 -culus。「小さい足」、「柄、根元」を指す。pedal ペダル「踏み板」も pes 「足」に由来する。シラミ属の学名は、椎弓根の学名と同じ *Pediculus* ペディクルス。確かにシラミの足は小さい。

◆**transverse process 横突起** tansverse は、trans-「横切って」＋ verto ウェルトー「回転する、向かう」。つまり「横切って向かう、横断する」の意。左記の vertebra と同じ動詞から派生。

◆**spinous process 棘突起** 英語の spinous はラテン語 spina スピーナ「棘（とげ）」から派生した形容詞。

棘突起

● 脊柱、椎骨を表わすより一般的な英語は、spine スパイン。説明は下記を見よ。また、より簡明な語には back bone「背骨」がある。

spina に由来する spine スパインは、一般に「脊柱・椎骨」を意味する英語。椎骨からは、この棘突起をはじめとして幾つもの突起「とげ」が突き出ているため。spineを用いる解剖学用語には、肩甲棘、オトガイ棘、鼻棘、腸骨棘など数多い。spinaに由来する植物名に、spinach スピニッジ(もしくは スピニッチ)「ホウレンソウ」があるが、これは実を包む殻にとげがあるため。

◆**vertebra prominens 隆椎** 第七頚椎の棘突起は頚椎中最も大きく、首を前に曲げた時に最も目立ち、触れることができる。そのために、vertebra prominens という別名を持つ。天文用語で prominence プロミネンスといえば、太陽のコロナに浮かぶ、ループ状やひも状のガス体。数千〜数万kmの高さに達する。

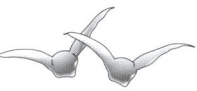

ホウレンソウの種

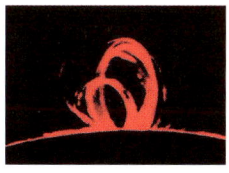

太陽のプロミネンス

◆**uncinate process 椎体鈎** uncinate は、ラテン語 uncus ウンクス「鈎」に由来。uncinate processは篩骨にもあるが、和名は「鈎状突起」(⇒C-20)。尺骨の「鈎状突起」は、coronoid process (⇒Q-27)と英語が異なる。このように、解剖学用語の和名と英語名は、時として一対一の対応はしていない。

◆**carotid tubercle 頚動脈結節** carotidは、ギリシャ語 καρωτίς カローティス「頚動脈」。カローティスは、動詞 καρόω カロオー「深い眠りにおちいる」に由来。戦闘において、相手の頚動脈を押え付けると昏睡に陥ると考えられていたことに由来。剣闘士の医師もしたことのある一世紀の著名な解剖学者ガレノスが命名。

◆**mammillary process 乳頭突起** ラテン語 mamma マンマ「乳房」の縮小詞 mamilla (=mammilla) マミッラ「小さい乳房→乳頭」。mammal ママル「哺乳類」とも同じ起源。

脊柱とコラムニスト、柱廊と陸軍大佐
COLUMNA「柱」

columnは、ラテン語の columna コルムナ「(ギリシャ・ローマ風の)柱」。解剖学では、nasal column ネイザル〜「鼻柱」、column of fornix フォーニクス「脳弓柱」など柱状のものを指す。ちなみに、新聞や雑誌の「コラム」は印刷物の中で、「柱」状に別枠になった囲み記事や特別寄稿欄。それを書く人が columnist コラムニスト「特約寄稿者」。表の中の縦の一列もcolumn「列」。火事の際の「火柱」は column of fire。建築では「列柱、柱廊」または「並木」を colonade コロネイド「コロネード」という。軍隊の縦隊(column)を指揮するのは、colonel カーネル「陸軍大佐」。

アトラス
atlas L-19

アクスィス、**ア**クスィーズ
axis (複)*axes* L-20

ヴァーテブラ プロミネンス
vertebra prominens◆ L-21

トランス**ヴァース** フォレイメン
transverse foramen L-22

ポス**ティ**アリア **テュー**バクル
posterior tubercle L-23

アン**ティ**アリア **テュー**バクル
anterior tubercle L-24

アンスィネット プロセス
uncinate process◆ L-25

グルーヴ フォー スパイナル ナーヴ
groove for spinal nerve L-26

キャロティッド **テュー**バクル
carotid tubercle◆ L-27

トランス**ヴァース** コスタル ファセット
transverse costal facet L-28

スーペアリア コスタル ファセット
superior costal facet L-29

インフィアリア コスタル ファセット
inferior costal facet L-30

マミラリ プロセス
mammillary process◆ L-31

⇒「脳単」 アク**セ**サリ プロセス
p.95参照。 *accessory process* L-32

コスタル プロセス
costal process L-33

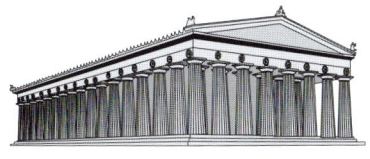

colonade コロネード式の神殿

M 環椎、軸椎、仙骨、尾骨

- M-1 後弓（こうきゅう）
- M-2 外側塊（がいそくかい）
- M-3 前弓（ぜんきゅう）
- M-4 後結節（こうけっせつ）
- M-5 椎骨動脈溝（ついこつどうみゃくこう）
- M-6 上関節窩（じょうかんせつか）
- M-7 歯突起窩（しとっきか）
- M-8 前結節（ぜんけっせつ）
- M-9 下関節窩（かかんせつか）
- M-10 歯突起（しとっき）
- M-11 後関節面（こうかんせつめん）
- M-12 歯突起尖（しとっきせん）
- M-13 前関節面（ぜんかんせつめん）
- M-14 上関節面（じょうかんせつめん）
- M-15 下関節面（かかんせつめん）

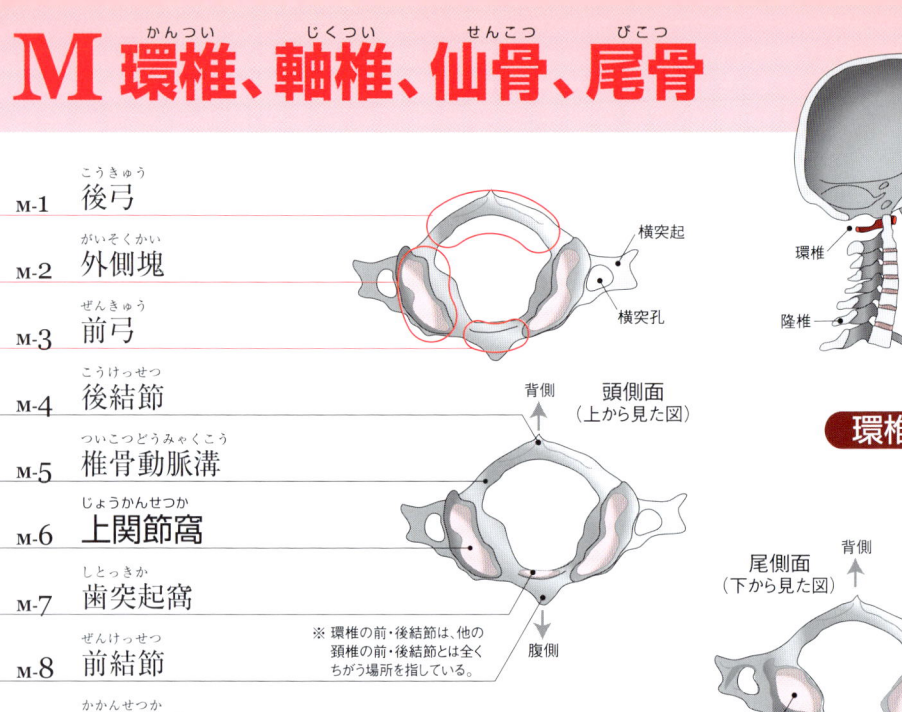

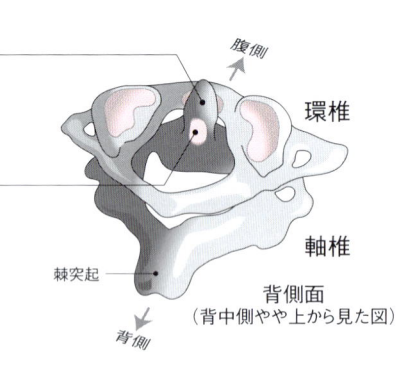

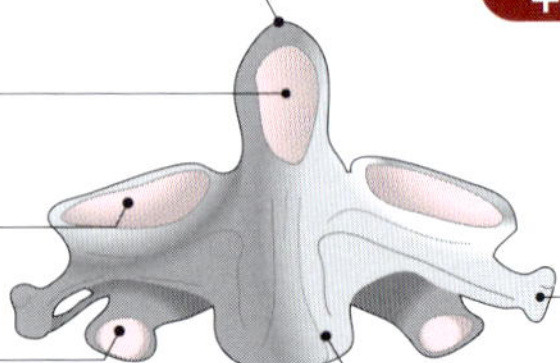

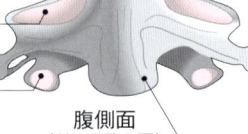

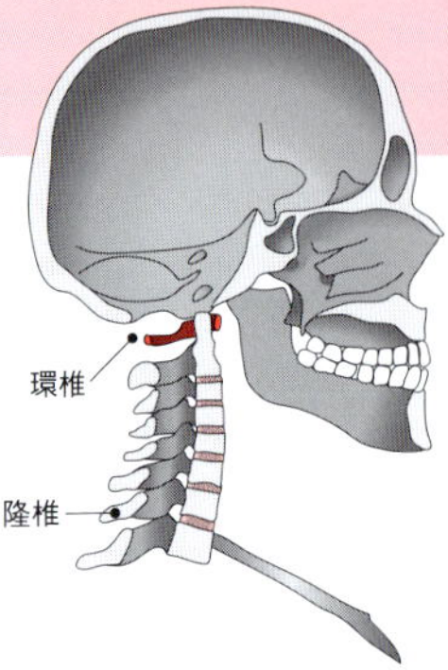

※ 環椎の前・後結節は、他の頚椎の前・後結節とは全くちがう場所を指している。

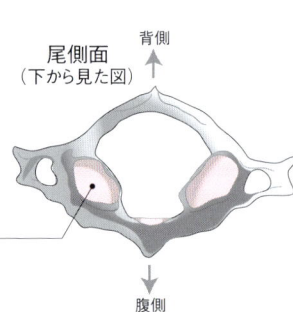

横突起、横突孔、環椎、隆椎

頭側面（上から見た図）
尾側面（下から見た図）
背側面（背中側やや上から見た図）
腹側面（前から見た図）

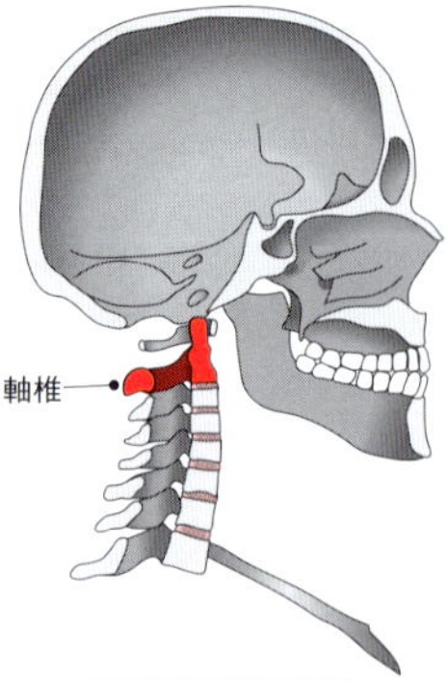

棘突起、椎体

環椎 C1
軸椎 C2

環椎は他の頚椎と異なり、椎体と棘突起がない。環椎の上関節窩と後頭骨との関節により、頭蓋骨を支え、「はい」とうなずくことを可能にする。軸椎には歯突起があり、これを軸に環椎と頭蓋骨が回転し、「いいえ」と首を横に振ることを可能にしている。
仙骨は5個の仙椎（S1～S5）が癒合したもの。尾骨（いわゆる尾てい骨）は、3～5個の尾椎が癒合したもので、20～30歳頃に癒合が生じる。

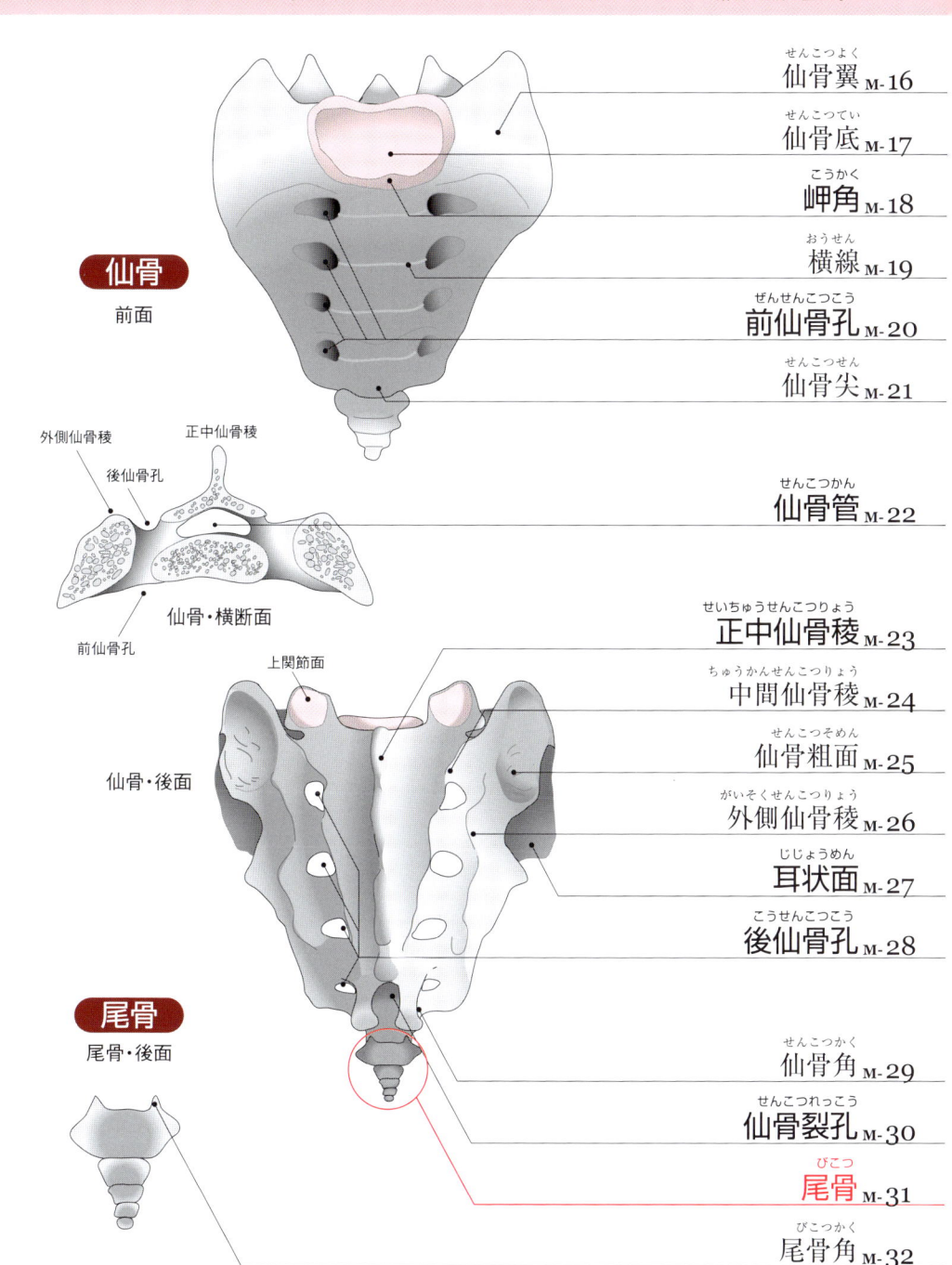

仙骨

前面

- 仙骨翼 (せんこつよく) M-16
- 仙骨底 (せんこつてい) M-17
- 岬角 (こうかく) M-18
- 横線 (おうせん) M-19
- 前仙骨孔 (ぜんせんこつこう) M-20
- 仙骨尖 (せんこつせん) M-21

仙骨・横断面
- 外側仙骨稜
- 正中仙骨稜
- 後仙骨孔
- 前仙骨孔

- 仙骨管 (せんこつかん) M-22

仙骨・後面
- 上関節面

- 正中仙骨稜 (せいちゅうせんこつりょう) M-23
- 中間仙骨稜 (ちゅうかんせんこつりょう) M-24
- 仙骨粗面 (せんこつそめん) M-25
- 外側仙骨稜 (がいそくせんこつりょう) M-26
- 耳状面 (じじょうめん) M-27
- 後仙骨孔 (こうせんこつこう) M-28

尾骨

尾骨・後面

- 仙骨角 (せんこつかく) M-29
- 仙骨裂孔 (せんこつれっこう) M-30
- 尾骨 (びこつ) M-31
- 尾骨角 (びこつかく) M-32

M Atlas, Axis, Sacrum, Coccyx

(複)axes アクスィーズ   (複)coccyges コクサイジーズ

- M-1 ポスティアリア アーチ オヴ アトラス
  posterior arch of atlas
- M-2 ラテラル マス オヴ アトラス
  lateral mass of atlas◆
- M-3 アンティアリア アーチ オヴ アトラス
  anterior arch of atlas
- M-4 ポスティアリア テューバクル
  posterior tubercle
- M-5 グルーヴ フォー ヴァーテブラル アータリ
  groove for vertebral artery
- M-6 スーペアリア アーティキュラ ファセット
  superior articular facet
- M-7 デントラル フォウヴィア オヴ アトラス
  dentral fovea of atlas
- M-8 アンティアリア テューバクル
  anterior tubercle
- M-9 インフィアリア アーティキュラ ファセット
  inferior articular facet
- M-10 デンズ (アクスィス)
  dens (axis)◆
- M-11 ポスティアリア アーティキュラ サーフェス
  posterior articular surface
- M-12 エイペックス オヴ デンズ
  apex of dens
- M-13 アンティアリア アーティキュラ サーフェス
  anterior articular surface
- M-14 スーピィアリア アーティキュラ サーフェス
  superior articular surface
- M-15 インフィアリア アーティキュラ サーフェス
  inferior articular surface

◆**atlas** 環椎　ギリシャ語 ″Ατλας アトラス「アトラス神」に由来する。詳しくは右のコラム参照。

◆**lateral mass of atlas** 外側塊　massは、ラテン語 massa マッサ「塊、固まり」。英語の mass には、「大量、質量、容積、集団」の意味もあり、mass spectrography マス スペクトログラフィ「質量分析器」、mass production マス プロダクション「大量生産、マスプロ」、mass media マスミーディア「大衆媒体、マスメディア」などで使われる。

◆**axis** 軸椎　ラテン語 axis アクスィス「軸」に、さらにさかのぼるとギリシャ語 άξων アクソーン「軸」に由来。神経細胞の「軸索」を表わす英語 axon アクソン もこのギリシャ語から。ちなみに、the Axis ジ アクスィスといえば、第二次世界大戦の日独伊の「枢軸国」を指す。

◆**dens** 歯突起　ラテン語 dens デーンス「歯」。ギリシャ語の οδούς オドゥース、英語の tooth トゥースもすべて同根語。densから dental デンタル「歯の、歯科の、歯音 (舌先を上の前歯に触れたり、近付けて出す子音。[t]、[d])」や、dentist デンティスト「歯科医」などが派生。印刷で、新しい段落の最初の語を下げることを indent インデント「字下げ」(in-「中に」+「下でへこませる」)というが、これも densに由来。ちなみに、世界で最初に発見された恐竜化石の iguanodon イグワーナドン「イグアノドン」は、イグアナ＋ギリシャ語 -odon「〜の歯」の意。イグアナに歯が似ているとして命名された。恐竜名によく見られる「〜オドン」は「〜の歯」の意。

◆**sacrum** 仙骨　ラテン語 os sacrum オス サクルムは文字どおりには「神聖な骨」。なぜ神聖かは、p.60のコラム参照。

◆**base of sacrum** 仙骨底　baseは、ラテン語 basis バスィスに、さらにさかのぼるとギリシャ語 βάσις バスィス「歩行、足、土台、基礎」に由来する。英語 basic ベイスィック「基本的な、ベーシック」も同根語。なぜ仙骨「底」なのに仙骨の上端にあるのかは、p.60のコラム参照。

◆**promontory** 岬角　promontorium プローモントーリウムは「岬、尾根、峰」。prominence (⇒p.51「隆椎」) も類語。

◆**apex of sacrum** 仙骨尖　ラテン語 apex アペックス「端、点、頂上」。

◆**auricular surface** 耳状面　ラテン語の auricula アウリクラ「外耳、耳たぶ」は、auris アウリス「耳」の縮小詞。

イグアノドン

軸索
Axon

- 仙骨は、英語名で、sacred bone **セイ**クリッド ボウン「聖なる骨」ともいう。
- coccyx「尾骨」は、coccygeal bone コクスィ**ジー**アル ボウンともいう。

形も、質感も耳たぶによく似ている「キクラゲ」の属名は、*Auricularia* アウリク**ラー**リア。キクラゲは漢字で「木耳」。この auris 由来の英語には、audio **オー**ディオウ「音声の、オーディオ」や、audition オー**ディ**ション「視聴、オーディション」もある。

◆ **sacral hiatus** 仙骨裂孔 ラテン語の hiatus ヒ**アー**トゥス「割れ目、裂孔、口をあけること」に由来。

◆ **coccyx** 尾骨 ギリシャ語の κόκκυξ コッ**キュ**クス「カッコー」に由来。尾骨がカッコーのくちばしに似ているため。ギリシャ語のコッキュクスも英語の cuckoo **クッ**クーも、日本語のカッコーもどれも擬声語に由来する。

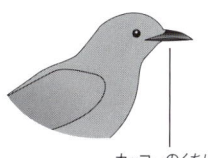

カッコーのくちばし

環椎と世界地図とアトランティス大陸
ギリシャ神話「アトラス神」

ギリシャ神話では、ティタン族の巨神アトラスが「天空」(別説では「地球」)を支えている。環椎が頭蓋骨を支える様から、環椎に「アトラス」という名称が付いた。また、地理学者メルカトルは、1595年発行の地図書の表題をAtlasとし、表紙にアトラス神を描いた。以降、世界地図帳にアトラスの絵が定番となり、世界地図自体が atlas **アト**ラス と呼ばれるようになる。

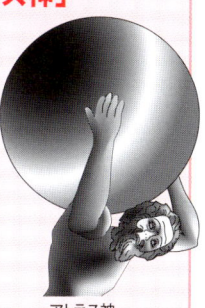

アトラス神

ギリシャ人にはジブラルタル海峡が世界の西の果。そこで天空を支えていたアトラスは、ペルセウスにメドゥーサの首を見せられて石と化し、Atlas mountains **アト**ラス **マウ**ンテンズ「アトラス山脈」になる。その西の海は、Atlantic ocean アト**ラン**ティック **オウ**シャン「アトラスの海、大西洋」。プラトンの述べた atlantis アト**ラン**ティス「アトランティス大陸」は、大西洋に浮かんでいたが、一夜にして海中に没したと伝説はいう。ちなみに、アメリカのジョージア州の Atlanta アト**ラン**タ「アトランタ」は、ウェスタン＆**アト**ラ**ン**ティック鉄道の終着駅だったことに由来する。

ジブラルタル海峡　ギリシャ　アトランタ　アトランティス大陸？　アトラス山脈　大西洋 Atlantic Ocean

エイラ　ウィング　オヴ　**セイ**クラム
ala (wing) *of sacrum* M-16

ベイス　オヴ　**セイ**クラム
base of sacrum ◆ M-17

プロ**モン**トリ
promontory ◆ M-18

トランス**ヴァー**ス　**リッ**ヂ　**ライ**ンズ
transverse ridge (lines) M-19

アン**ティ**アリア　**セイ**クラル　フォ**ラ**ミナ
anterior sacral foramina M-20

エイペックス　オヴ　**セイ**クラム
apex of sacrum ◆ M-21

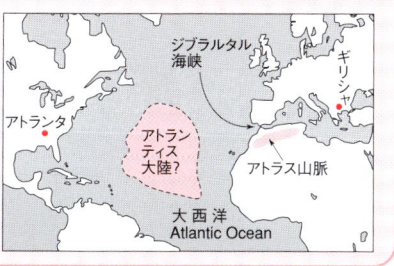

セイクラル　キャ**ナ**ル
sacral canal M-22

ミーディアン　**セイ**クラル　クレスト
median sacral crest M-23

インター**ミー**ディイット　**セイ**クラル　クレスト
intermediate sacral crest M-24

セイクラル　テュバ**ロ**スィティ
sacral tuberosity M-25

ラテラル　**セイ**クラル　クレスト
lateral sacral crest M-26

オー**リ**キュラ　**サー**フェス
auricular surface ◆ M-27

ポス**ティ**アリア　**セイ**クラル　フォ**ラ**ミナ
posterior sacral foramina M-28

セイクラル　ホーン（**コー**ニュー）
sacral horn (*cornu*) M-29

セイクラル　ハイ**エイ**タス
sacral hiatus ◆ M-30

コクスィクス　コク**サイ**ジーズ
coccyx（複）**coccyges** ◆ M-31

コクスィ**ジー**アル　ホーン（**コー**ニュー）
coccygeal horn (*cornu*) M-32

N 肋骨、胸骨

胸郭は12個の胸椎、12対の肋骨および1個の胸骨からなる。胸郭は、心臓や肺などの内臓を保護し、さらに上肢帯の支持体ともなっている。肋骨は通常は12対だが、ときには11対ないし13対の場合もある。

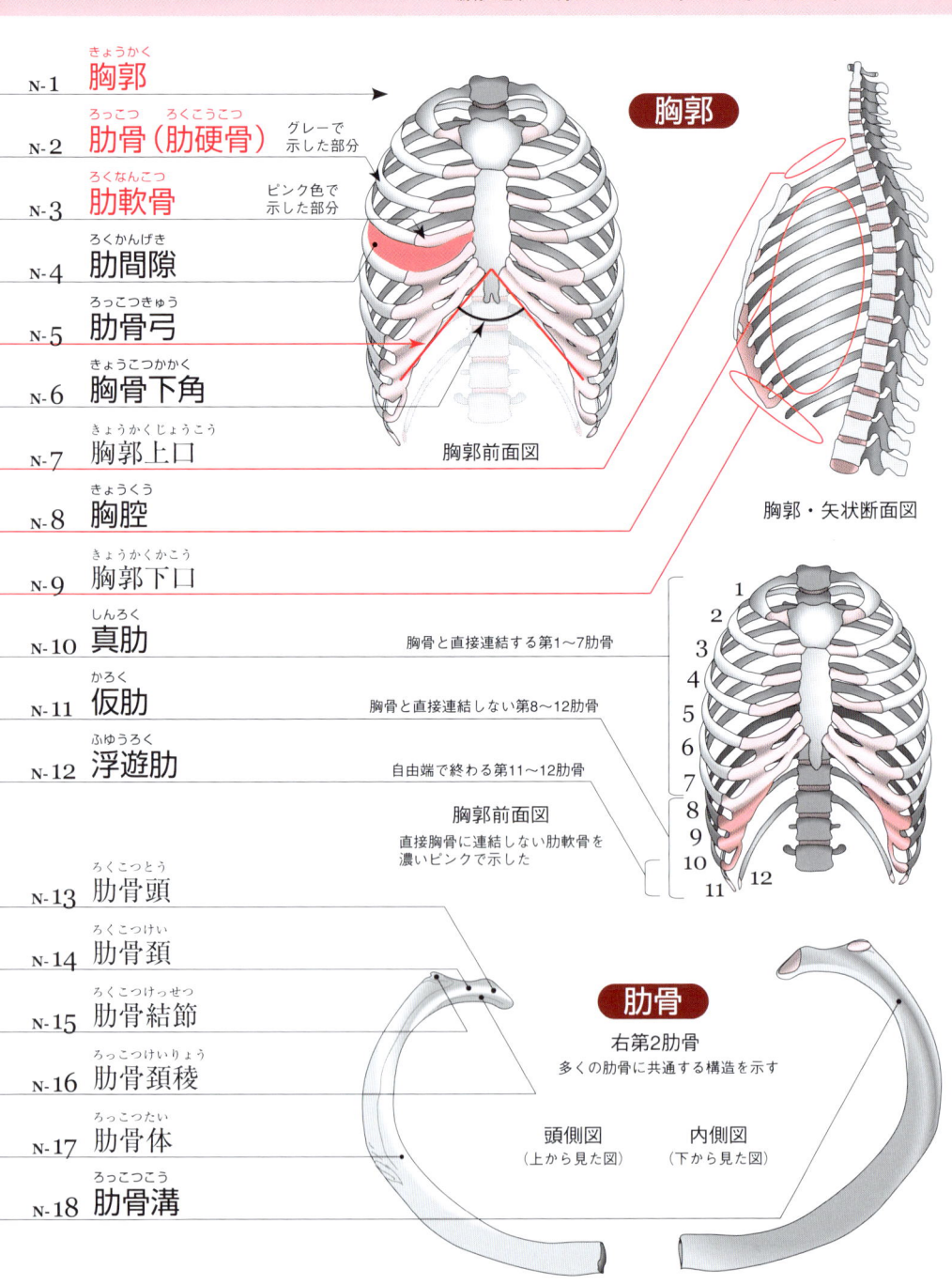

- N-1 胸郭（きょうかく）
- N-2 肋骨（肋硬骨）（ろっこつ／ろくこうこつ）　グレーで示した部分
- N-3 肋軟骨（ろくなんこつ）　ピンク色で示した部分
- N-4 肋間隙（ろくかんげき）
- N-5 肋骨弓（ろっこつきゅう）
- N-6 胸骨下角（きょうこつかかく）
- N-7 胸郭上口（きょうかくじょうこう）
- N-8 胸腔（きょうくう）
- N-9 胸郭下口（きょうかくかこう）
- N-10 真肋（しんろく）　胸骨と直接連結する第1〜7肋骨
- N-11 仮肋（かろく）　胸骨と直接連結しない第8〜12肋骨
- N-12 浮遊肋（ふゆうろく）　自由端で終わる第11〜12肋骨
- N-13 肋骨頭（ろくこつとう）
- N-14 肋骨頚（ろくこつけい）
- N-15 肋骨結節（ろくこつけっせつ）
- N-16 肋骨頚稜（ろっこつけいりょう）
- N-17 肋骨体（ろっこつたい）
- N-18 肋骨溝（ろっこつこう）

胸郭前面図

胸郭・矢状断面図

胸郭前面図　直接胸骨に連結しない肋軟骨を濃いピンクで示した

肋骨　右第2肋骨　多くの肋骨に共通する構造を示す
頭側図（上から見た図）　内側図（下から見た図）

- 胸骨角の突起は皮膚の上からでも触れることができ、第2肋骨の位置を定めるために重要。
肋骨頭関節面には、脊椎の下肋骨窩および上肋骨窩と関節を作る。肋骨結節関節面は、横突関節窩と接する。
剣状突起は二股に別れたものや孔の開いたものなど色々な形がある。剣状突起が骨化するのは老人になってから。

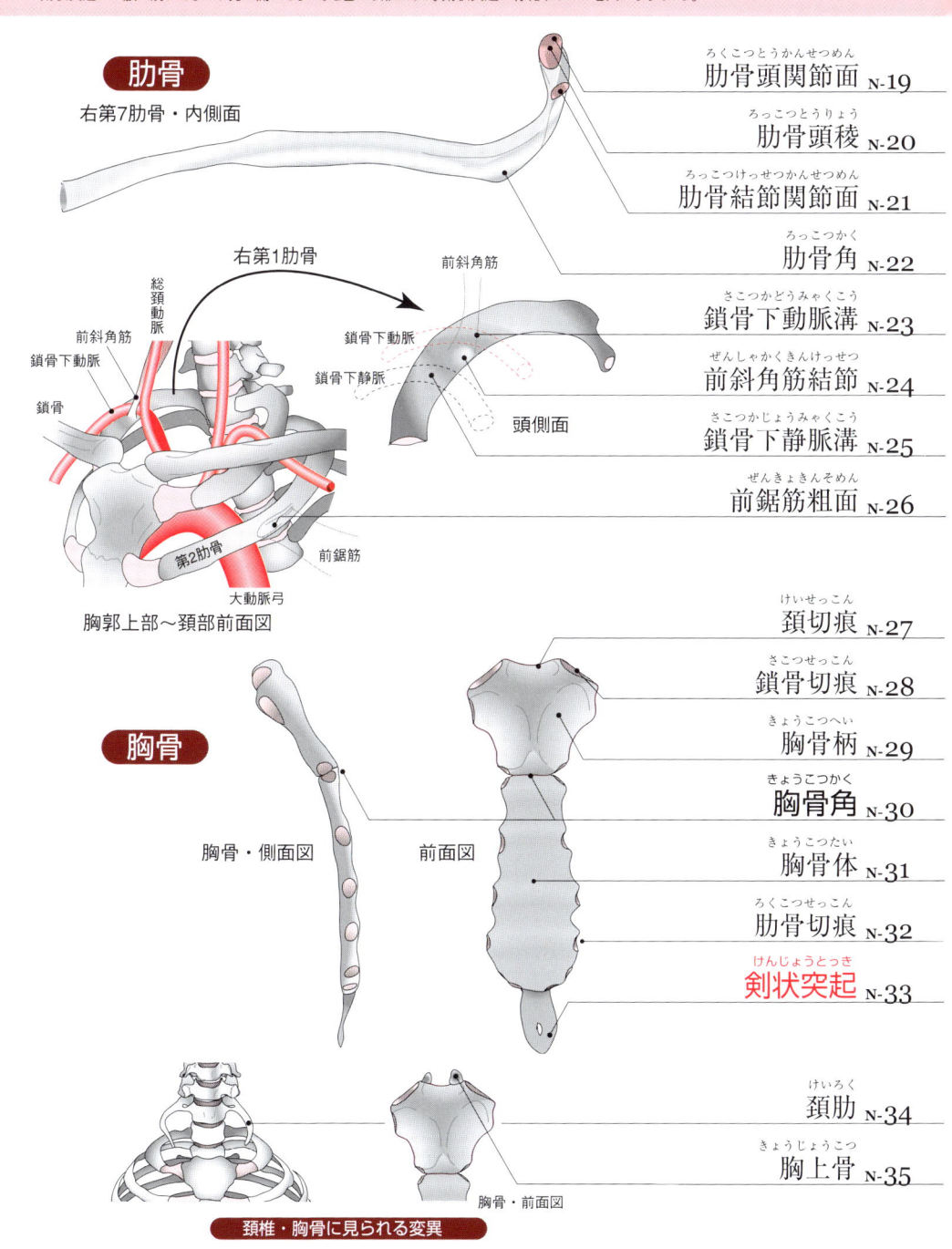

肋骨

右第7肋骨・内側面

右第1肋骨

前斜角筋
鎖骨下動脈
鎖骨下静脈
頭側面

総頚動脈
前斜角筋
鎖骨下動脈
鎖骨
第2肋骨
前鋸筋
大動脈弓

胸郭上部～頚部前面図

ろっこつとうかんせつめん 肋骨頭関節面	N-19
ろっこつとうりょう 肋骨頭稜	N-20
ろっこつけっせつかんせつめん 肋骨結節関節面	N-21
ろっこつかく 肋骨角	N-22
さこつかどうみゃくこう 鎖骨下動脈溝	N-23
ぜんしゃかくきんけっせつ 前斜角筋結節	N-24
さこつかじょうみゃくこう 鎖骨下静脈溝	N-25
ぜんきょきんそめん 前鋸筋粗面	N-26

胸骨

胸骨・側面図

前面図

胸骨・前面図

頚椎・胸骨に見られる変異

けいせっこん 頚切痕	N-27
さこつせっこん 鎖骨切痕	N-28
きょうこつへい 胸骨柄	N-29
きょうこつかく 胸骨角	N-30
きょうこつたい 胸骨体	N-31
ろくこつせっこん 肋骨切痕	N-32
けんじょうとっき **剣状突起**	N-33
けいろく 頚肋	N-34
きょうじょうこつ 胸上骨	N-35

N rib, sternum （複数形はsternumsとsterna スターナム スターナ のどちらも用いられる）

- N-1 ソーラックス **thorax**◆
- N-2 リブ **rib**◆
- N-3 コスタル カーティリッジ **costal cartilage**◆
- N-4 インターコスタル スペイス **intercostal space**
- N-5 コスタル アーチ **costal arch**
- N-6 インフラスターナル アングル **infrasternal angle**◆
- N-7 ソーラスィック インレット *thoracic inlet*◆
- N-8 ソーラスィック キャヴィティ **thoracic cavity**
- N-9 ソーラスィック アウトレット *thoracic outlet*◆
- N-10 トゥルー リブ **true ribs**
- N-11 フォールス リブ **false ribs**
- N-12 フローティング リブ **floating ribs**
- N-13 ヘッド オヴ リブ **head of rib**
- N-14 ネック オヴ リブ **neck of rib**
- N-15 テューバクル オヴ リブ **tubercle of rib**
- N-16 クレスト オヴ ネック オヴ リブ **crest of neck of rib**
- N-17 ボディ（シャフト）オヴ リブ **body (shaft) of rib**
- N-18 コスタル グルーヴ **costal groove**

◆**thorax** 胸郭　ギリシャ語 θώραξ **トーラクス**「胸、胸郭、(古代ギリシャ兵の)胸当て」に由来。「胸郭」という語は、胸椎・肋骨・胸骨によって構成される（時に、筋肉・筋膜の軟組織を加えた胸壁の総称としても使用されることもある）。胸郭の骨格だけを指す場合、**bony thorax** ボウニ ソーラックス「骨性胸郭」や **thoracic skeleton** ソーラスィック スケルトン「胸部骨格」という表現がある。その形状を鳥かごに例えて、「胸郭」を **thoracic cage** ソーラスィック ケイジとも呼ばれる。

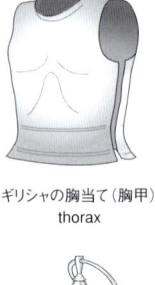

ギリシャの胸当て（胸甲）
thorax

◆**rib** 肋骨　古英語 ribb リブ「肋骨」に由来。spare-rib スペアリブ「豚肉の骨付きあばら肉」のリブも肋骨の意。

◆**costal cartilage** 肋軟骨　costal は、ラテン語 costa コスタ「肋骨」に由来。⇒右のコラム cartilage については ⇒p.108「軟骨」

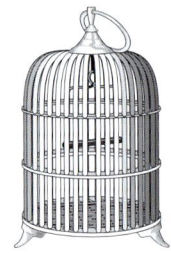

鳥かご
bird cage

◆**sternal angle** 胸骨角、**infrasternal angle** 胸骨下角、**angle of rib** 肋骨角　angle は、ラテン語 angulus アングルスに由来。胸骨下角の「角」は、数学的に「角度」という意味なのに対して、胸骨角や肋骨角の「角」は、「角（かど）、角ばった部分、隅」という意味で使われていることに注意。

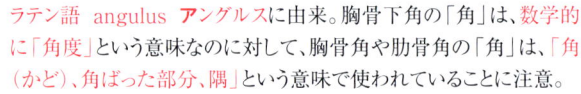

◆**thoracic inlet** 胸郭上口、**thoracic outlet** 胸郭下口　英語の inlet は「入口、入り江、入り海」。outletは「出口、放水口、はけ口、電気の引き出し口」、また特売商品の「アウトレット」の意。終わりに付く -let は、let レット「行かせる、来させる」(用例: let in「入らせる」）。紛らわしいことに、臨床医は「胸郭上口」を **thoracic outlet**「胸郭出口」と呼ぶことがある（例: thoracic outlet syndrome「胸郭出口症候群」）。和訳は「下口」と「出口」で区別がつく。

◆**sternum** 胸骨　ギリシャ語 στέρνον ステルノン「胸」に由来。

◆**tubercle for scalenus anterior muscle** 前斜角筋結節　ギリシャ語 σκαληνός スカレーノス「斜の、不等辺の」に由来。

◆**tuberocity for serratus anterior muscle**　前鋸筋粗面　ラテン語 serra セッラ「鋸（のこぎり）」から。前鋸筋のノコギリ状の形から。ノコギリの歯のようにギザギザしている植物の葉の縁の形状や、サメの葉の縁の形を **serration** セレイション「鋸歯（きょし）」というのも serra が語源。

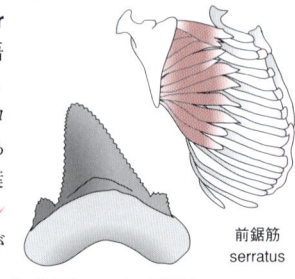

前鋸筋
serratus

サメの歯の serration「鋸歯」

● 胸郭 thoraxは、より一般的な英語では、chest **チェスト**。chest は、ラテン語 cista **キスタ**「枝編みのかご、小箱」に由来する。

- **jugular notch 頸切痕** ラテン語の jugulum **イゥグルム**「のど」から。⇒p.32「頬骨」
- **manubrium 胸骨柄** ラテン語 manubrium **マヌブリウム**「手ににぎられるもの、取っ手、ハンドル、柄」から。manubriumは、manus **マヌス**「手」に由来。manusから派生した英語は、manual **マニュアル**「手引書、マニュアル」、manufacture **マニュファクチャ**「手工業」、manicure **マニキュア**「マニキュア」など多数。
- **xiphoid process 剣状突起** ギリシャ語の ξίφος クスィフォス「剣」に由来。xiphias **ズィフィアス**「メカジキ類」もクスィフォスに由来。メカジキの英語の通名は、sword fish **ソード フィッシュ**。

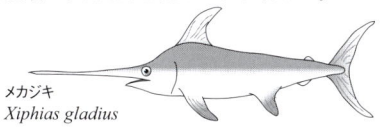

メカジキ
Xiphias gladius

アー**ティ**キュラ **ファ**セット オヴ **ヘ**ッド オヴ **リ**ブ
articular facet of head of rib N-19

インターアー**ティ**キュラ クレスト オン **ヘ**ッド オヴ **リ**ブ
interarticular crest on head of rib N-20

アー**ティ**キュラ **ファ**セット オヴ **コ**スタル **テュー**バクル
articular facet of costal tubercle N-21

アングル オヴ **リ**ブ
angle of rib◆ N-22

グ**ルー**ヴ フォー サブク**レ**イヴィアン **アー**タリ
groove for subclavian artery N-23

テューバクル フォー スカ**リー**ナス アン**ティ**アリア **マ**ッスル
tubercle for scalenus anterior muscle◆ N-24

グ**ルー**ヴ フォー サブク**レ**イヴィアン **ヴェ**イン
groove for subclavian vein N-25

テューバロ**シ**ティ フォー セ**レ**イタス アン**ティ**アリア **マ**ッスル
tuberocity for serratus anterior muscle◆ N-26

肋骨とカツレツ、海岸とコースター
COST-「脇腹」

ラテン語 conta **コスタ**「肋骨」の造語形、costo-（母音の前ではcost-)「肋骨の～」で始まる語は多い。costalgia **コスタルジア**「肋間神経痛」、costochondritis **コストコンドライティス**「肋軟骨炎」や、costovertebral joints **コストヴァーテブラル ジョインツ**「肋椎関節」等。ちなみに、cutlet **カットリット**「カツレツ」は古フランス語 costelette に由来し、特にあばら肉 costa の切り身の意。日本ではパン粉の衣をつけて揚げたものだが、欧米では主に「肉の薄い切り身」を焼いた料理を指す。

英語の cost **コスト**「費用、値段」は、ラテン語 consto **コーンスト**「共に立つ、しっかり立つ」が起源で、肋骨とは異なる。むしろ、constant **コンスタント**「確固とした、定数」と同根語。

costa は、「肋骨」だけでなく、色々なものの側面も表わす。陸地の「側面」から英語の coast **コースト**「海岸、沿岸」が生まれた（スペイン語 Costa Rica **コスタ リカ**「豊かな海岸」。フランス語 Côte d'Azur **コート・ダジュール**「紺碧の海岸」）。沿岸を走る巡視船を coaster **コースター**というが、食後のテーブルを「巡回する」小さな車輪付の洋酒用銀製お盆も、コースター。今では、コップの小さな敷物もコースターといっている。土地の側面「坂」を下る「坂滑り用そり」もコースター。そこから、roller coaster **ローラー コースター**「ジェットコースター」が派生した。ジェットコースターは和製英語なので欧米では通じない。

ジャギュラ **ノ**ッチ
jugular notch◆ N-27

クラ**ヴィ**キュラ **ノ**ッチ
clavicular notch N-28

マ**ニュー**ブリアム オヴ ス**ター**ナム
manubrium of sternum◆ N-29

ス**ター**ナル **ア**ングル
sternal angle N-30

ボディ オヴ ス**ター**ナム
body of sternum N-31

コスタル **ノ**ッチ
costal notch N-32

ズィ**フォ**イド（**ザ**イフォイド） プロセス
xiphoid process◆ N-33

サーヴィカル **リ**ブ
cervical rib N-34

スープラス**ター**ナル **ボ**ウンズ
suprasternal bones N-35

O	P	Q	R	S	T	U	V	W	X	Y	Z	英語索引	日本語索引
肩甲骨鎖骨	上腕骨	橈骨尺骨	手根骨指骨	骨盤	座骨恥骨	大腿骨	脛骨腓骨	足根骨趾骨	関節	軟骨	付録		

59

《仙骨談話1》 **神聖なる仙骨　SACRUM**

仙骨を意味する英語 sacrum **セイクラム**は、ラテン語 os sacrum **オス サクルム**。文字どおりには「神聖な骨」。英語の sacred **セイクリッド**「神聖な、聖なる」や、sacrifice **サクリファイス**「犠牲」、sanctify **サンクティファイ**「神聖なものとする、聖別する」、sanctuary **サンクチュアリ**「聖所、鳥獣保護区」はすべて関連語。ラテン語の os sacrum 自体は、ギリシャ語 ἱερὸν ὀστέον **ヒエロン オステオン**「神聖な骨」の直訳で、紀元前400年頃のヒポクラテスの時代になされたという。しかし、なぜ仙骨が「聖なる」のかは、諸説入り乱れている。以下にそれら説のうちの幾つかを示す。

● 仙骨は、古代は神聖なものとみなされ、動物の仙骨が犠牲 sacrifice に供された。

● 仙骨は神聖な生殖器 genitalia を保護するもの。

● ギリシャ語の ἱερός **ヒエロス**（中性形がヒエロン）には、「神聖な」という意味だけでなく、「強い」、「力強い」という意味がある。ギリシャ語からラテン語に訳す際に誤訳した。

● 古代エジプトにおいて、仙骨は「オシリス（豊穣の神、冥界の支配者）の背骨」と呼ばれ、それゆえ、仙骨はエジプト人によって人体中最も神聖な部分とみなされた。その考えをギリシャ人はエジプト人から借用したという説。

オシリス神

● 仙骨は、他の椎骨より大きく丈夫で、死後も腐敗せずに残る。それで仙骨は、ヘブライ語で לוז **ルーズ**「アーモンド」と呼ばれ、復活の際には仙骨をいわば「核」として肉体が再構成されるというユダヤ人の伝説に基づく説。

結局のところ、なぜ神聖かについての説明はすべて推測にすぎない。とはいえ古代エジプトから、ギリシャ・ローマ、遠くはマヤ文明においても仙骨が神聖な骨とみなされたのは興味深い。

日本では戦前まで薦骨（せんこつ）、つまり「神に薦（すす）める」骨と呼んでいた。現在の「仙骨」は、同じ読みで画数の少ない漢字「仙」で代用したもの。

仙骨底 base

仙骨尖 apex

《仙骨談話2》 **なぜ「仙骨底」が上にあるのか**
BASE「底」と APEX「尖」の関係
　　　ベイス　　てい　　　エイペックス　せん

仙骨底は、仙骨の上端を指している。なぜ「底」なのに、上にあるのか？「底」と名が付きながら、体の下方に位置しないという解剖学用語の例は、かなり多い（膝蓋骨底、腎錐体底、前立腺底、心底）。もちろん、内頭蓋底のように下方の場合もある。

これらは、ラテン語では basis **バスィス**「底、基礎、基部」。basis や base は数学では、三角形の底辺、三角錐や円錐の底面を指す。器官やある部分が錐や三角形の場合、人体における位置ではなく、個々の器官や部分における頂点を、英語 apex **エイペックス**「尖」、そ

膝蓋骨底

膝蓋骨尖

頂点 apex ＝「尖」

腎錐体底
base of renal pyramid

底辺 base, basis =「底」

の反対の「底面」を、「底 basis」と呼んでいるのである。

ちなみに、昔の化学者にとって、強く熱した後に残る部分は元のものより安定して基本的なものと考えたので、灰を熱して残った強アルカリ性の物質を、base「塩基」と名づけた。

加えて、「胃底」や「眼底」、「子宮底」も下方にはない。これらの「底」は、ラテン語で fundus **フンドゥス**（英語読み**ファンダス**）。「（容器の）底、基礎」の意。瞳孔を壺の口と見なせば、「眼底」は壺の底になる。fundus からは、英語 fund **ファンド**「基金、資金」や、profound **プロファウンド**「深い、深遠な」が派生している。

胃底
fundus of stomach

幽門

瞳孔

眼底
fundus oculi
ファンダス オキュリ

fundus「底」

Chapter 3

上肢
Upper limb

《各国語の骨》ドイツ語　Knochen（クノッヘン）

現代ドイツ語で「骨」を意味する語 Knochen **クノッヘン**は、英語の knuckle **ナックル**「げんこつ」の起源、そしておそらくは英語の knock **ノック**「叩く、ノックする」とも語縁的に類縁関係があるという。英語の bone に対応するドイツ語 Bein **バイン**は、古くは「骨」を意味していたが、現代では主に「脚」を指している。とはいえ、Keilbein **カイルバイン**「蝶形骨」（Keilは「楔（くさび）」の意）、Schenkelbein **シェンケルバイン**「大腿骨」（Schenkelは「大腿」の意）などの合成語の中に今も骨としての Bein は残っている。

O 肩甲骨、鎖骨

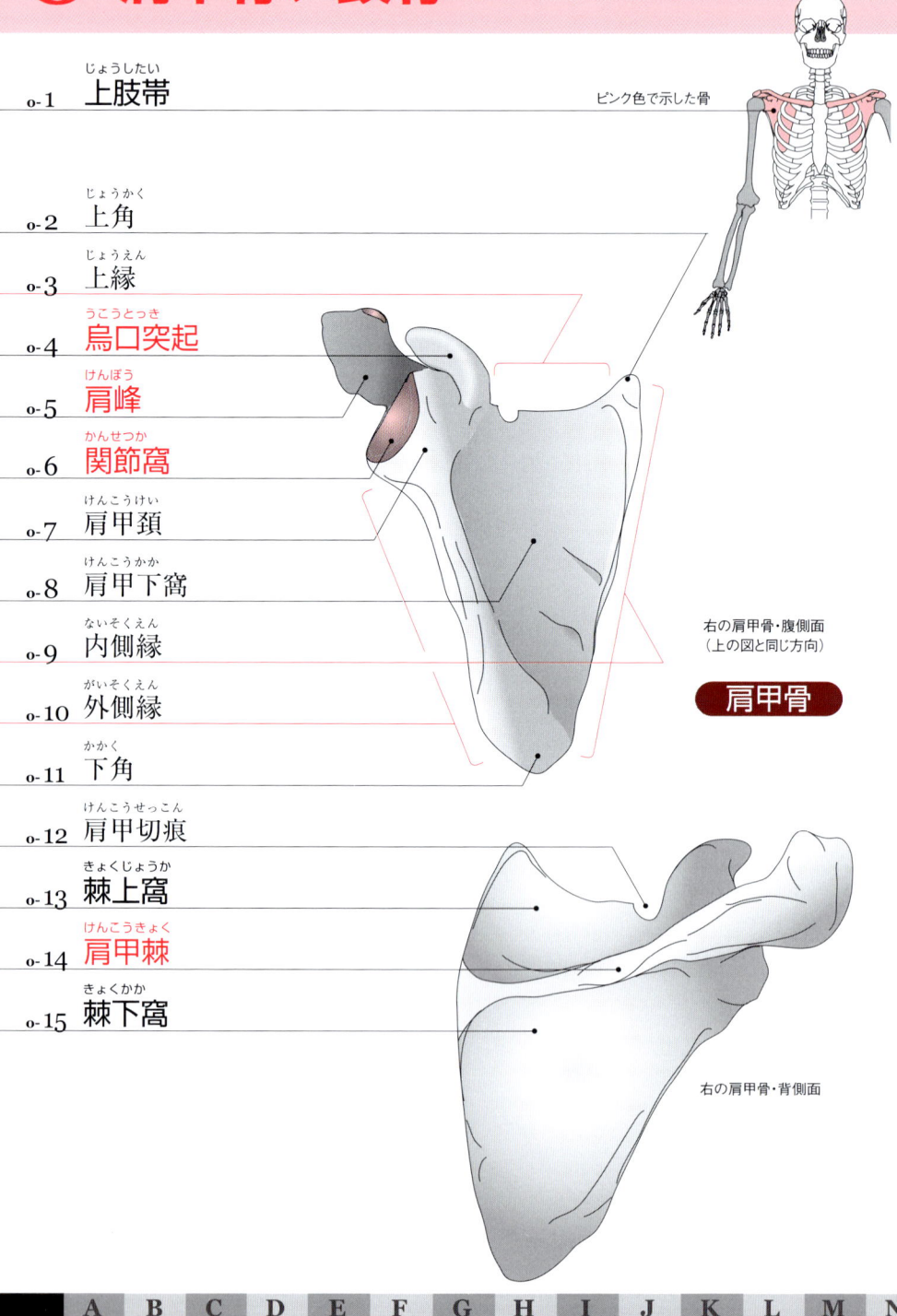

o-1 上肢帯（じょうしたい）

ピンク色で示した骨

o-2 上角（じょうかく）

o-3 上縁（じょうえん）

o-4 烏口突起（うこうとっき）

o-5 肩峰（けんぽう）

o-6 関節窩（かんせつか）

o-7 肩甲頚（けんこうけい）

o-8 肩甲下窩（けんこうかか）

o-9 内側縁（ないそくえん）

o-10 外側縁（がいそくえん）

右の肩甲骨・腹側面
（上の図と同じ方向）

肩甲骨

o-11 下角（かかく）

o-12 肩甲切痕（けんこうせっこん）

o-13 棘上窩（きょくじょうか）

o-14 肩甲棘（けんこうきょく）

o-15 棘下窩（きょくかか）

右の肩甲骨・背側面

上肢帯は、鎖骨と肩甲骨から成る。下肢帯と比べ、上肢帯は体幹と四肢の結びつきがゆるやかなため、上肢の運動の自由度は大きい。哺乳類では霊長類で鎖骨がよく発達しているが、四足歩行をする動物（イヌ、ネコ、ウシ、ウマ）には鎖骨がない。

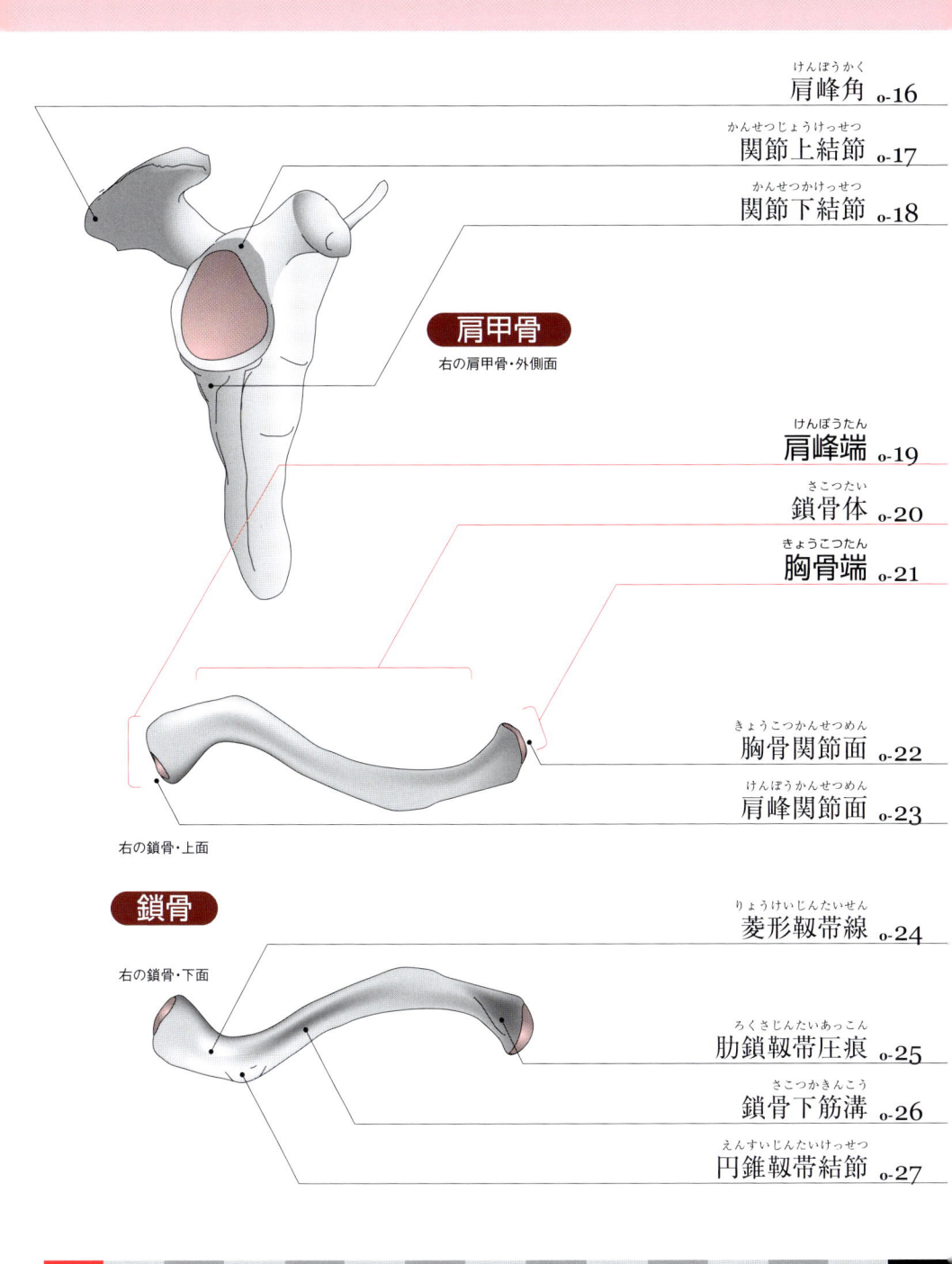

肩峰角 o-16
関節上結節 o-17
関節下結節 o-18

肩甲骨

右の肩甲骨・外側面

肩峰端 o-19
鎖骨体 o-20
胸骨端 o-21
胸骨関節面 o-22
肩峰関節面 o-23

右の鎖骨・上面

鎖骨

菱形靱帯線 o-24

右の鎖骨・下面

肋鎖靱帯圧痕 o-25
鎖骨下筋溝 o-26
円錐靱帯結節 o-27

Scapula (複)scapulae, Clavicle
スキャピュラ　　　　スキャピュリー　　　　クラヴィクル

o-1 shoulder (pectoral) girdle◆
ショルダ（ペクトラル）ガードル

o-2 superior angle
スーピアリア　アングル

o-3 superior border
スーペアリア　ボーダー

o-4 coracoid process◆
コラコイド　プロセス

o-5 acromion◆
アクロミオン

o-6 glenoid cavity◆
グリーノイド　キャヴィティ

o-7 neck of scapula
ネック　オヴ　スキャピュラ

o-8 subscapular fossa
サブスキャピュラ　フォッサ

o-9 medial border
ミーディアル　ボーダー

o-10 lateral border
ラテラル　ボーダー

o-11 inferior angle
インフィアリア　アングル

o-12 suprascapular notch
スープラスキャピュラ　ノッチ

o-13 supraspinous fossa
スープラスパイナス　フォッサ

o-14 spine of scapula◆
スパイン　オヴ　スキャピュラ

o-15 infraspinous fossa
インフラスパイナス　フォッサ

◆scapula 肩甲骨は、ギリシャ語 σκάπτω スカプトー「掘る」に由来する。肩甲骨の形がシャベルに似ているため、日本では肩甲骨のことを「貝がらぼね」とも呼んでいる。scoop スクープ「スコップ、特ダネ（スクープ）」は、scapula と似ているが、オランダ語の schoppe スコッペ に由来する別系統の語。

◆pectoral girdle 上肢帯　pectoralは、ラテン語の pectus ペクトゥス「胸」に由来。pectoralis major ペクトレイリス　メイジャ「大胸筋」も同根語。スペイン語では、ラテン語のct-が ch-に音韻変化したため、pecho ペーチョ「胸」となる。girdleは「帯、腰ヒモ、ガードル」を意味する英語。肩甲骨と鎖骨が帯状に体幹を取り巻いている。girdガード「守る」と同じ語源。

◆coracoid process 烏口突起

鳥ではなく烏であることに注意。烏口〈うこう〉を〈からすぐち〉と呼んでしまうと、墨で線を引くための製図用のペンになってしまう。coracoidは、ギリシャ語 κόραξ コラクス「ワタリガラス」に、eidos（〜のような）が付いたもの。ワタリガラスとは、普通都会で見るハシブトガラスやハシボソガラスよりも大型のカラスで、冬の北海道に渡り鳥として飛来。

烏口〈からすぐち〉

ワタリガラスの頭部

赤い部分が烏口突起

◆acromion 肩峰　ギリシャ語 ἄκρος アクロス「頂点の、先端の、とがった」＋ ὤμος オーモス「肩、上腕」。
オーモスは humerus ヒューマラス「上腕骨」とも語源的関係あり。⇒下のコラム。

◆glenoid cavity 関節窩　ギリシャ語の γλήνη グレーネーは元は「眼球」の意。転じて「浅いくぼみ」→「関節窩」になる。

◆spine of scapula 肩甲棘　ラテン語の spina スピーナ「棘（とげ）」に由来。⇒p.50「棘突起」

肩峰、アクロバット、アクロポリス、高所恐怖症
語根 ACRO-「とがったもの」

ギリシャ語 ἄκρος アクロス「頂点の、先端の」から生じた医学用語は、上記の acromion「肩峰」以外に、acromegaly アクロメガリ「先端肥大症」、acrocephaly アクロセファリ「尖頭症、塔状頭蓋（ラムダ縫合と冠状縫合の閉鎖が通常より早い時期になされたために、異常に高くとがった頭蓋）」、acrodermatitis アクロダーマタイティス「先端皮膚炎（四肢の皮膚の炎症）」等がある。acrophobiaアクロフォウビア「高所恐怖症」は、アクロス「先端」に、ギリシャ語 φόβος フォボ

	A	B	C	D	E	F	G	H	I	J	K	L	M	N
64	全身	頭蓋	前頭骨 篩骨	蝶形骨	側頭骨	耳小骨	頭頂骨 後頭骨	頬骨・鼻骨等	上顎骨	下顎骨	頭蓋の縫合等	椎骨 頚椎	環椎・軸椎 仙骨	肋骨 胸骨

● 肩甲骨を指すより一般的な英語には、shoulder blade **ショ**ルダー **ブレ**イドがある。bladeとは「刃」の意。
鎖骨は collarbone **カ**ラーボウン、つまり「襟（えり）の骨」とも呼ばれる。

◆**clavicle 鎖骨**は、ラテン語のclavis**クラー**ウィス「鍵、かんぬき」に-cula縮小辞が付いたもの。ローマ時代の鍵の形にに由来するとも言われる（他に諸説あり）。英語の clavier **クラ**ヴィア「鍵盤楽器」も同じく「鍵」から派生。

◆**trapezoid line 菱形靱帯線** ギリシャ語 τράπεζα **トラ**ペザ「机、台形」+eidos（～のような）。⇒ p.77のコラム参照。

◆**conoid tubercle 円錐靱帯結節** ギリシャ語の κῶνος **コー**ノス「松かさ・松ぼっくり」から「円錐形」の意味となる。英語の cone **コウ**ン「円錐」や、地学用語でドイツ語に由来する Konide **コ**ニーデ「円錐状火山」（富士山のような円錐形の山）、アイスクリームの下の部分の cone **コウ**ン「コーン」も同根語。アイスのコーンは、corn**コー**ン「とうもろこし」が原料で命名されたわけではない（実際の原料は大抵「小麦」である）。また、「松果体（pineal body **パイ**ニーアル **ボ**ディ）」には、conarium **コウ**ネ**ア**リアムという別称もある。pineal は、pine **パ**イン「松」の形容詞。

松かさ

脳梁
視床
松果体
小脳
脳幹

ス「恐怖」がついたもの（ちなみに火星の衛星のフォボスも、軍神アレスの息子あるいは従者の名、別説では軍神マルスの馬の名に由来）。acrobat **アク**ロバット「綱渡り芸人、軽業師、曲芸師」は、「先端・つま先で歩く者、頂上の高い所を歩く者」。アテネの acropolis **アク**ロポリスは、アテネ市の中にあってそそり立つ丘の頂上にある城塞「都市（ポリス）」で、かつては壮麗なパルテノン神殿などの神殿群が所狭しと並んでいた。

詩の世界においては、詩の各行の先端（第一文字ないしは最後の文字）を並べると別の言葉が現われるような詩のことを acrostic **アク**ロスティックというが、これはギリシャ語のアクロスに、στίχος **スティ**コス「行、隊列」がついたもの。日本では「折句（おりく）」と呼ばれ、伊勢物語の「東下り」の在原業平（ありわらのなりひら）が、愛知の「八橋」で詠んだとされる歌が有名。

唐衣（からころも）　着（き）つつなれにし　妻（つま）しあれば
　はるばる来ぬる　旅（たび）をしぞ思ふ

八橋の名物「かきつばた」が折り込まれている。

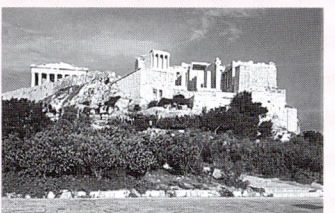

アテネのアクロポリス

アク**ロ**ミアル　**アン**グル
acromial angle o-16

スープラグ**リー**ノイド　**テュー**バクル
supraglenoid tubercle o-17

インフラグ**リー**ノイド　**テュー**バクル
infraglenoid tubercle o-18

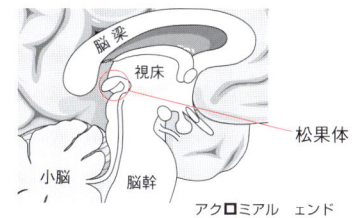

アク**ロ**ミアル　**エン**ド
acromial end o-19

ボディ（**シャ**フト）　オヴ　**クラ**ヴィクル
body (shaft) of clavicle o-20

ス**ター**ナル　**エン**ド
sternal end o-21

ス**ター**ナル　アー**ティ**キュラ　**サー**フェス
sternal articular surface o-22

アク**ロ**ミアル　アー**ティ**キュラ　**サー**フェス
acromial articular surface o-23

ト**ラ**ペゾイド（ト**ラ**ピーゾイド）ライン
trapezoid line◆ o-24

インプ**レッ**ション　フォー　コストクラ**ヴィ**キュラ　**リ**ガメント
impression for costoclavicular ligament o-25

サブク**レ**イヴィアン　グ**ルー**ヴ
subclavian groove o-26

コウ**ノ**イド　**テュー**バクル
conoid tubercle◆ o-27

P 上腕骨 (じょうわんこつ)

ピンク色で示した骨

- P-1 自由上肢骨 (じゆうじょうしこつ)
- P-2 上腕骨頭 (じょうわんこつとう)
- P-3 大結節 (だいけっせつ)
- P-4 大結節稜 (だいけっせつりょう)
- P-5 結節間溝 (けっせつかんこう)
- P-6 小結節 (しょうけっせつ)
- P-7 小結節稜 (しょうけっせつりょう)
- P-8 上腕骨体 (じょうわんこつたい)
- P-9 三角筋粗面 (さんかくきんそめん)
- P-10 橈骨神経溝 (とうこつしんけいこう)
- P-11 肘頭窩 (ちゅうとうか)
- P-12 鈎突窩 (こうとつか)
- P-13 橈骨窩 (とうこつか)
- P-14 上腕骨小頭 (じょうわんこつしょうとう)
- P-15 上腕骨滑車 (じょうわんこつかっしゃ)
- P-16 尺骨神経溝 (しゃくこつしんけいこう)

上腕骨

右の上腕骨・腹側面

右の上腕骨・背側面

| 66 | A 全身 | B 頭蓋 | C 前頭骨 篩骨 | D 蝶形骨 | E 側頭骨 | F 耳小骨 | G 頭頂骨 後頭骨 | H 頬骨・鼻骨等 | I 上顎骨 | J 下顎骨 舌骨 | K 頭蓋の縫合等 | L 椎骨 頚椎 | M 環椎・軸椎 仙骨 | N 肋骨 胸骨 |

- 解剖頸とは、上腕骨頭の周りの浅いくびれ。外科頸とは、大・小結節と上腕骨頭のすぐ下で、骨折を起こしやすい場所。
  上腕骨顆とは、内側上顆および外側上顆の間にある下端部全体に対する総称。
  顆上突起は、内側上顆の上方に小さい突起が生じる変異。滑車上孔は、鈎突窩と肘頭窩のくぼみ同士がつながって、孔があいた変異。

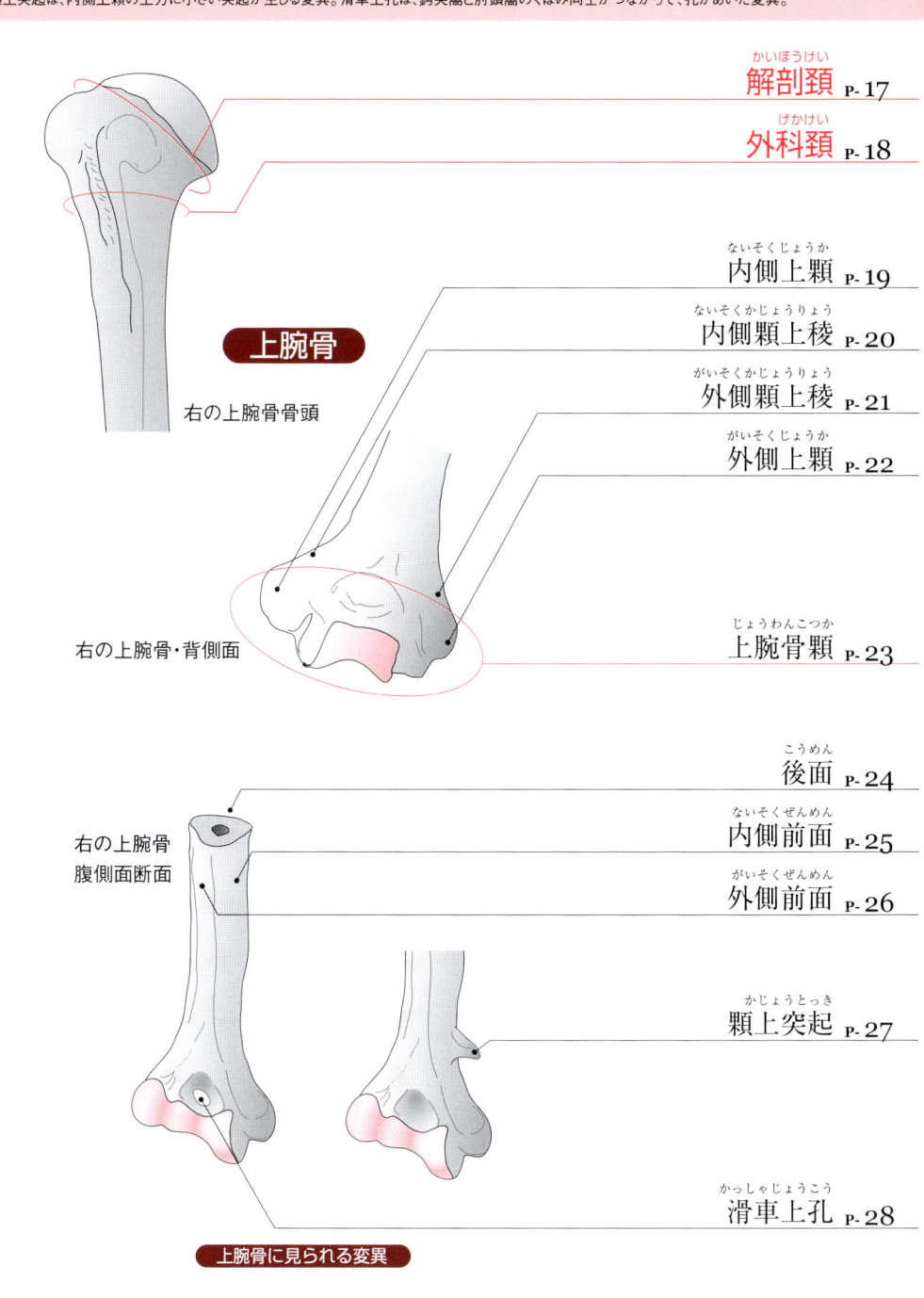

上腕骨

右の上腕骨骨頭

右の上腕骨・背側面

右の上腕骨
腹側面断面

解剖頸（かいぼうけい）	P-17
外科頸（げかけい）	P-18
内側上顆（ないそくじょうか）	P-19
内側顆上稜（ないそくかじょうりょう）	P-20
外側顆上稜（がいそくかじょうりょう）	P-21
外側上顆（がいそくじょうか）	P-22
上腕骨顆（じょうわんこつか）	P-23
後面（こうめん）	P-24
内側前面（ないそくぜんめん）	P-25
外側前面（がいそくぜんめん）	P-26
顆上突起（かじょうとっき）	P-27
滑車上孔（かっしゃじょうこう）	P-28

上腕骨に見られる変異

P Humerus ヒューマラス (複)humeri ヒューマライ

	フリー アッパー リム	
P-1	free upper limb	
P-2	ヘッド オヴ ヒューマラス head of humerus	
P-3	グレイター テューバクル greater tubercle	
P-4	クレスト オヴ グレイター テューバクル crest of greater tubercle	
P-5	インターテューバキュラ サルカス intertubercular sulcus	
P-6	レッサー テューバクル lesser tubercle	
P-7	クレスト オヴ レッサー テューバクル crest of lesser tubercle	
P-8	ボディ オヴ ヒューマラス body of humerus	
P-9	デルトイド テューバロスィティ deltoid tuberosity◆	
P-10	レイディアル グルーヴ radial groove	
P-11	オリクレイナン (オレクラナン) フォッサ olecranon fossa	
P-12	コロノイド フォッサ coronoid fossa	
P-13	レイディアル フォッサ radial fossa	
P-14	キャピテュラム オヴ ヒューマラス capitulum of humerus◆	
P-15	トロクリア オヴ ヒューマラス trochlea of humerus◆	
P-16	グルーヴ フォー アルナ ナーヴ groove for ulnar nerve	

◆**humerus** 上腕骨 ラテン語 humerus フメルス「上腕」。

◆**deltoid tuberosity** 三角筋粗面 deltoid「三角筋」は、ギリシャ語の文字 Δ デルタに、eidos（〜のような）が付いたもの。地理用語の delta デルタ「デルタ地帯、三角州」も同じ発想から。ギリシャ文字は元々ヘブライ・フェニキアで用いられていたアルファベットを借用して作られたため、その名称はヘブライ語・フェニキア語等のセム語に起源を有する（אָלֶף アーレフ「牛」→αアルファ、בַּיִת バイト「家」→βベータ）。デルタもヘブライ語のדֶלֶת ダーレト「扉」に由来する。扉なのになぜ四角形ではなく、三角形かといえば、遊牧民の住む天幕（テント）の入口は三角形をしているため。

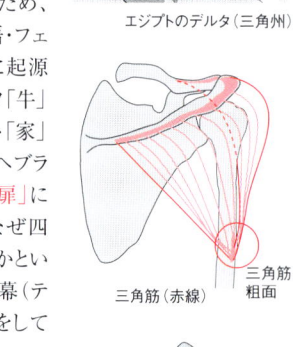

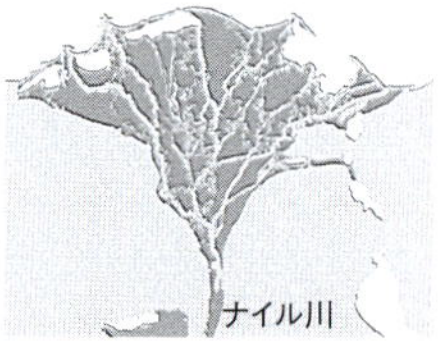

エジプトのデルタ（三角州）
三角筋（赤線）　三角筋粗面
古代メソポタミアのテント

◆**capitulum** 小頭は、ラテン語の caput カプト「頭」の縮小詞。caputから派生したものには、captainキャプテン「長、指導者」、capitalキャピタル「首都、大文字」など多数あり。

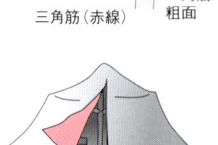

◆**trochlea of humerus** 上腕骨滑車 trochleaは、ギリシャ語の τροχός トロコス「車輪、輪」が「滑車」となったもの。トロコスというと、「トロッコ」が思い浮かぶ。ギリシャ語トロコスが、「車輪」→「運搬用の、車輪で走るもの」→英語の truck トラックとなる。「トロッコ」とは、truckが明治期に入った時に訛ったもので、もっぱら「鉱山の運搬用手押し車」を指す。訛ったのに語源のギリシャ語に発音が近くなった。後に「貨物自動車」が導入された時、同じ英語が「トラック」となる。このように、同一の単語が別の言語に組み入れられる際、入る時期のずれ等のために、二つの単語が生じることを、言語学で「doublet ダブレット 二重語」という。

　大腿骨の trochanter トロウキャンタ「転子」も類似。輪型の小さな錠剤 troche トロウシュ（トロウキ）「トローチ」もトロコスの縮小詞。解剖学用語のtrochleaは、「滑車」を意味する英語 pulley プリ と置き換えることができる。

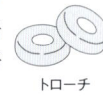

トローチ

	A	B	C	D	E	F	G	H	I	J	K	L	M	N
68	全身	頭蓋	前頭骨 篩骨	蝶形骨	側頭骨	耳小骨	頭頂骨 後頭骨	頬骨・ 鼻骨等	上顎骨	下顎骨 舌骨	頭蓋の 縫合等	椎骨 頚椎	環椎・軸椎 仙骨	肋骨 胸骨

Humerus 上腕骨は、英語の humor ヒューマ「ユーモア」に似てはいるが語源は別。ユーモアは元はラテン語 humor フーモル「体液」。古代ギリシャ人は、「血液、粘液、黄色胆汁、黒色胆汁」の四「体液」の分泌量により気分が変わるとした。それで humor が「気質、気分」になる。十人十色の気質を皮肉った「気質喜劇 the comedy of humors」が英国で流行ったエリザベス朝時代より、「ユーモア」という意味が生じた。

◆**anatomical neck 解剖頸** 下のコラムを参照せよ。

◆**surgical neck 外科頸** surgical はギリシャ語 χείρ **ケイル**「手」に ἔργον **エルゴン**「仕事、業(英語workも同じ印欧祖語に由来)」がついた χειρουργία **ケイルールギアー**「手仕事」が、転じて surgery **サージェリ**「外科」という英語となる。ギリシャ語の綴りの名残りをとどめた古い英語に chirurgery **カイラージェリ**「外科」がある。chiropractic **カイロプラクティック**「脊椎矯正法、カイロ」もケイルに、πρακτικός **プラークティコス**「実行、行動、技術(英語 practice **プラクティス**「実行、実施」も同じ語源)」が付いた語。つまり外科もカイロも元の語義は似ていて、「熟練した手のなせる業」。

◆**condyle of humerus 上腕骨顆** 顆 condyle は、ギリシャ語 κόνδυλος **コンデュロス**「指のつけねの関節、つまりゲンコツ」に由来する。いぼが生ずる「尖形コンジローム」の condyloma も同じ語源。なお、日本性感染症学会による正式表記は「尖圭コンジローマ」。

解剖学者、断層写真、原子そして珪藻
TOM-「切る」

解剖頸で用いられていた anatomical は、ギリシャ語の接頭辞 ανα- **アナ**〜「上へ、再び、それぞれに、ばらばらに」に τομή **トメー**「切ること、切断」がついたもの。変化形として anatomy **アナトミ**「解剖、解剖学」や、anatomist **アナトミスト**「解剖学者」がある。ギリシャ語のトメーは、「〜切除術、〜切開術」として様々な造語の接尾辞となる(appendectomy **アペンデクトミ**「虫垂切除」、frontal lobotomy **フロンタル ロボトミ**「前頭葉切除術」等)。tomograpy **トモグラフィ**「断層写真撮影」も類語。もしこのトメーに否定の接頭辞 α- **ア**がつけば atom **アトム**「原子(これ以上分割できない粒子と当初はみなされた)」になる。

トメーに由来する別の語 diatom **ダイアトム**「珪藻(ケイソウ)」は、「半分に切る」の意味。珪藻の増殖方法はとてもユニーク。被殻は錠剤のカプセルのようで、細胞分裂前の細胞質の増加に伴いスライドし、細胞分裂の際に半分に「切れる」。被殻は珪酸(SiO₂)でできているため収縮せず、新しい被殻は必ず古い被殻の内部で形成されるため、増殖する度にサイズがどんどん小さくなる。そのため、時々有性生殖をして元のサイズに戻る必要がある。

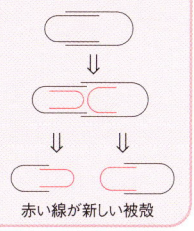

赤い線が新しい被殻

アナトミカル ネック
anatomical neck◆ P-17

サージカル ネック
surgical neck◆ P-18

ミーディアル エピコンダイル
medial epicondyle P-19

ミーディアル スープラコンディラ リッジ
medial supracondylar ridge P-20

ラテラル スープラコンディラ リッジ
lateral supracondylar ridge P-21

ラテラル エピコンダイル
lateral epicondyle P-22

コンダイル オヴ ヒューマラス
condyle of humerus◆ P-23

ポスティアリア サーフェス
posterior surface P-24

アンテロミーディアル サーフェス
anteromedial surface P-25

アンテロラテラル サーフェス
anterolateral surface P-26

スープラコンディラ プロセス
supracondylar process P-27

スープラトロクリア フォレイメン
supratrochlear foramen P-28

Q 橈骨、尺骨

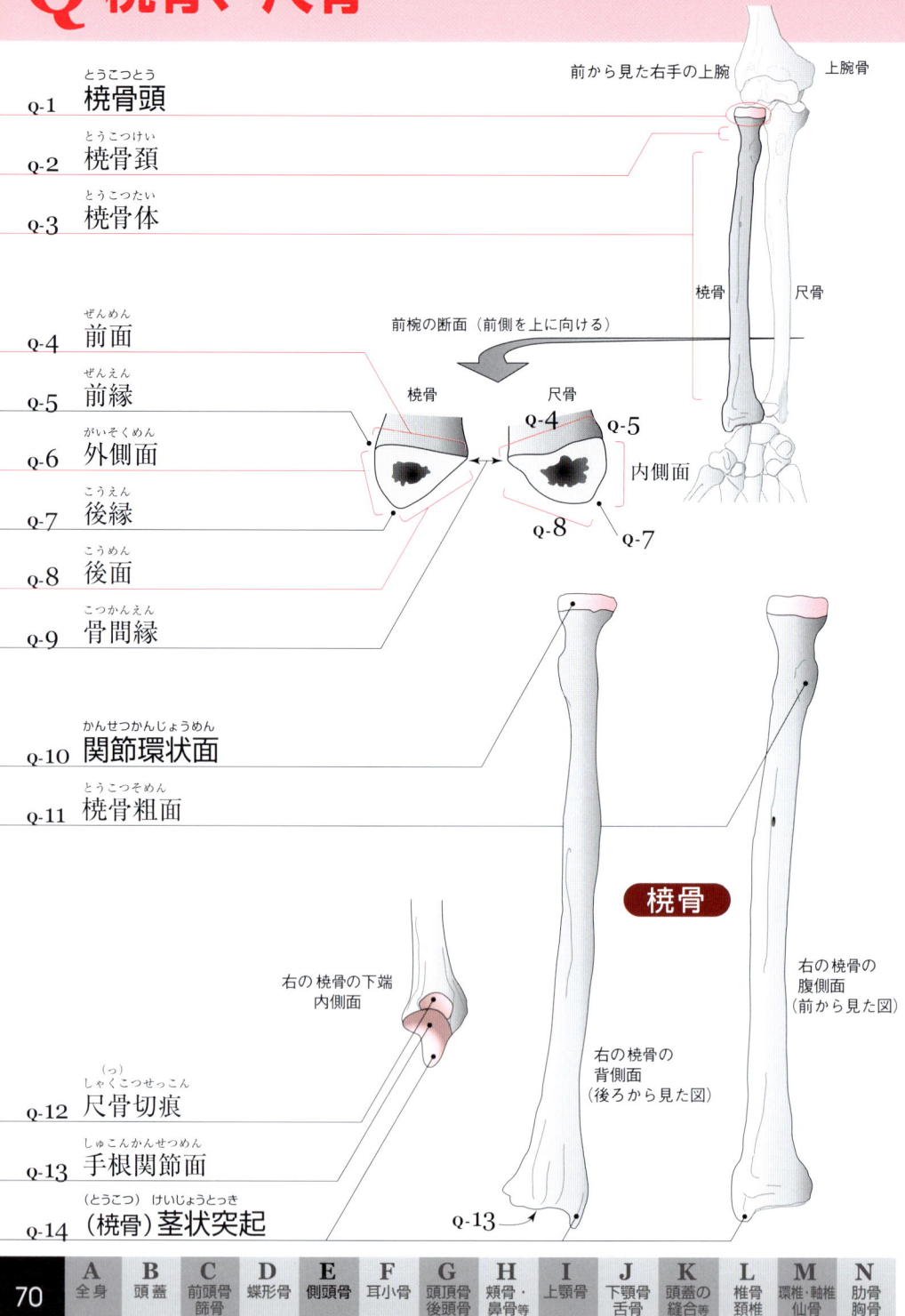

- Q-1 橈骨頭（とうこつとう）
- Q-2 橈骨頸（とうこつけい）
- Q-3 橈骨体（とうこつたい）
- Q-4 前面（ぜんめん）
- Q-5 前縁（ぜんえん）
- Q-6 外側面（がいそくめん）
- Q-7 後縁（こうえん）
- Q-8 後面（こうめん）
- Q-9 骨間縁（こつかんえん）
- Q-10 関節環状面（かんせつかんじょうめん）
- Q-11 橈骨粗面（とうこつそめん）
- Q-12 尺骨切痕（しゃくこつせっこん）
- Q-13 手根関節面（しゅこんかんせつめん）
- Q-14 （橈骨）茎状突起（（とうこつ）けいじょうとっき）

- 橈骨は親指側、尺骨は小指側にある骨。肘頭は、腕を曲げた時に最も突き出る部分で、いわゆる「ひじでっぽう」。
上腕骨頭も、橈骨頭も、それぞれの骨の上端を指すのに対し、尺骨頭だけは尺骨の下端を指している。

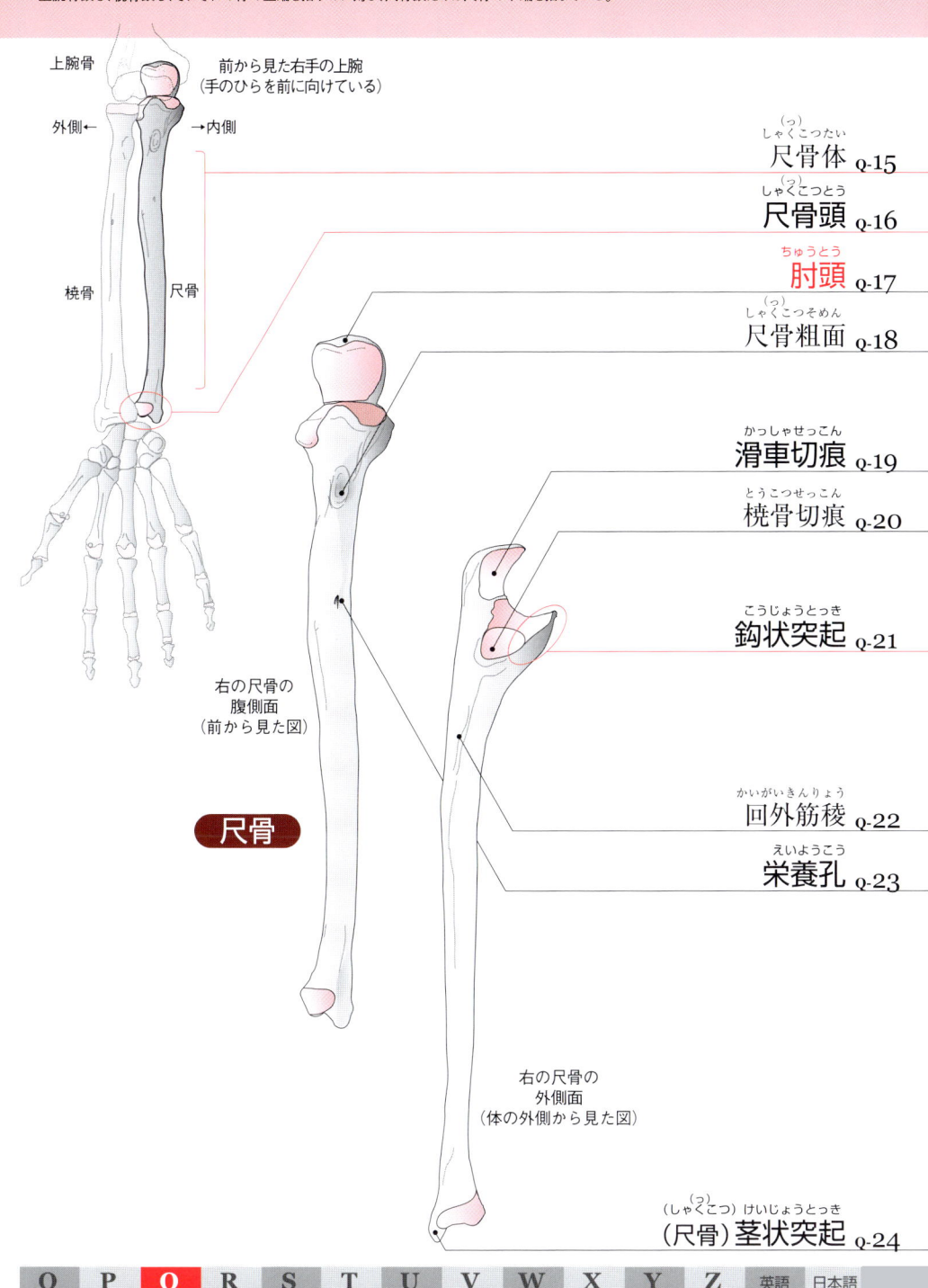

上腕骨

前から見た右手の上腕
（手のひらを前に向けている）

外側← →内側

橈骨　尺骨

右の尺骨の
腹側面
（前から見た図）

尺骨

右の尺骨の
外側面
（体の外側から見た図）

しゃくこつたい
尺骨体 Q-15

しゃくこつとう
尺骨頭 Q-16

ちゅうとう
肘頭 Q-17

しゃくこつそめん
尺骨粗面 Q-18

かっしゃせっこん
滑車切痕 Q-19

とうこつせっこん
橈骨切痕 Q-20

こうじょうとっき
鈎状突起 Q-21

かいがいきんりょう
回外筋稜 Q-22

えいようこう
栄養孔 Q-23

（しゃくこつ）けいじょうとっき
（尺骨）茎状突起 Q-24

O	P	Q	R	S	T	U	V	W	X	Y	Z	英語索引	日本語索引
肩甲骨鎖骨	上腕骨	橈骨尺骨	手根骨指骨	骨盤	坐骨恥骨	大腿骨	脛骨腓骨	足根骨趾骨	関節	軟骨	付録		

Q Radius (複)radii, Ulna (複)ulnae

レイディアス／レイディアイ／アルナ／アルニー

- Q-1 **head of radius** ヘッド オヴ レイディアス
- Q-2 **neck of radius** ネック オヴ レイディアス
- Q-3 **body of radius** ボディ オヴ レイディアス
- Q-4 **anterior surface** アンティアリア サーフェス
- Q-5 **anterior border** アンティアリア ボーダー
- Q-6 **lateral surface** ラテラル サーフェス
- Q-7 **posterior border** ポスティアリア ボーダー
- Q-8 **posterior surface** ポスティアリア サーフェス
- Q-9 **interosseous border**◆ インターロスィアス ボーダー
- Q-10 **articular circumference**◆ アーティキュラ サカムファランス
- Q-11 **radial tuberosity** レイディアル テューバロスィティ

サーカムフレックスとは…

ô 母音の上に付く山型の記号

フランス語では、アクサンシルコンフレックスと呼ぶ。

âge アージュ　ラテン語 aetas「年齢」の ae が a になった名残り

château シャトー　ラテン語 castellum「城」の s がなくなった名残り

- Q-12 **ulnar notch** アルナ ノッチ
- Q-13 **carpal articular surface** カーパル アーティキュラ サーフェス
- Q-14 **(radial) styloid process**◆ (レイディアル) スタイロイド プロセス

◆**radius 橈骨**はラテン語 radius ラディウスより。原義は「一点から発する光線、放射線」で、転じて「車輪のスポーク」、つまり車軸から放射状に出る棒の意。橈骨は「車輪のスポーク」に形が似ていることから。数学の「半径」 radius レイディアスや、radian レイディアン「ラジアン」(約57.3°)も同じ語源。「光線」を意味する英語 ray レイは、ラテン語から古フランス語を経由して英語に入る途中で、radiusの後半の子音が落ちてしまった。radioactive レイディオアクティヴ「放射性の」、radio レイディオ「ラジオ」、radiator レイディエイター「(熱を放散させる)ラジエター」等は皆 radius に由来する。日本名の橈骨の橈(橈)は「かい、オール」のこと。橈の本来の音は「どう」だが、解剖学では濁らずに「とう」と読む。「どう」という同一発音の「胴、同、動、導、洞、瞳」との重複を避けるため。

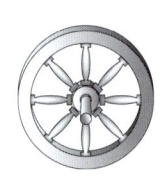

車輪の「radius スポーク」

◆**interosseous border 骨間縁** interosseousはラテン語 os オス「骨」に、「～の間」を意味する接頭辞 interが付いたもの。日本語訳の通り「骨の間」の意。os ⇒ 第1章の章扉参照。

◆**articular circumference 関節環状面** circumferenceはラテン語のcircus キルクス「円」の対格 circum キルクム「周りに」+ fero フェロー「運ぶ、持って行く」が付いたもので、「ぐるっと回った」ところ。数学ではcircumferenceは、「円周」を指す。キルクスのに由来する語例: circle サークル「円」(circusの指小詞circulus キルクルス)や、circus サーカス「円・輪、ローマの円形競技場、サーカス、曲芸」、circumstance サーカムスタンス「環境、境遇」(「周りに立つもの」)、circumcision サーカムスィジョン「割礼」(「周りを切る」)、サーカムフレックス「曲アクセント記号」(フレックスは「曲げる」。ギリシャ語では、サーカムフレックスが長母音ないし二重母音に付くと、前半は高く、後半は低く発音する。フランス語では、単語の歴史的変遷の過程で、消えた文字の名残りとして見受けられる。)

◆**styloid process 茎状突起** styloidは、stilus スティルス「杭、棒、尖筆、鉄筆」に、eidos (～のような) が付いたもの。しかし、綴りが i ではなく y なのは、ギリシャ語 στῦλος ステューロス「柱」に影響されたため。ギリシャ語由来の英語では、υ (ユプシロン) は y と綴られる。古代のstilusスティルスは、古代のノートともいえる蝋(ろう)板に字を書くときに用いた鉄筆で、後に文体を、さら

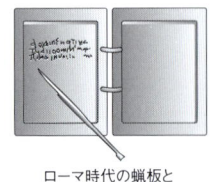

ローマ時代の蝋板と鉄筆 stylus

● 尺骨の鈎状突起の英語が coronoid process なのに対し、篩骨や膵臓の鈎状突起は uncinate process アンスィネット プロセス という（p.51 椎体鈎も参照）。ちなみに、鈎状突起の鈎（新字体、俗字）の代わりに、鉤（旧字体）を用いた文献も見られる。旧字体・新字体の問題に関し、日本解剖学会では字体まで規定しているわけではなく、どのような字体を用いても差し支えないという見解を述べている。

には文化や生活の様式「style スタイル」という意味に転じた。現代ではPDA（携帯情報端末）の液晶画面に文字を書く専用のペンを「スタイラス」と呼んでいる。

◆**ulna 尺骨** ギリシャ語 ὠλένη オーレネー「肘（ひじ）、肘から手にかけての腕」に由来。⇒olecranon 肘頭。

◆**olecranon 肘頭**は、上記のギリシャ語 ὠλένη オーレネー「肘（ひじ）、前腕」に、κρανίον クラーニオン「頭蓋（骨）」が付いたもの。英語の elbow エルボウ「ひじ」の el-の部分は遡れば、ギリシャ語のオーレネーと同じ起源。bowは「弓」だが、元々「曲げる」という意味があり、ひじも腕を曲げるところ。⇒下記の「ひじと長さ」コラム。

◆**coronoid process 鈎状突起** ギリシャ語 κορώνη コローネー「カラス」にeidos（〜に似た）が付いたもの。コローネーは、ハシボソガラスの学名 *Corvus corone* にも用いられている。ハシボソガラスは身体が小さく、都会よりも田舎に棲息する。肩甲骨の coracoid 烏口突起（⇒p.64）は、ワタリガラスに由来し、和名にもカラスの字が含まれるが、coronoid process にはカラスの文字はなく、単に「鈎状突起」と訳されている。

◆**supinator crest 回外筋稜** ラテン語 sub-（下に）に由来。

◆**nutrient foramen 栄養孔** ラテン語 nutrio ヌートリオー「流れる、養う、乳を飲ませる」に由来。

尺骨、キュビト、𓂣
単位の基準「人体」

日本名の尺骨の「尺」という字は、元は指を広げて計る様を表わしていた。後にひじの長さを指す（30.3cm）。ちなみに、尺八は、長さが一尺八寸なのが名のおこり。

古代エジプトでは、ひじから中指の先までの長さが単位となり、meh メフ、もしくは省略されて、𓂣 と象形文字で書かれた。約52.4cm。上の 𓂝 は表音文字で、下の 𓂣 が決定詞。ちなみに手のひらを上に向けると 𓂝 文字どおり「腕」で、ひじを曲げると 𓂣「曲げる」のという決定詞になる（決定詞とは意味や範疇を表わす部分で、表音部と表意部からなる漢字と構成が似ている）。

古代アッシリア語では、𒆪𒌓 kuš もしくは ammatum で「ひじ」も、長さの単位（約53cm）をも表わした。

古代ヘブライ語の אַמָּה アンマー（約45cm）も、語根動詞 אמם アーマム「前にある」転じて「前腕」に由来する説あり。

イギリスでは、ell（約45cm）という単位があった（elbowのel-）。

ローマでは、cubitus クビトゥス「ひじ」という語からキュビットという単位が生まれた（約44.3cm）。ひじの前面にあるくぼみ、cubital fossa キュービタル フォッサ「肘窩」も同根語。

このように、前腕を用いて長さを計ることは古今東西を通して行なわれ、長さの単位には「ひじ」や「前腕」に相当する言葉が関わっている。

ボディ オヴ アルナ
body of ulna Q-15

ヘッド オヴ アルナ
head of ulna Q-16

オリクレイナン（オレクラナン）
olecranon◆ Q-17

テューバロスィティ オヴ アルナ
tuberosity of ulna Q-18

トロクリア ノッチ
trochlear notch Q-19

レイディアル ノッチ
radial notch Q-20

コロノイド プロセス
coronoid process◆ Q-21

スーピネイタ クレスト
supinator crest Q-22

ニュートリエント フォレイメン
nutrient foramen◆ Q-23

（アルナ） スタイロイド プロセス
(ulnar) styloid process◆ Q-24

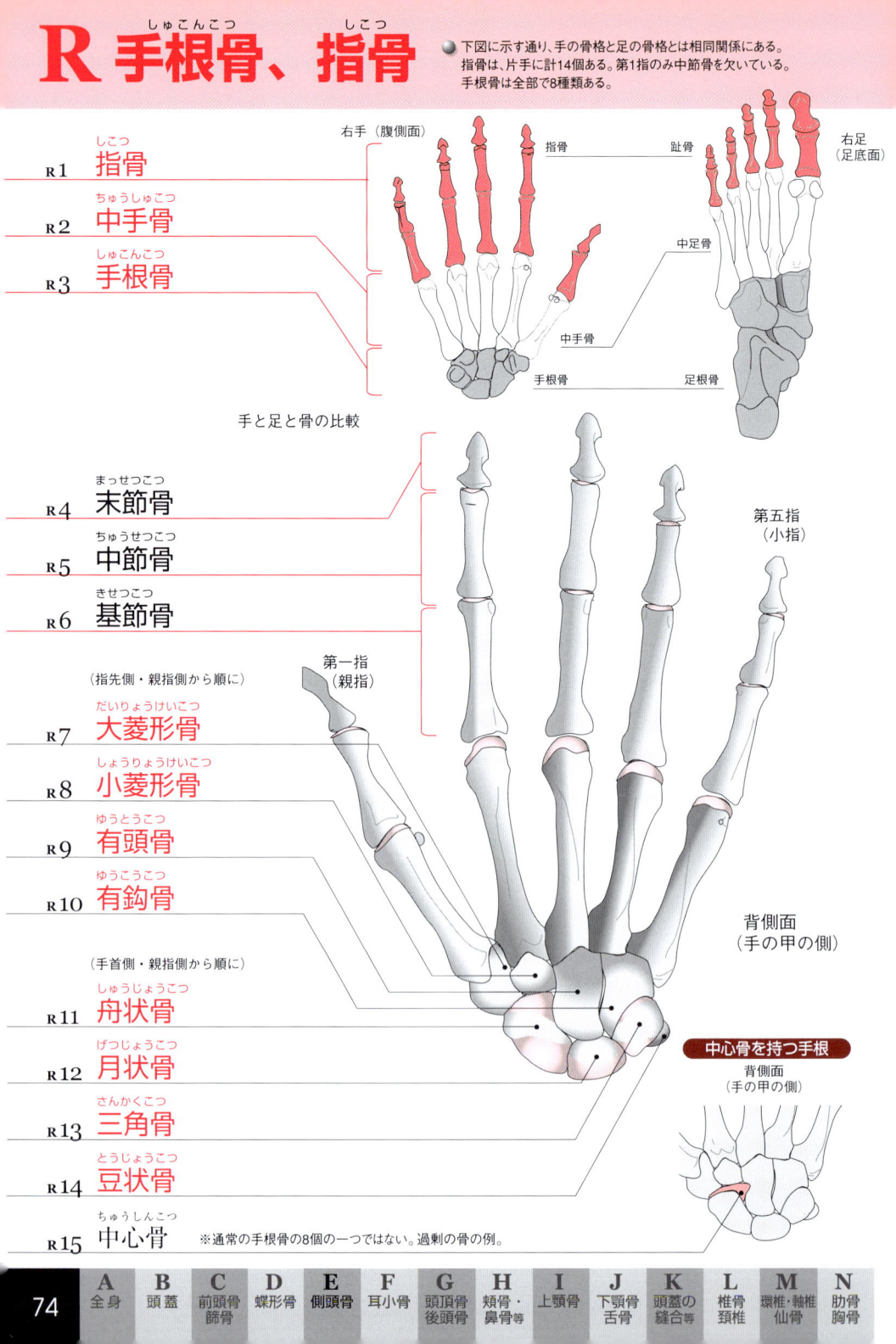

R 手根骨（しゅこんこつ）、指骨（しこつ）

下図に示す通り、手の骨格と足の骨格とは相同関係にある。指骨は、片手に計14個ある。第1指のみ中節骨を欠いている。手根骨は全部で8種類ある。

- R1 指骨（しこつ）
- R2 中手骨（ちゅうしゅこつ）
- R3 手根骨（しゅこんこつ）

右手（腹側面） / 指骨 / 趾骨 / 右足（足底面） / 中足骨 / 中手骨 / 手根骨 / 足根骨

手と足と骨の比較

- R4 末節骨（まっせつこつ）
- R5 中節骨（ちゅうせつこつ）
- R6 基節骨（きせつこつ）

第五指（小指） / 第一指（親指）

（指先側・親指側から順に）
- R7 大菱形骨（だいりょうけいこつ）
- R8 小菱形骨（しょうりょうけいこつ）
- R9 有頭骨（ゆうとうこつ）
- R10 有鈎骨（ゆうこうこつ）

（手首側・親指側から順に）
- R11 舟状骨（しゅうじょうこつ）
- R12 月状骨（げつじょうこつ）
- R13 三角骨（さんかくこつ）
- R14 豆状骨（とうじょうこつ）

背側面（手の甲の側）

中心骨を持つ手根
背側面（手の甲の側）

- R15 中心骨（ちゅうしんこつ） ※通常の手根骨の8個の一つではない。過剰の骨の例。

74

A	B	C	D	E	F	G	H	I	J	K	L	M	N
全身	頭蓋	前頭骨篩骨	蝶形骨	側頭骨	耳小骨	頭頂骨後頭骨	頬骨・鼻骨等	上顎骨	下顎骨舌骨	頭蓋の縫合等	椎骨頚椎	環椎・軸椎仙骨	肋骨胸骨

- 関節軟骨で覆われた部分は、ピンク色で示している。舟状骨は最も骨折を起こしやすい。
種子骨の数や発生する部位は人によって異なる。特に親指の中手骨と基節骨の間には、二つの種子骨が出現する。
手根骨の間にも、過剰の骨や、融合がしばしば見られる。中心骨もその一つだが、あるとしても形状や大きさはまちまち。

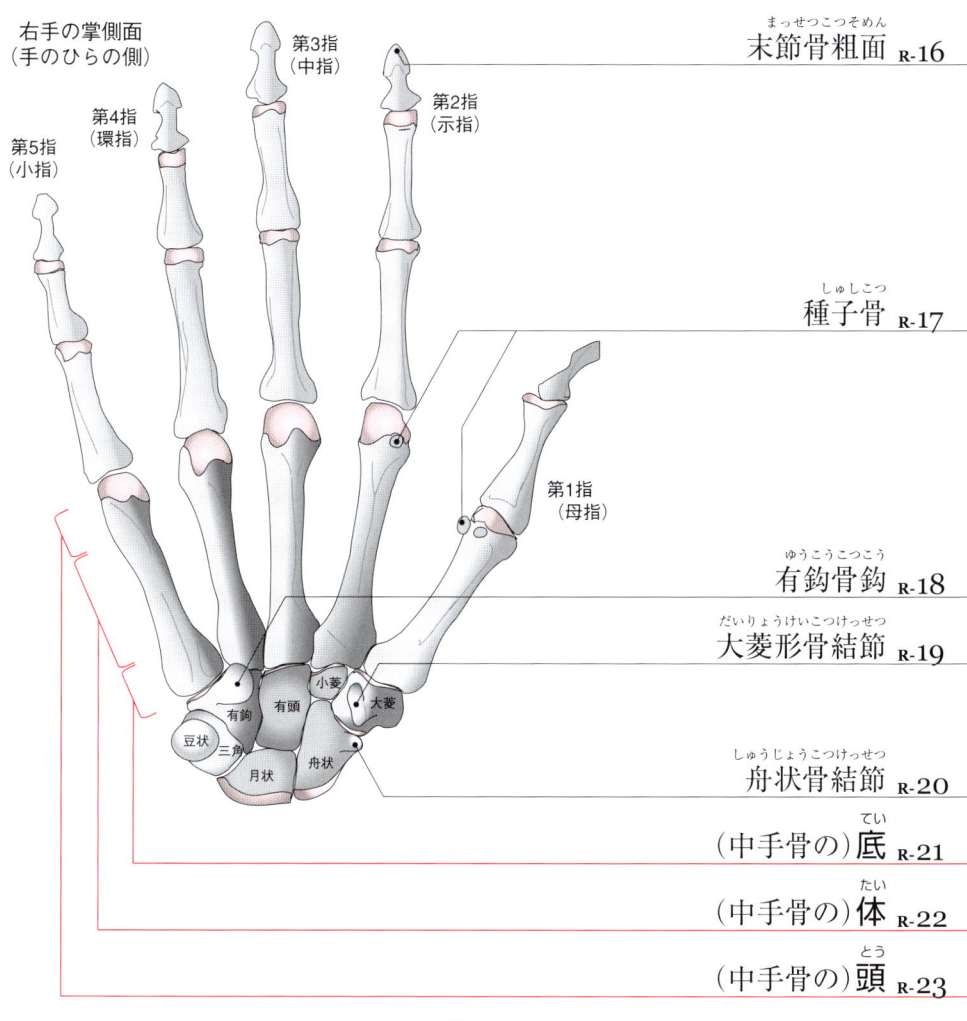

右手の掌側面
(手のひらの側)

第5指（小指）
第4指（環指）
第3指（中指）
第2指（示指）
第1指（母指）

末節骨粗面 R-16
種子骨 R-17
有鈎骨鈎 R-18
大菱形骨結節 R-19
舟状骨結節 R-20
(中手骨の)底 R-21
(中手骨の)体 R-22
(中手骨の)頭 R-23
手根溝 R-24

豆状 三角 月状 有鈎 有頭 小菱 大菱 舟状

手根断面
(手のひらが上)

※断面のピンクの部分が
　手根管 (carpal tunnel)。
　えんじ色の部分が
　正中神経 (median nerve)
　舟状骨と豆状骨を結ぶ白い帯が
　屈筋総腱鞘
　(common flexor sheath)

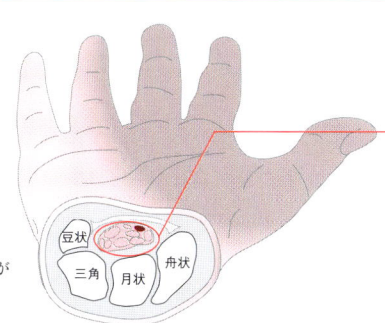

豆状 三角 月状 舟状

O	P	Q	R	S	T	U	V	W	X	Y	Z	英語索引	日本語索引
肩甲骨 鎖骨	上腕骨	橈骨 尺骨	手根骨 指骨	骨盤	坐骨 恥骨	大腿骨	脛骨 腓骨	足根骨 趾骨	関節	軟骨	付録		

75

R Carpals, Phalanges of hand

カーパルズ　　　　　　　　　　フェイランジズ、ファランジズ

R1 phalanges, (単)phalanx♦
　　フェイランジズ、ファランジズ　　フェイランクス、ファランクス

R2 metacarpals♦
　　メタカーパルズ

R3 carpals♦
　　カーパルズ

> **distal** 遠位の〜、末端の〜　ラテン語 dis- ディス「離れて」+ sto ストー「立つ」。英語のdistant ディスタント「遠い」、distance ディスタンス「距離」も類語。
> **proximal** 近位の〜、隣接の〜　ラテン語 proximus プロクシムス「最も近い」の意。英語 approximate アプロクスィミット「近似の、概算の」も類語。

R4 distal phalanx
　　ディスタル　フェイランクス

R5 middle phalanx
　　ミドル　フェイランクス

R6 proximal phalanx
　　プロクスィマル　フェイランクス

R7 trapezium♦　（複数形語尾は trapeziums と trapezia トラペーズィアがある）
　　トラピーズィアム

R8 trapezoid♦
　　トラピゾイド（トラピーゾイド）

R9 capitate♦
　　キャピテイト

R10 hamate♦
　　ヘイミット（ハミット）

R11 scaphoid♦
　　スキャフォイド

R12 lunate♦
　　ルーネイト

R13 triquetrum♦
　　トライクウィートラム

R14 pisiform♦
　　パイスィフォーム、ピズィフォーム

R15 central bone
　　セントラル　ボウン

舟状骨

♦**phalanges, phalanx** 指骨　ギリシャ語の軍隊用語の φάραγξ **ファランクス**「密集方陣」は、鎧兜（よろいかぶと）にすね当てを装着し、左腕に盾、右手に長槍を持つ重装歩兵が、整然と隙間なく隊列を組んだもの。この陣型を駆使して、アレクサンダー大王は、数で勝るペルシャ軍を撃ち破り、ギリシャを世界帝国にまでのし上がらせた。手足の指骨も、まるで軍列のように縦横に整然と並ぶ。

ファランクス「密集方陣」

♦**carpals** 手根骨　ギリシャ語 καρπός カルポス「手首」。カルポスには「実、果実、穀物」という意味もあり、関連語に carpology カーポロジー「果実学」がある。なぜ「実」なのかについては、手首の骨が果実の種子のようだという説もあれば、ギリシャ語 άρπάζω ハルパゾー「取る、奪う」に由来する（つまり、実を取る、手で取る）という説もある。

♦**metacarpals** 中手骨　接頭辞 μετα- メタ〜「後の」+ 前述のギリシャ語 καρπός カルポス「手首」。

♦**trapezium** 大菱形骨　ギリシャ語 τράπεζα トラペザ「机、台形」に由来。⇒右ページのコラム。

♦**trapezoid** 小菱形骨　上述の τράπεζα トラペザ「机」に eidos（〜のような）が付いたもの。⇒右ページのコラム。

♦**capitate** 有頭骨　ラテン語 capitatus カピタートゥス「頭のある」より。caput カプト「頭」が由来。

♦**hamate** 有鈎骨　ラテン語 hamus ハームス「鈎（かぎ）、鈎状のもの」より。**有鈎骨鈎**のhamulusは、hamus の指小詞hamulus ハームルスに由来。

♦**scaphoid** 舟状骨は、ギリシャ語 σκάφη スカフェー「小舟」に由来。舟形をしているため。足根の舟状骨は、和名は同じだが、英語は navicular ナヴィキュラで異なる（共に意味は「小舟」だが、語源は別）。蝶形骨の縦長のくぼみを、scaphoid fossa 舟状窩という。

♦**lunate** 月状骨　ラテン語 luna ルーナ「月」。月状骨が三日月形をしているため。英語の lunacy ルーナスィ「精神異

常、狂気」や lunatic ルーナティック「狂気の、気違いじみた」も、やはり luna の派生語だが、古代より月の満ち欠けの影響で狂気が起こると信じられていたことがその名の由来。爪の白い部分 lunula ルーヌーラ「半月」や、寛骨臼の lunate surface ルーネイト サーフェス「月状面」も、旧ソ連の月への無人探査機 Luna 1「ルナ1号」(1959年)も、みな luna が起源。

◆ **triquetrum 三角骨** ラテン語で「三角の」の意。tri- は3を表わす接頭辞で、英語の trio トリオ「三人組、三重奏」、triple トリプル「三重の」、tripod トライポッド「三脚」など多数の派生語がある。

◆ **pisiform 豆状骨** ラテン語 pisum ピースム「豆、エンドウ豆」から。英語の pea ピー「エンドウ豆、グリンピースのピー」もピースムより。古英語では、pease ピーズ だったが、語末の [z] を複数形の -s と取り違えられて省かれてた。(こうした勘違い・誤った類推による変化を、言語学で metanalysis メタナリスィス「異分析」という)。

◆ **sesamoid bone 種子骨** ギリシャ語 σήσαμον セーサモン「ごま」より。⇒p.99 sesamoid bone「種子骨」

大菱形骨、僧帽筋、オリオン大星雲そしてテトラポッド「四つ足」TRAPEZ-

trapezium「大菱形骨」、trapezoid「小菱形骨」共に、ギリシャ語 τράπεζα トラペザ「机」に由来。トラペザは「台形、菱形(ひしがた)、もしくは不等辺四角形」を指すようになる(ギリシャの机はゆがんでいたのだろうか)。数学では、極めて紛らわしいことにアメリカ trapezium=不等辺四角形、trapezoid=台形。反対に、イギリス trapezium=台形、trapezoid=不等辺四角形 を指す。英語の trapezius トラピーズィアス「僧帽筋」も「菱形」の筋肉。和名「僧帽筋」は、僧帽筋を指す別のラテン語 cucullus ククッルス「頭巾、帽子」か、ドイツ語 Kappenmuskel カッペンムスケル (Kappe カッペ は「頭巾」)からの訳。僧帽筋は、フランシスコ会やドミニコ会の修道服のフードによく似ている。ちなみに、バイクや自動車の cowl カウル「カウル」や cowling カウリング(飛行機のエンジンの覆い)も cucullus に由来している。

天文学用語では、オリオン大星雲(M42)の中心部にある、超高温の四連星を、大菱形骨と同じ trapezium トラピーズィアム「トラペジウム」と呼んでいる。

ギリシャ語 τράπεζα トラペザ「机」は、元は τετρα- テトラ「四」に πούς プース「足」を足したもので「四つ足」の意。ゆえに防波堤にある tetrapod テトラポッドも字が違うだけの同根語。

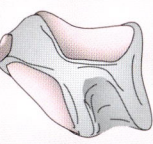

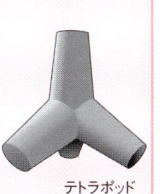

テューバロスィティ オヴ ディスタル フェイランクス
tuberosity of distal phalanx R-16

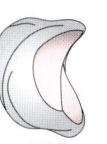

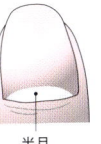

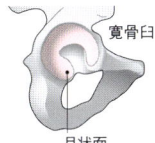

月状骨 lunate / 半月 lunula / 月状面 lunate surface / 寛骨臼

セサモイド ボウン ◆
sesamoid bone R-17

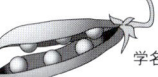

エンドウマメ 学名 Pisum sativum

hamulus は、hook(フック)とも置き換えられる。

ハミューラス オヴ ヘイミット(ハミット)
hamulus of hamate R-18

テューバクル オヴ トラピーズィアム
tubercle of trapezium R-19

スキャフォイド テューバクル
scaphoid tubercle R-20

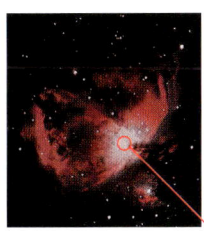

ベイス
base R-21

ボディ
body R-22

ヘッド
head R-23

オリオン大星雲 M42 / 四連星 トラペジウム

カーパル グルーヴ
carpal groove R-24

僧帽筋 / 僧帽

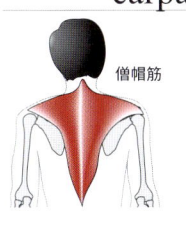

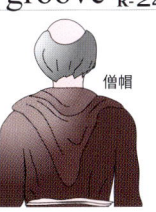

大菱形骨 / テトラポッド

指とデジカメと狐の手袋
DIGIT-「指」

指を意味するラテン語は digitus ディギトゥス。これから、英語 digit ディジット「指」が派生した。指で折って数字を数えることから、digit はアラビア数字(0、1、2、…9)」をも意味するようになる (0 を含まないこともある)。この digit の形容詞が digital ディジタル「指の、デジタルの」。時間、温度、速さ、また情報を数字で表す方式が「デジタル式」。一方、数字ではなく従来の目盛りや針を使うことは、「アナログ式」。今はやりの「デジカメ」は、画像をデジタルデータ、すなわち二進法の「数値データ」に変換し、メモリーに記憶するカメラ。とはいえ、デジカメのウン万画素のデータを「指」で数えることなど、もはや不可能である。

ラテン語 digitus に由来する植物に digitalis ディジテイリス「ジギタリス」がある。ドイツの植物学者 Fuchs フックスが、ドイツ名 Fingerhut フィンゲルフート「指の帽子、すなわち指ぬき」にちなんで命名。英語の fox-glove フォックス グラブ、和名のキツネノテブクロは、その花冠の形が由来といわれるが、なぜ fox かという点については、命名者のFuchsフックスの名がドイツ語で「キツネ」なので取り違えられたという説がある。ジギタリスは強心剤としても有名。分量によって致死的な毒薬となる。民間的服用は厳禁。

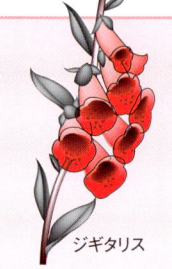

ジギタリス

手の指の呼称一覧

	和名		通称	英語	ラテン語
第1指	母指	ぼし	（おやゆび）	サム thumb	ポッレックス pollex
第2指	示指	じし（しし）	（ひとさしゆび）	インデックス フィンガー index finger	インデックス index
第3指	中指	ちゅうし	（なかゆび）	ミドル フィンガー middle finger	ディギトゥス メディウス digitus medius
第4指	環指 (薬指)	かんし やくし	（くすりゆび）	リング フィンガー ring finger	ディギトゥス アヌラーリス digitus anularis
第5指	小指	しょうし	（こゆび）	リトル フィンガー little finger	ディギトゥス ミニムス digitus minimus

英語では、finger フィンガー「指」は、手の指のみを指し、足の指には toe トウを用いる（バレリーナの履くのも toe shoes「トウシューズ」）。ゲルマン系の言語は英語のように手と足の指を区別するが（ドイツ語 Finger「手の指」、Zehe「足の指」）、ロマンス語の諸言語では区別がない（フランス語 doigt ドゥワや、スペイン語 dedo デードは、手指も足指も指す。足指と限定するときは、dedo del pie デード デル ピエ (スペイン語)のように「足の」指という)。

ラテン語 pollex ポッレックス は手の母指も足の母指も指すが、足の母指に限定した語は、hallux ハッルックス。外反母趾（がいはんぼし）は、ラテン語で hallux valgus ハッルックス ウァルグス (valgus「外に曲がった」の意)。英語読みは ハラクス ヴァルグス。

index インデックス「示指」は、indico インディコー「示す、指示する」から。英語 index には、「索引」や数学の「指数」、また類語の indicator インディケイターは「指示薬、インジケーター（指示計器）」の意味がある。index と digitus は共に印欧祖語 *deik- 「示す」に起源を有するという。

digitus anularis（または annularis）「環指」は、ラテン語 anus アーヌス「輪、肛門」の縮小詞 anulus アーヌルス「小さい輪、指輪」に由来。薬指に指輪をはめる習慣は、古代ローマ時代にも存在していた。

和名の「薬指」は、薬を水にとくのに用いたことに由来するという。紅（べに）差し指、薬師（くすし）指ともいう。ラテン語の薬指の別称、digitus medicinalis（薬の指）という表現とも通じるものがある。

− Chapter 4 −

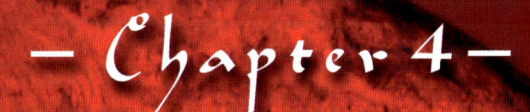

下肢
Lower limb

《各国語の骨》　中国語　骨 (gǔ)

中国本土で用いられる字（簡体字）で骨を書くと、上記のように日本語の骨とは微妙に異なる。日本語も中国語それぞれ独自に画数の多い字を略したのだが、省略の仕方が左右で変わっている。

骨の漢字の由来は、関節を表わす象形 ⇒ 円 に、筋肉 月 を付けた会意 から。にくづき 月 は、肉の断片を象形したもの。

S 骨盤、寛骨、腸骨

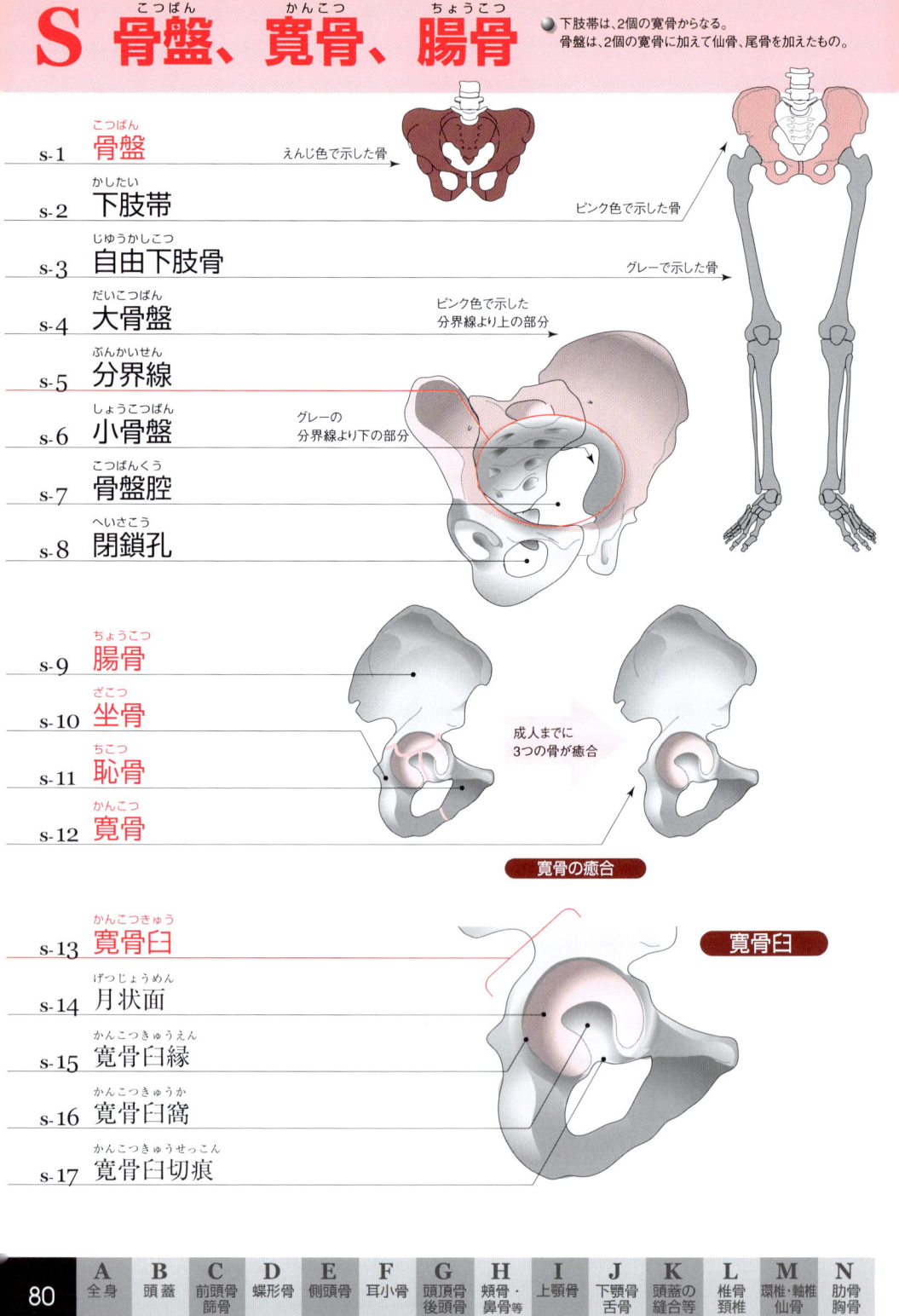

● 下肢帯は、2個の寛骨からなる。
骨盤は、2個の寛骨に加えて仙骨、尾骨を加えたもの。

- s-1 骨盤（こつばん） — えんじ色で示した骨
- s-2 下肢帯（かしたい） — ピンク色で示した骨
- s-3 自由下肢骨（じゆうかしこつ） — グレーで示した骨
- s-4 大骨盤（だいこつばん） — ピンク色で示した分界線より上の部分
- s-5 分界線（ぶんかいせん）
- s-6 小骨盤（しょうこつばん） — グレーの分界線より下の部分
- s-7 骨盤腔（こつばんくう）
- s-8 閉鎖孔（へいさこう）
- s-9 腸骨（ちょうこつ）
- s-10 坐骨（ざこつ）
- s-11 恥骨（ちこつ）
- s-12 寛骨（かんこつ）

成人までに3つの骨が癒合

寛骨の癒合

- s-13 寛骨臼（かんこつきゅう）
- s-14 月状面（げつじょうめん）
- s-15 寛骨臼縁（かんこつきゅうえん）
- s-16 寛骨臼窩（かんこつきゅうか）
- s-17 寛骨臼切痕（かんこつきゅうせっこん）

寛骨臼

80

| A 全身 | B 頭蓋 | C 前頭骨 篩骨 | D 蝶形骨 | E 側頭骨 | F 耳小骨 | G 頭頂骨 後頭骨 | H 頬骨・鼻骨等 | I 上顎骨 | J 下顎骨 舌骨 | K 頭蓋の縫合等 | L 椎骨 頸椎 | M 環椎・軸椎 仙骨 | N 肋骨 胸骨 |

- 自由下肢骨は大腿骨、膝蓋骨、脛骨、腓骨、足根骨、中足骨、指骨を含む。
  単に「下肢骨(bones of lower limb)」という場合、自由下肢骨と下肢帯両方を指す。
  寛骨 hip boneは、coxal bone コクサル ボウンともいう。

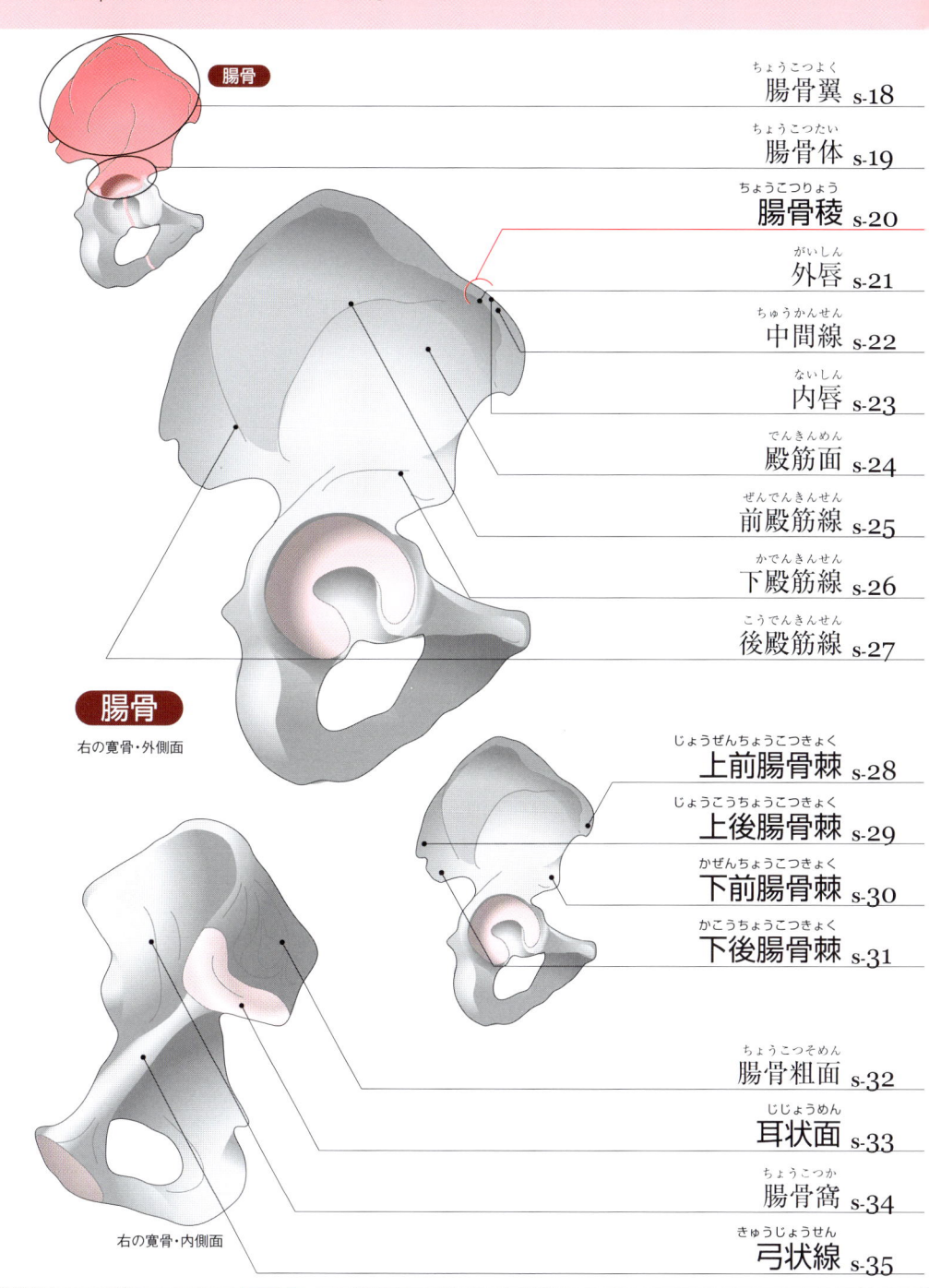

腸骨

ちょうこつよく	腸骨翼 s-18
ちょうこつたい	腸骨体 s-19
ちょうこつりょう	腸骨稜 s-20
がいしん	外唇 s-21
ちゅうかんせん	中間線 s-22
ないしん	内唇 s-23
でんきんめん	殿筋面 s-24
ぜんでんきんせん	前殿筋線 s-25
かでんきんせん	下殿筋線 s-26
こうでんきんせん	後殿筋線 s-27
じょうぜんちょうこつきょく	上前腸骨棘 s-28
じょうこうちょうこつきょく	上後腸骨棘 s-29
かぜんちょうこつきょく	下前腸骨棘 s-30
かこうちょうこつきょく	下後腸骨棘 s-31
ちょうこつそめん	腸骨粗面 s-32
じじょうめん	耳状面 s-33
ちょうこつか	腸骨窩 s-34
きゅうじょうせん	弓状線 s-35

腸骨
右の寛骨・外側面

右の寛骨・内側面

O	P	Q	R	S	T	U	V	W	X	Y	Z	英語索引	日本語索引
肩甲骨鎖骨	上腕骨	橈骨尺骨	手根骨指骨	骨盤	坐骨恥骨	大腿骨	脛骨腓骨	足根骨趾骨	関節	軟骨	付録		

81

S Pelvis（複）pelves, Hip bone, Ilium（複）ilia
ペルヴィス　ペルヴィーズ　ヒップ　ボウン　イリアム　イリア

s-1	pelvis◆（複）pelves ペルヴィス　ペルヴィーズ
s-2	pelvic girdle ペルヴィック　ガードル
s-3	free lower limb フリー　ロウアー　リム
s-4	greater pelvis（false pelvis） グレイター　ペルヴィス　フォールス　ペルヴィス
s-5	terminal line◆ ターミナル　ライン
s-6	lesser pelvis（true pelvis） レッサー　ペルヴィス　トゥルー　ペルヴィス
s-7	pelvic cavity ペルヴィック　キャヴィティ
s-8	obturator foramen◆ オブテュレイター　フォレイメン
s-9	ilium◆（複）ilia イリアム　イリア
s-10	ischium◆（複）ischia イスキアム　イスキア
s-11	pubis◆（複）pubes ピュービス　ピュービーズ
s-12	hip bone◆（coxal bone） ヒップ　ボウン　コクサル　ボウン
s-13	acetabulum◆ アセタビュラム
s-14	*lunate surface* リューネイト　サーフェス
s-15	*acetabular border* アセタビュラ　ボーダー
s-16	*acetabular fossa* アセタビュラ　フォッサ
s-17	*acetabular notch* アセタビュラ　ノッチ

◆**pelvis** 骨盤　その形ゆえに、ラテン語 pelvis ペルウィス「（へりが外側にめくれた形の）水盤、たらい」に由来。腎臓の漏斗形をした盤ないし腔も renal pelvis リーナル　ペルヴィス「腎盂（じん）」という。和名の腎盂の「盂」とは「鉢」の意。ちなみに、茶道では器を温めた湯や茶殻などを捨てる器は 水盂（すい）と呼ばれている。

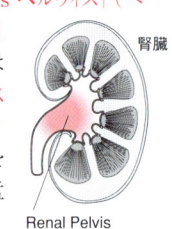

腎臓
Renal Pelvis
腎盂

◆**terminal line** 分界線　英語の形容詞 terminal「末端の、終わりの、（鉄道の）終点の、学期の、期末の」は、ラテン語 terminus テルミヌス「境界、終わり」の派生語。英語 terminate ターミネイト「終わらせる、境をなす」や、term ターム「期間、期限」も類語。

◆**obturator foramen** 閉鎖孔　ラテン語 opturo オプトゥーロー「閉鎖する、閉じる、詰める」から。この孔は閉鎖膜によって閉じられている。腸閉塞や尿管膀胱閉塞などの obstruction オブストラクション「閉塞」は、似ているが、別のラテン語 struo ストゥルオー「積み上げる」に由来。

◆**ilium** 腸骨　ギリシャ語 ἰξύς イクシュス「脇腹、腰」からラテン語 ilia イーリア → ilium「腸骨」という説と、ラテン語 ileum イーレウム「腸」と同根語とする説がある。⇒p.100

◆**ischium** 坐骨　座骨ではなく坐骨。座と坐は今は同じ意味だが、元は「座」はすわる場所を示しており（例：上座）、「坐」はすわる動作を表わす（例：坐禅）という。坐骨は「坐る」ための骨。ギリシャ語の ἰσχίον イスキオン「寛骨臼、股関節」に由来。sciatica サイアティカ「坐骨神経痛」もイスキオンの i の音が脱落したもの。和名「坐骨」はドイツ語 Sitzbein ズィッツバイン、または、オランダ語 zitbeen ズィットベエンの直訳（英語の sit「座る」の同根語）。

◆**pubis** 恥骨　ラテン語 pubes プーベース「成人の、思春期の」から「陰毛」の意に、やがて「陰部・恥部」を指すようになり、pubes の属格 pubis「恥部の」が恥骨となる。英語 puberty ピューバティー「思春期」も類語。解剖学英語では今も「陰毛」を pubes ピュービーズという。

◆**hip bone, coxal bone** 寛骨　ラテン語 coxa は「腰」の意。日本語の寛骨は、「広い骨」の意。古い英米の解剖学書や医学辞典には、寛骨が innominate bone イノミニット　ボウン「無名骨」となっている。ガレノス（西暦131-201）やベサリウス（1514-1564）といった著名な解剖学者たちが、os innominatum と呼んでいたが、解剖学者ケルススが西暦30年頃にはすでに os coxae と命名していた。

- 寛骨は英語で、pelvic bone ペルヴィック ボウン、またラテン語そのままの os coxae オス コクスィー ともいう。
- 寛骨臼は英語で、hip socket ヒップ ソケットというが、このソケットは英語で、「受け口、（電球などの）ソケット」を表わす。

◆**acetabulum** 寛骨臼を意味する acetabulum は、ラテン語の acetum アケートゥム「酢」に abrum「入れ物」の縮小詞 abulum アブルム「小さな入れ物」が付いたもの。古代の食事では、パンを酢に付けて食べる習慣ゆえに、「酢入れ」は食卓によく置かれたという（パンにバターを塗るのは中世になってからのこと）。⇒下のコラムを参照。

◆**lunate surface** 月状面 ⇒p.76 lunate「月状骨」

◆**gluteal line** 大殿筋線 ギリシャ語の γλουτός グルートス「尻、臀部」に由来。

寛骨臼とアセチレンとカサノリ
ACET-「酢」

寛骨臼を意味する acetabulum は、ラテン語 acetum アケートゥム「酢」に由来する。acetic acid アセティック アスィッド「酢酸」の acetic も acetumからの派生語。ちなみに、acid「酸」も、acetum「酢」も共にラテン語 acer アーケル「鋭い、辛い、酸っぱい」が語源。

有機溶剤として用いられる acetone アスィトウン「アセトン」は、acet-「酢酸の」から。アセトンのような化合物（R-CO-R′: R, R′はアルキル基）の総称として、acetone の a を取った ketone キートウン「ケトン」という語が造られた。他の派生語としては、acetylene アセティリーン「アセチレン」、acetylsalicylic acid アスィティルサルスィリック アスィッド「アセチルサリチル酸（つまり、aspirin アスピリン）」、acetate アスィテイト「酢酸塩、アセテート（人工の繊維の名称）」などがある。

生物学では、核と遺伝の関係の実験でよく用いられるカサノリ（高さが4-6cmにも達する単細胞の緑藻）も学名では、*Acetabularia ryukyuensis* という。傘の形が酢入れに似ているという。*Acetabularia acetabulum* の仲間を、英語の通称で mermaid's wineglass「人魚のワイングラス」と呼んでいる。

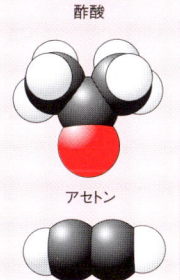

酢酸
アセトン
H-C≡C-H アセチレン
カサノリ

---

ala = wing
エイラ オヴ イリアム
ala of ilium s-18

ボディ オヴ イリアム
body of ilium s-19

イリアック クレスト
iliac crest s-20

outer lip ともいう
エクス**タ**ーナル **リ**ップ
external lip s-21

インター**ミ**ーディエット **ラ**イン
intermediate line s-22

inner lip ともいう
イン**タ**ーナル **リ**ップ
internal lip s-23

グリュー**ティ**ーアル **サ**ーフェス
gluteal surface◆ s-24

アン**ティ**アリア グリュー**ティ**ーアル **ラ**イン
anterior gluteal line s-25

イン**フィ**アリア グリュー**ティ**ーアル **ラ**イン
inferior gluteal line s-26

ポス**ティ**アリア グリュー**ティ**ーアル **ラ**イン
posterior gluteal line s-27

※gluteal「殿筋の」は、グ**リュ**ーティーアル、グ**ル**ーティーアルとも発音する。

アン**ティ**アリア スー**ペ**アリア **イ**リアック ス**パ**イン
anterior superior iliac spine s-28

ポス**ティ**アリア スー**ペ**アリア **イ**リアック ス**パ**イン
posterior superior iliac spine s-29

アン**ティ**アリア イン**フィ**アリア **イ**リアック ス**パ**イン
anterior inferior iliac spine s-30

ポス**ティ**アリア イン**フィ**アリア **イ**リアック ス**パ**イン
posterior inferior iliac spine s-31

イリアック テューバ**ロ**スィティ
iliac tuberosity s-32

オー**リ**キュラ **サ**ーフェス
auricular surface s-33

イリアック **フォ**ッサ
iliac fossa s-34

アーキュイット **ラ**イン
arcuate line s-35

T 坐骨、恥骨、骨盤の径

- T-1 坐骨体（ざこつたい）
- T-2 坐骨枝（ざこつし）
- T-3 大坐骨切痕（だいざこつせっこん）
- T-4 坐骨棘（ざこつきょく）
- T-5 小坐骨切痕（しょうざこつせっこん）
- T-6 坐骨結節（ざこつけっせつ）
- T-7 恥骨上枝（ちこつじょうし）
- T-8 恥骨体（ちこつたい）
- T-9 恥骨下枝（ちこつかし）
- T-10 閉鎖稜（へいさりょう）
- T-11 閉鎖溝（へいさこう）
- T-12 恥骨櫛（ちこつしつ）
- T-13 恥骨結節（ちこつけっせつ）
- T-14 恥骨稜（ちこつりょう）
- T-15 腸恥隆起（ちょうちりゅうき）
- T-16 恥骨結合面（ちこつけつごうめん）

坐骨
右の座骨・外側面

恥骨
右の恥骨・外側面
右の恥骨・外側面
閉鎖孔

左の骨盤・内側面
弓状線
上前腸骨棘
寛骨臼
左の骨盤・上面

| A 全身 | B 頭蓋 | C 前頭骨篩骨 | D 蝶形骨 | E 側頭骨 | F 耳小骨 | G 頭頂骨後頭骨 | H 頬骨・鼻骨等 | I 上顎骨 | J 下顎骨舌骨 | K 頭蓋の縫合等 | L 椎骨頸椎 | M 環椎・軸椎仙骨 | N 肋骨胸骨 |

- 坐骨は、寛骨の下部の後側を構成し、恥骨はその前側を構成している。小骨盤は、分娩の際に児頭の通過する産道となるため、その大きさを知ることが産科的に重要となる。この中で最も重要なのは「真結合線」で、骨盤の前後径の中で最も狭い所となるので、分娩可能か否か、帝王切開すべきか否かの判断基準となる。しかし、生体では直接この真結合線は計測できないので、他の径で平均差を減じて推定している。

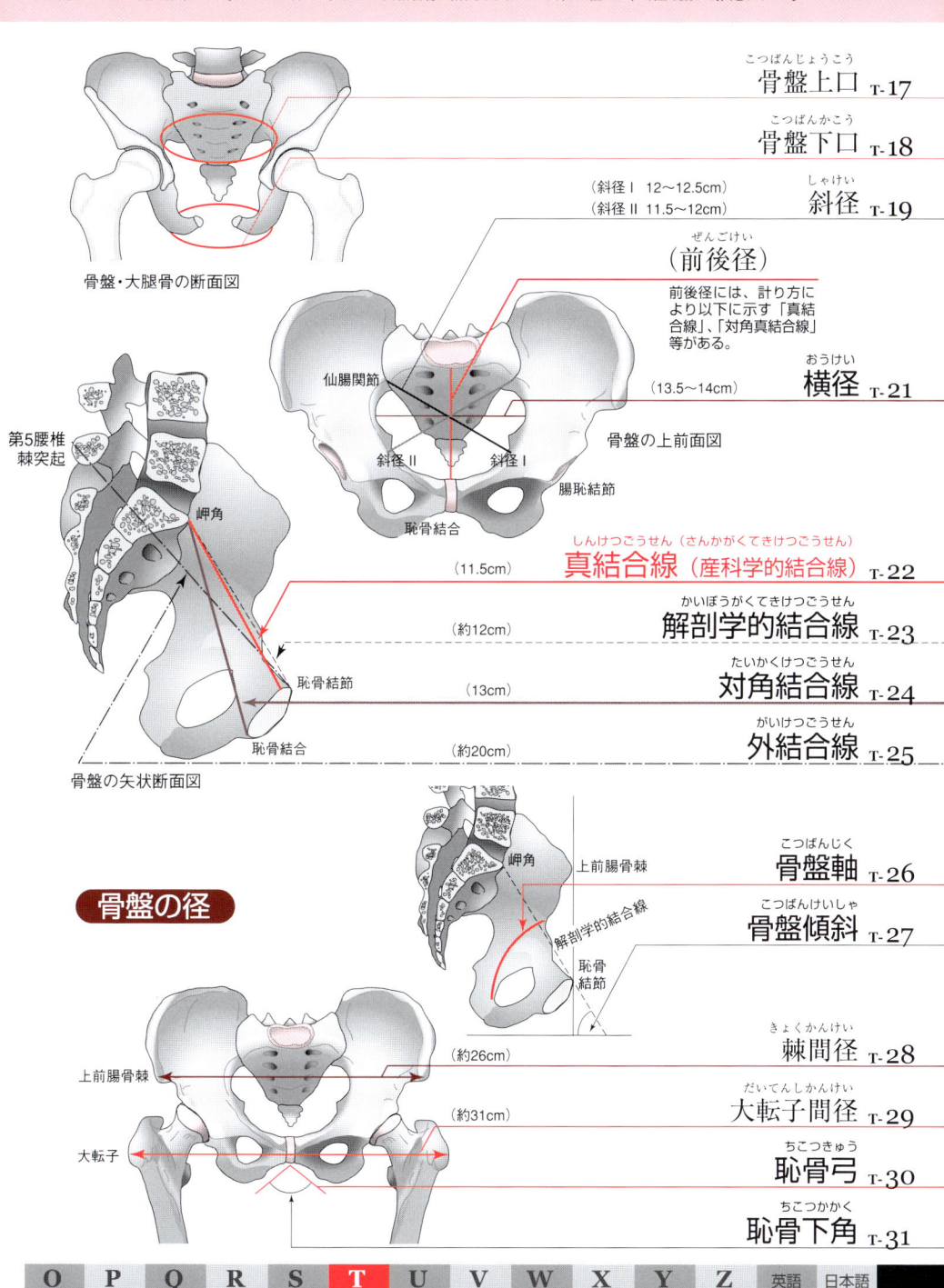

骨盤の径

名称	読み	記号
骨盤上口	こつばんじょうこう	T-17
骨盤下口	こつばんかこう	T-18
斜径	しゃけい	T-19
(前後径)	ぜんごけい	
横径	おうけい	T-21
真結合線(産科学的結合線)	しんけつごうせん(さんかがくてきけつごうせん)	T-22
解剖学的結合線	かいぼうがくてきけつごうせん	T-23
対角結合線	たいかくけつごうせん	T-24
外結合線	がいけつごうせん	T-25
骨盤軸	こつばんじく	T-26
骨盤傾斜	こつばんけいしゃ	T-27
棘間径	きょくかんけい	T-28
大転子間径	だいてんしかんけい	T-29
恥骨弓	ちこつきゅう	T-30
恥骨下角	ちこつかかく	T-31

斜径Ⅰ 12〜12.5cm
斜径Ⅱ 11.5〜12cm

前後径には、計り方により以下に示す「真結合線」、「対角真結合線」等がある。

横径 (13.5〜14cm)

真結合線 (11.5cm)
解剖学的結合線 (約12cm)
対角結合線 (13cm)
外結合線 (約20cm)

棘間径 (約26cm)
大転子間径 (約31cm)

骨盤・大腿骨の断面図
骨盤の上前面図
骨盤の矢状断面図

T Ischium (複)ischia, Pubis (複)pubes

イスキアム　イスキア　　　　　　　　ビュービス　ビュービーズ
※解説はp.82　　　　　　　　　　　※解説はp.82

T-1 body of ischium
ボディ オヴ イスキアム

T-2 ramus of ischium◆
レイマス オヴ イスキアム

T-3 greater sciatic notch◆
グレイター サイアティック ノッチ

T-4 ischial spine
イスキアル スパイン

T-5 lesser sciatic notch◆
レッサー サイアティック ノッチ

T-6 ischial tuberosity
イスキアル テューバロスィティ

T-7 superior ramus of pubis
スーピアリア レイマス オヴ ビュービス

T-8 body of pubis
ボディ オヴ ビュービス

T-9 inferior ramus of pubis
インフィアリア レイマス オヴ ビュービス

T-10 obturator crest◆
オブテュレイター クレスト

T-11 obturator groove
オブテュレイター グルーヴ

pectenは、**pectineal line** (ペクティニーアル ライン) と言い換えられる

T-12 pecten of pubis◆
ペクテン オヴ ビュービス

T-13 pubic tubercle
ビュービック テューバクル

T-14 pubic crest
ビュービック クレスト

iliopubicは、**iliopectineal** (イリオペクティニーアル) ともいう

T-15 iliopubic eminence◆
イリオビュービック エミネンス

T-16 symphysial surface◆
スィンフィズィアル サーフェス

◆**ramus of ischium** 坐骨枝　ラテン語 ramus ラームス「枝」に由来。この ramus は、radmus の短くなったものと考えられ、radmusは、radius「半径、橈骨」と同じ起源を持つ。ramus は、神経や動脈の枝分かれした部分を指す解剖学用語としてかなり頻繁に用いられている。

◆**sciatic notch** 坐骨切痕　ギリシャ語の ἰσχίον イスキオン「寛骨臼、股関節」のiの音が脱落したもの。⇒p.82 ischium「坐骨」

◆**pecten of pubis** 恥骨櫛　ラテン語 pecten ペクテン「櫛(くし)」に由来。また pectenは、ギリシャ語 πεκτέω ペクテオー「櫛を入れる、毛を刈る」が起源。「(羊などの)毛を刈る」というイメージから、ラテン語 pecus ペクス「家畜」が、さらに「貨幣、財産」を意味するラテン語 pecunia ペクーニア(スペイン語では今も、綴りも意味も同じまま用いられている)が派生した。このように pecten「櫛」の派生語は、実に幅広い分野に広がっている。生物学用語には、櫛のような突起のある「ホネガイ」の学名 *Murex pecten* ムーレックス ペクテンや、花弁が櫛状になっている「サギソウ」(花の形が鷺(さぎ)に似ている)の属名 *Pecteilis* ペクテイリスなどがある。⇒「肉単」p.82参照

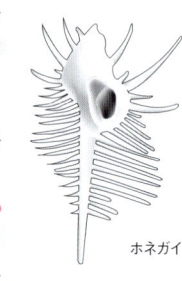

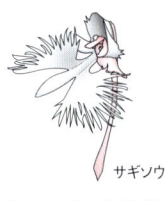

ホネガイ

サギソウ

◆**obturator crest** 閉鎖稜　obturator には関しては、⇒p.83 obturator foramen「閉鎖孔」を参照。crestは、ラテン語の crista クリスタ「鶏冠、とさか」に由来。⇒p.13「鶏冠」に関するコラム参照

◆**iliopubic eminence** 腸恥隆起　eminence エミネンスは、英語で「高名、卓越」また、「高台、小山、土地の隆起」を指す。語源のラテン語 eminens エーミネーンスは、mons モーンス「山」と関連。prominence プロミネンス(⇒p.51 vertebra prominence) とは意味も語源も似ている。

◆**symphysial surface** 恥骨結合面　symphysis スィンフィスィス「恥骨結合」は、ギリシャ語 συμ- シュン「共に」+ φύσις フュスィス「生ずること、自然、合成すること」、すなわち「自然に癒合したもの」という意。symphysis 自体は「線維軟骨結合」という一般用語だが、symphysis だけでも、「恥骨結合」を指す。ギリシャ語フュスィスに由来する用語は多岐にわたる。⇒右のコラム参照

Diameters of Pelvis
ダイアミタ　オヴ　ペルヴィス

● diameter ダイアミタ「径、直径」は、ギリシャ語 δια-ディア「通って、貫いて」＋μέτρον メトロン「計ること、尺度」。

◆ **oblique diameter 斜径** ラテン語 obliquus オブリークウス「斜の」に由来。

◆ **true conjugate 真結合線** ラテン語 conjugo コンユゴー「共に結び付ける」に由来。conjugate コンジュギットは、言語学では、共に同じ起源をもつ「同根語」を意味する。また動詞形 conjugate コンジュゲイトは、「動詞を活用させる・変化させる」。

◆ **diagonal conjugate 対角結合線** ギリシャ語 δια- ディア「〜を通って」＋ γωνία- ゴーニア「角、隅」。つまり反対側の角を通っている「対角線、斜線」の意。このゴーニアは、Pentagon ペンタゴン「五角形、米国国防総省」や polygon ポリゴン「多角形」の -gon「〜角形」として使われる。ちなみに、diagnosis ダイアグノウシス「診断」は、diagonal と似ているが語源は別。ディア「分けて」＋ γνῶσις グノースィス「知識、知ること」。ちなみに、英語の know ノー「知る」も、ギリシャ語 グノーシスの g の音が k が入れ代わった同じ起源の語。

◆ **pelvic inclination 骨盤傾斜** ラテン語 inclino インクリーノー「傾く、曲がる」に由来。⇒p.16 anterior clinoid process「前床突起」

恥骨結合と物理学、骨幹端と形而上学
PHYSIS「成長、自然」

ギリシャ語 φύσις フュスィス「生ずること、発生すること、自然」に種々の接頭辞を付けた解剖学用語はずらりと揃っている。
symphysis スィンフィスィス「共に成長するもの」→「恥骨結合」
epiphysis エピフィスィス「上に成長するもの」→「骨端」
metaphysis メタフィスィス「後に成長するもの」→「骨幹端」
diaphysis ダイアフィスィス「間に成長するもの」→「骨幹」
apophysis アポフィスィス「外に成長するもの」→「(骨)突起」
hypophysis ハイポフィスィス「下に成長するもの」→「脳下垂体（pituitary gland ピテューイタリ グランド）」の別称など。

さらに、このphysis「自然」から、physical フィズィカル「自然の、物質の、身体の、肉体の」が生じ、その自然・物質を学ぶ学問が、physics フィズィックス「物理学」。また人体の自然を学ぶ学問は、physiology フィズィオロジ「生理学」。そして人体の自然の知識を有し、人を治療する者を physician フィズィシャン「医者、特に内科医」と呼ぶ。

ちなみに、metaphysics メタフィズィックスとは、「形而上(けいじじょう)学」。元々はアリストテレスの「Physics 物理学」を学んだ「後に」、学ぶべき学問(事物の本質を扱った「存在論」、「第一哲学」)という意味。しかし meta-という接頭語が「〜を超越して」という含みを持つため、「超自然的な学問」また「抽象的議論」、「机上の空論」という意味まで持つようになった。

ペルヴィック　インレット
pelvic inlet T-17

ペルヴィック　アウトレット
pelvic outlet T-18

オブリーク　ダイアミター
oblique diameter ◆ T-19

トランスヴァース　ダイアミター
transverse diameter T-21

トゥルー　コンジュギット
true conjugate ◆ T-22

アナトミカル　コンジュギット
anatomical conjugate T-23

ダイアゴナル　コンジュギット
diagonal conjugate ◆ T-24

エクスターナル　コンジュギット
external conjugate T-25

アクスィス　オヴ　ペルヴィス
axis of pelvis T-26

ペルヴィック　インクリネイション
pelvic inclination ◆ T-27

インタスパイナス　ディスタンス
interspinous distance T-28

インタトロカンテリック　ディスタンス
intertrochanteric distance T-29

ピュービック　アーチ
pubic arch T-30

サブピュービック　アングル
subpubic angle T-31

U 大腿骨、膝蓋骨

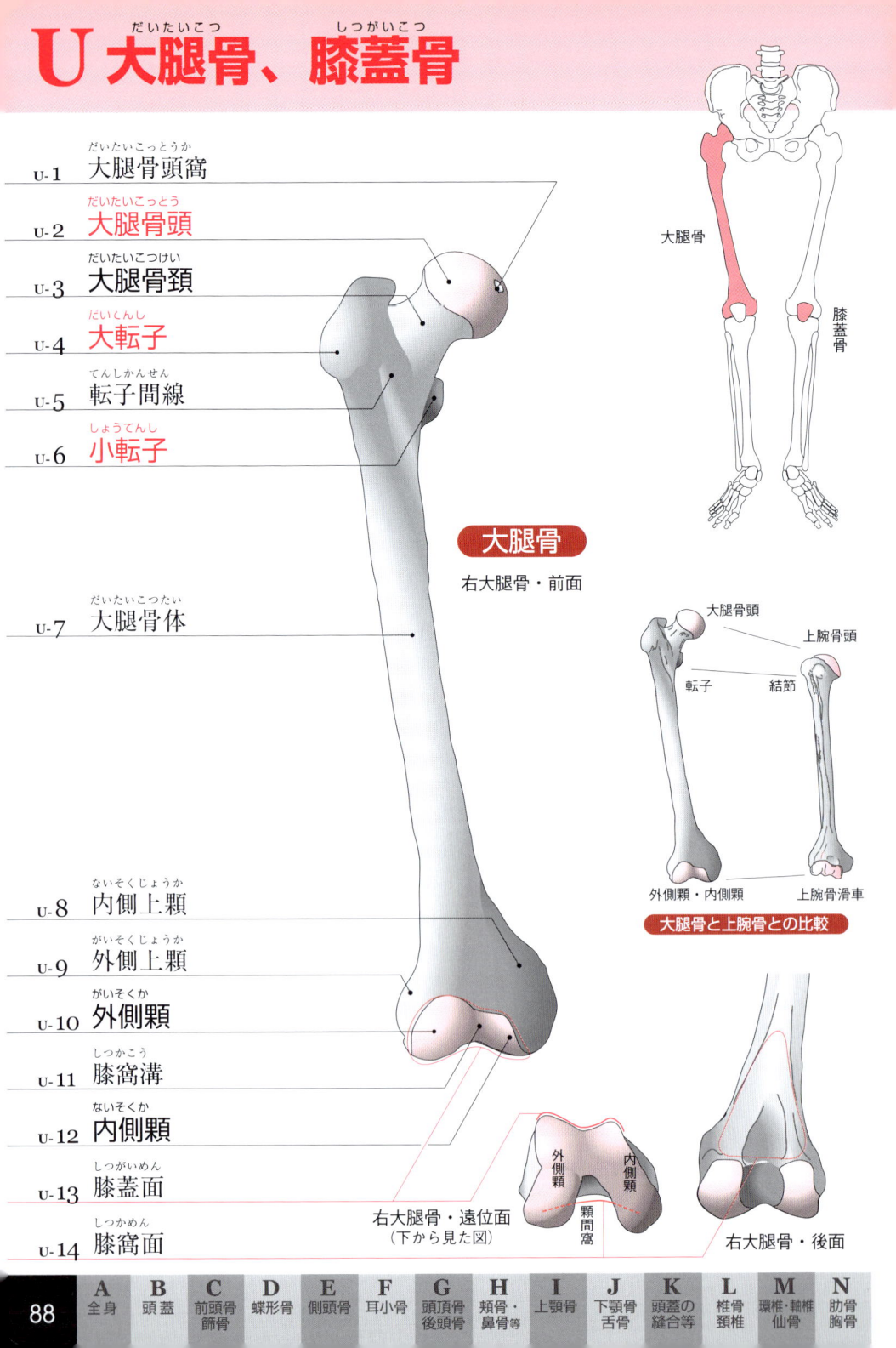

- U-1 大腿骨頭窩 (だいたいこっとうか)
- U-2 **大腿骨頭** (だいたいこっとう)
- U-3 大腿骨頸 (だいたいこつけい)
- U-4 **大転子** (だいてんし)
- U-5 転子間線 (てんしかんせん)
- U-6 小転子 (しょうてんし)
- U-7 大腿骨体 (だいたいこつたい)
- U-8 内側上顆 (ないそくじょうか)
- U-9 外側上顆 (がいそくじょうか)
- U-10 外側顆 (がいそくか)
- U-11 膝窩溝 (しっかこう)
- U-12 内側顆 (ないそくか)
- U-13 膝蓋面 (しつがいめん)
- U-14 膝窩面 (しつかめん)

大腿骨
右大腿骨・前面

大腿骨
膝蓋骨

大腿骨頭
上腕骨頭
転子
結節
外側顆・内側顆
上腕骨滑車

大腿骨と上腕骨との比較

右大腿骨・遠位面
（下から見た図）
外側顆
内側顆
顆間窩

右大腿骨・後面

| A 全身 | B 頭蓋 | C 前頭骨 篩骨 | D 蝶形骨 | E 側頭骨 | F 耳小骨 | G 頭頂骨 後頭骨 | H 頬骨・鼻骨等 | I 上顎骨 | J 下顎骨 舌骨 | K 頭蓋の縫合等 | L 椎骨 頸椎 | M 環椎・軸椎 仙骨 | N 肋骨 胸骨 |

● 大腿骨は人体の中で最も長い骨。平均約40cmで、ほぼ身長の四分の一である。大腿骨は上腕骨と対応する骨で、上腕骨と似ている点も多い。第三転子は、殿筋粗面が非常に発達した変異。第三転子は四足歩行をする哺乳類、特にウマやサイといった奇蹄類（きているい）ではよく発達している。逆に直立歩行に必要な筋が付着する粗線は、ヒト特有のもの。縄文人の粗線がさらに発達し、柱状をなしているのが特徴。

大腿骨

大腿骨に見られる変異

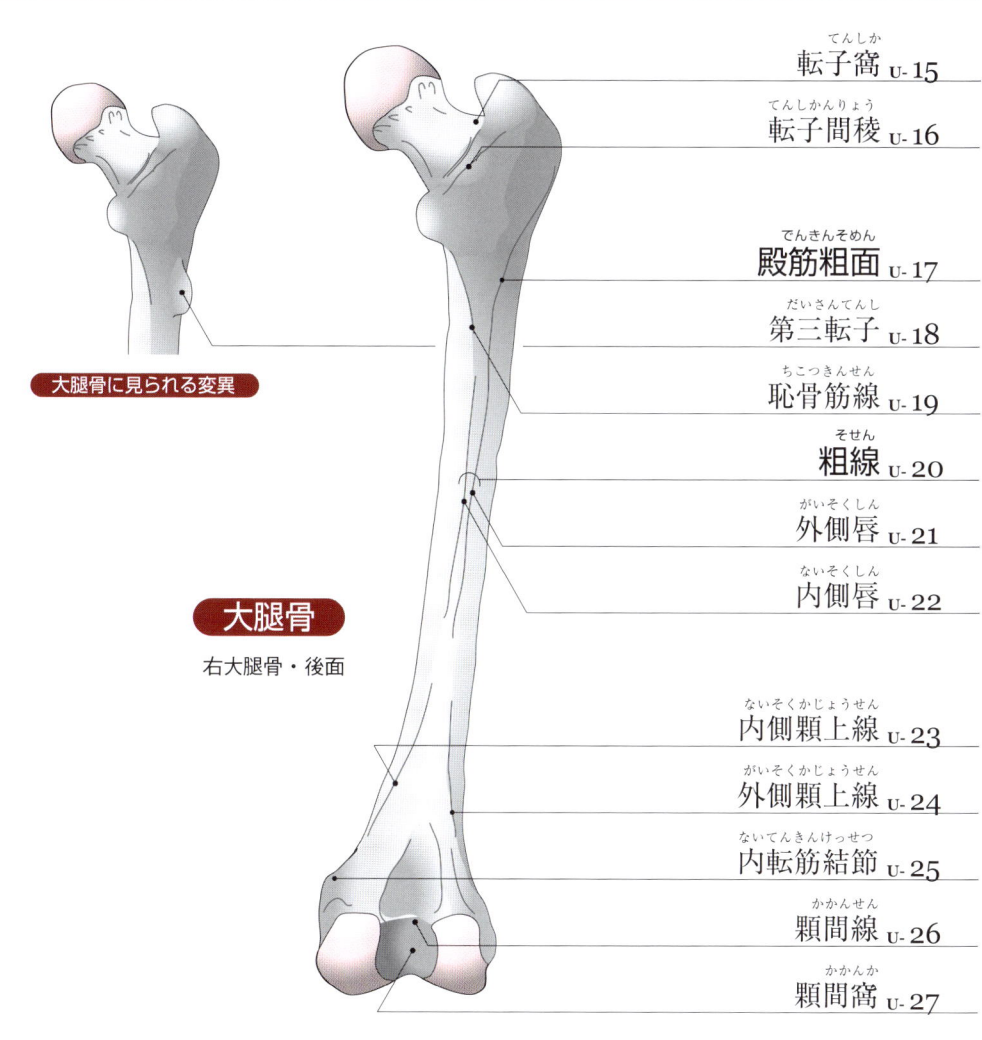

右大腿骨・後面

ラベル	読み	記号
転子窩	てんしか	U-15
転子間稜	てんしかんりょう	U-16
殿筋粗面	でんきんそめん	U-17
第三転子	だいさんてんし	U-18
恥骨筋線	ちこつきんせん	U-19
粗線	そせん	U-20
外側唇	がいそくしん	U-21
内側唇	ないそくしん	U-22
内側顆上線	ないそくかじょうせん	U-23
外側顆上線	がいそくかじょうせん	U-24
内転筋結節	ないてんきんけっせつ	U-25
顆間線	かかんせん	U-26
顆間窩	かかんか	U-27

膝蓋骨

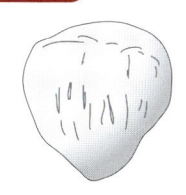

右膝蓋骨・前面 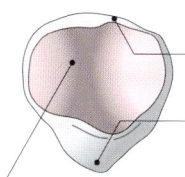 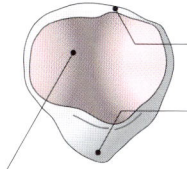　　関節面　　右膝蓋骨・後面

ラベル	読み	記号
膝蓋骨底	しつがいこつてい	U-28
膝蓋骨尖	しつがいこつせん	U-29

U Femur（フィーマ）（複数形は femurs と femora フェモラ のどちらも用いられる）, Patella（パテラ）（複）patellae（パテリー）

- U-1 フォウヴィア フォー リガメント オヴ ヘッド オヴ フィーマ
  fovea for ligament of head of femur◆
- U-2 ヘッド オヴ フィーマ
  head of femur
- U-3 ネック オヴ フィーマ
  neck of femur
- U-4 グレイター トロウキャンタ
  greater trochanter◆
- U-5 インタートロウキャンテリック ライン
  intertrochanteric line
- U-6 レッサー トロウキャンタ
  lesser trochanter

リガチャー（合字）の例
æ、œ、fl、fi
英文の組版では、上のような特定の文字の組合わせには専用の字形を使用する

- U-7 ボディ オヴ フィーマ
  body of femur
- U-8 ミーディアル エピコンダイル
  medial epicondyle
- U-9 ラテラル エピコンダイル
  lateral epicondyle
- U-10 ラテラル コンダイル
  lateral condyle
- U-11 グルーヴ フォー ポプリティーアス
  groove for popliteus◆
- U-12 ミーディアル コンダイル
  medial condyle
- U-13 パテラ サーフェス
  patellar surface
- U-14 ポプリティーアル サーフェス
  popliteal surface

◆**femur 大腿骨** ラテン語 femur フェムル「大腿」に由来。複数形 femora フェモラや、形容詞形 femoral フェモラルは、なぜ u が o になるのかは右ページのコラムを見よ。

◆**fovea for ligament of head of femur 大腿骨頭窩** 英語を訳すと「大腿骨頭靱帯窩」となるが、和名には「靱帯」が抜けている。ラテン語 ligamentum リガーメントゥム「結び付けるもの」から「包帯、靱帯」となる。ligamentum は、動詞 ligo リゴー「結び付ける」が名詞化したもの。 ligo に由来するものとしては ligand リガンドがあるが、化学では「配位子（錯体の中で、中心原子の周りに配位している原子、または原子団のこと）」として、生化学では「(レセプターや酵素の活性部位に特異的に結合する)リガンド、結合子」として使われている。また、ligature リガチャ「結紮（けっさつ・血管等を糸でくくること）、結紮糸」も ligo の派生語。ちなみに、印刷の世界でリガチャーというと、「合字」、つまり œ、fi などの二つ以上の文字が重なった字形を指す。音楽用語のリガチャーとは、楽器のリードをマウスピースに固定する締め金。

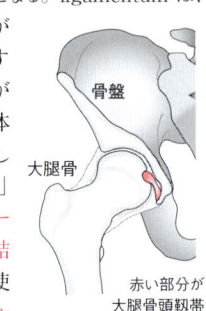

赤い部分が大腿骨頭靱帯
ligament of head of femur

◆**greater trochanter 大転子** ギリシャ語の τροχός トロコス「車輪、輪」に由来する。⇒p.68「上腕骨滑車」

◆**groove for popliteus 膝窩溝** ラテン語 poples ポプレス「膝（ひざ）」から。解剖学英語では、「膝窩（しっか）」、つまり膝の後ろの部分のことを poples ポプリーズ という。popliteus ポプリティーアスとは「膝窩筋」の意。

◆**linea aspera 粗線** 英語で rough line ラフ ラインともいう。その名の通りザラザラした稜線で、外側広筋、大腿二頭筋短頭、大内転筋、短内転筋、長内転筋、内側広筋など多数の筋が付着。ラテン語 linea リーネア「線」から生じた英語には、line ライン「線」や、linear リニア「線形」がある。 linear motor「リニアモータ」は、従来の回転するモータを、伸ばして「線形」にしたもの。印刷業界では interlinear インターリニアは「行間」の意。asperaは、ラテン語の形容詞 asper アスペル「ざらざらした、粗い」の女性形（lineaが女性名詞）。ちなみに英語の asperity アスペリティは、「でこぼこ、ざらざら、とげとげしさ、境遇の苦しさ」の意。地震学では、断層面上で、特に強い震動を発生させる部分をアスペリティと呼んでいる。

● 大腿骨を指す一般的な英語には、thighbone **サイ**ボウンがある。thighとは太もものこと。
膝蓋骨を指す英語としては、kneecap **ニー**キャプがある。knee「ひざ」の cap「帽子、ふた」である。また、kneepan **ニー**パン、つまりひざのフライパンという呼び名もある。

◆**patella 膝蓋骨** ラテン語 patella パ**テッ**ラは patina パ**ティ**ナ「皿」の縮小詞。日本語でも俗に膝蓋骨のことを「膝のお皿」というのと同じ発想。英語では、patina パ**ティ**ナといえば、青銅器や銅器などの「古錆、緑青(ろくしょう)、古色」を意味し、古美術品の価値を高めている。

◆**medial supracondylar line 内側顆上線** supra-は「上方の」に関しては⇒p.13「superとsupra」を参照せよ。condylar「顆」については⇒p.69「上腕骨顆」

◆**adductor tubercle 内転筋粗面** adductor は、ラテン語で adduco アッ**ドゥ**コー「〜に導く、〜に引く」の意。そこから、adductor ア**ダク**タ「内転筋」となる。ちなみに、英語の adduction アダクション「引用、引例」も、adducoに由来。

femur(大腿骨)と femoral(大腿骨の) なぜ違う?
ラテン語の母音変化
〜or ⇒ 〜ur, 〜os ⇒ 〜us

英語の femur**フィー**マは、複数形 femora **フェ**モラや、形容詞形 femoral **フェ**モラルになると、u が o になっている。これは、インド・ヨーロッパ祖語からラテン語になる過程で、アクセントのない語末の閉音節(つまり子音で終わる音節)における短い o が、短い u に変化してしまったので、本来 fe·**mor**であったものが、fe·**mur** になったのである(ここでは音節の区切りに・を入れている)。それに対してfe·mo·raや、fe·mo·ral(ラテン語では fe·mo·ra·lis)は語末の音節ではないので変化をまぬがれている。ギリシャ語では男性名詞が -os で終わるのに対し、ラテン語の男性名詞は -us で終わる単語が多いのは、このラテン語独自の母音変化のため。

[実例]「足根」ラテン語 tars**us**、ギリシャ語 tars**os**、解剖学者「ガレノス」ラテン語 Galen**us** ガレーヌス、ギリシャ語 Γαληνός ガレーノス Galen**os**。英語は、語尾を取って Galen **ゲイ**ラン。ガレノスは、小アジアのペルガモン生まれのギリシャ人なので「ガレノス」として生まれたが、後にローマ皇帝マルクス・アウレリウス、および息子コモドゥスの侍医として仕えたのでラテン名「ガレーヌス」として名が知られていたとも言える。

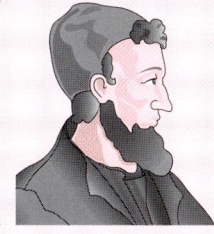

ガレノス

トロウキャン**テ**リック **フォッ**サ
trochanteric fossa U-15

インタートロウキャン**テ**リック ク**レ**スト
intertrochanteric crest U-16

グルー**ティ**ーアル テュー**バ**ロスィティ
gluteal tuberosity U-17

トロウ**キャン**タ **タ**ーシャス
trochanter tertius U-18

ペク**ティ**ニーアル **ラ**イン
pectineal line U-19

リニア **ア**スペラ
linea aspera◆ U-20

ラテラル **リ**ップ
lateral lip U-21

ミーディアル **リ**ップ
medial lip U-22

ミーディアル スープラ**コ**ンディラ **ラ**イン
medial supracondylar line◆ U-23

ラテラル スープラ**コ**ンディラ **ラ**イン
lateral supracondylar line U-24

ア**ダク**タ テュー**バ**クル
adductor tubercle◆ U-25

インター**コ**ンディラ **ラ**イン
intercondylar line U-26

インター**コ**ンディラ **フォッ**サ
intercondylar fossa U-27

ベイス オブ パ**テ**ラ
base of patella U-28

エイペックス オブ パ**テ**ラ
apex of patella U-29

V 脛骨、腓骨

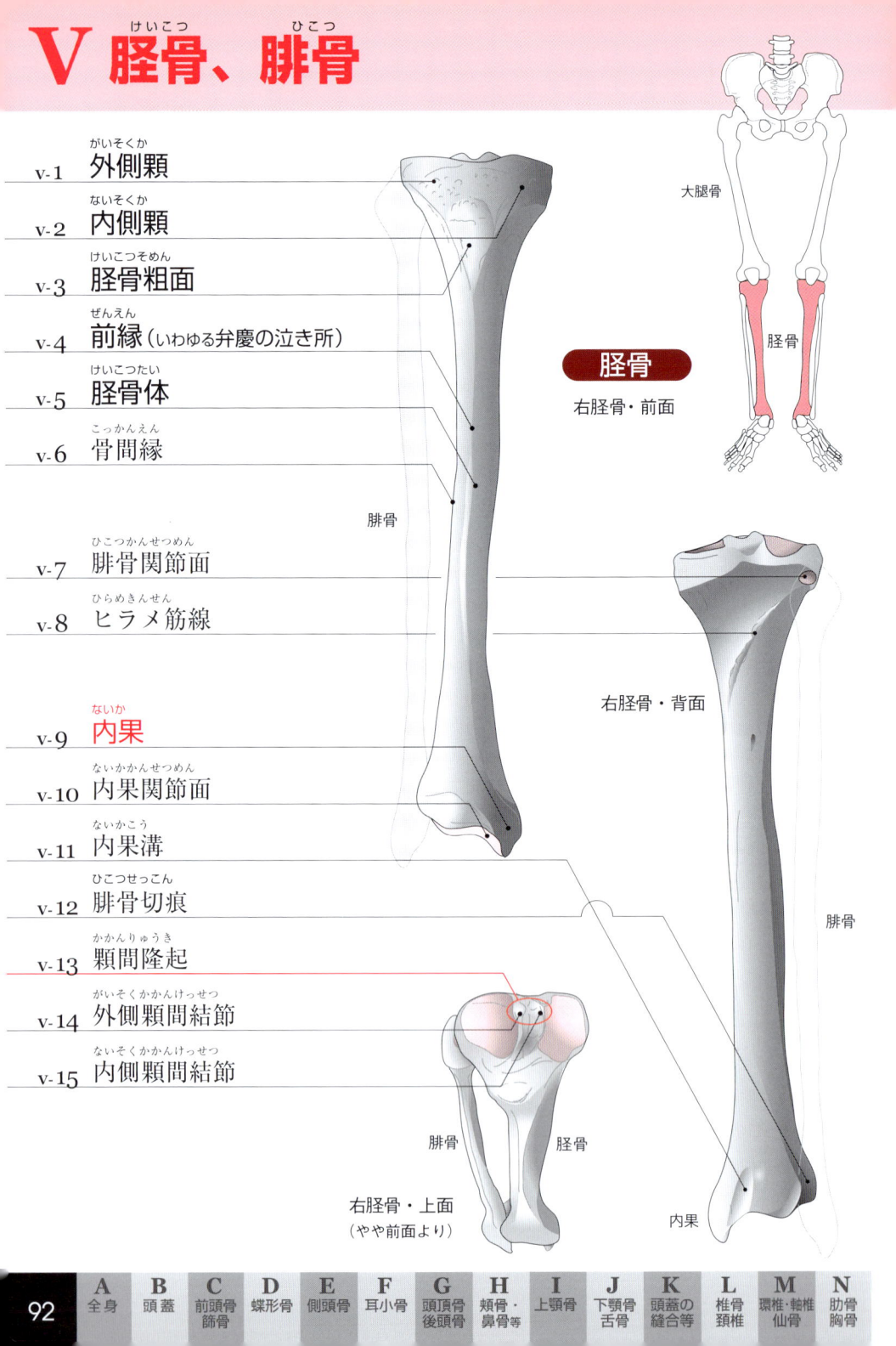

- v-1 外側顆（がいそくか）
- v-2 内側顆（ないそくか）
- v-3 脛骨粗面（けいこつそめん）
- v-4 前縁（ぜんえん）（いわゆる弁慶の泣き所）
- v-5 脛骨体（けいこつたい）
- v-6 骨間縁（こっかんえん）
- v-7 腓骨関節面（ひこつかんせつめん）
- v-8 ヒラメ筋線（ひらめきんせん）
- v-9 内果（ないか）
- v-10 内果関節面（ないかかんせつめん）
- v-11 内果溝（ないかこう）
- v-12 腓骨切痕（ひこつせっこん）
- v-13 顆間隆起（かかんりゅうき）
- v-14 外側顆間結節（がいそくかかんけっせつ）
- v-15 内側顆間結節（ないそくかかんけっせつ）

脛骨
右脛骨・前面

大腿骨
脛骨

腓骨

右脛骨・背面

腓骨
内果

腓骨　脛骨
右脛骨・上面
（やや前面より）

A	B	C	D	E	F	G	H	I	J	K	L	M	N
全身	頭蓋	前頭骨篩骨	蝶形骨	側頭骨	耳小骨	頭頂骨後頭骨	頬骨・鼻骨等	上顎骨	下顎骨舌骨	頭蓋の縫合等	椎骨頚椎	環椎・軸椎仙骨	肋骨胸骨

92

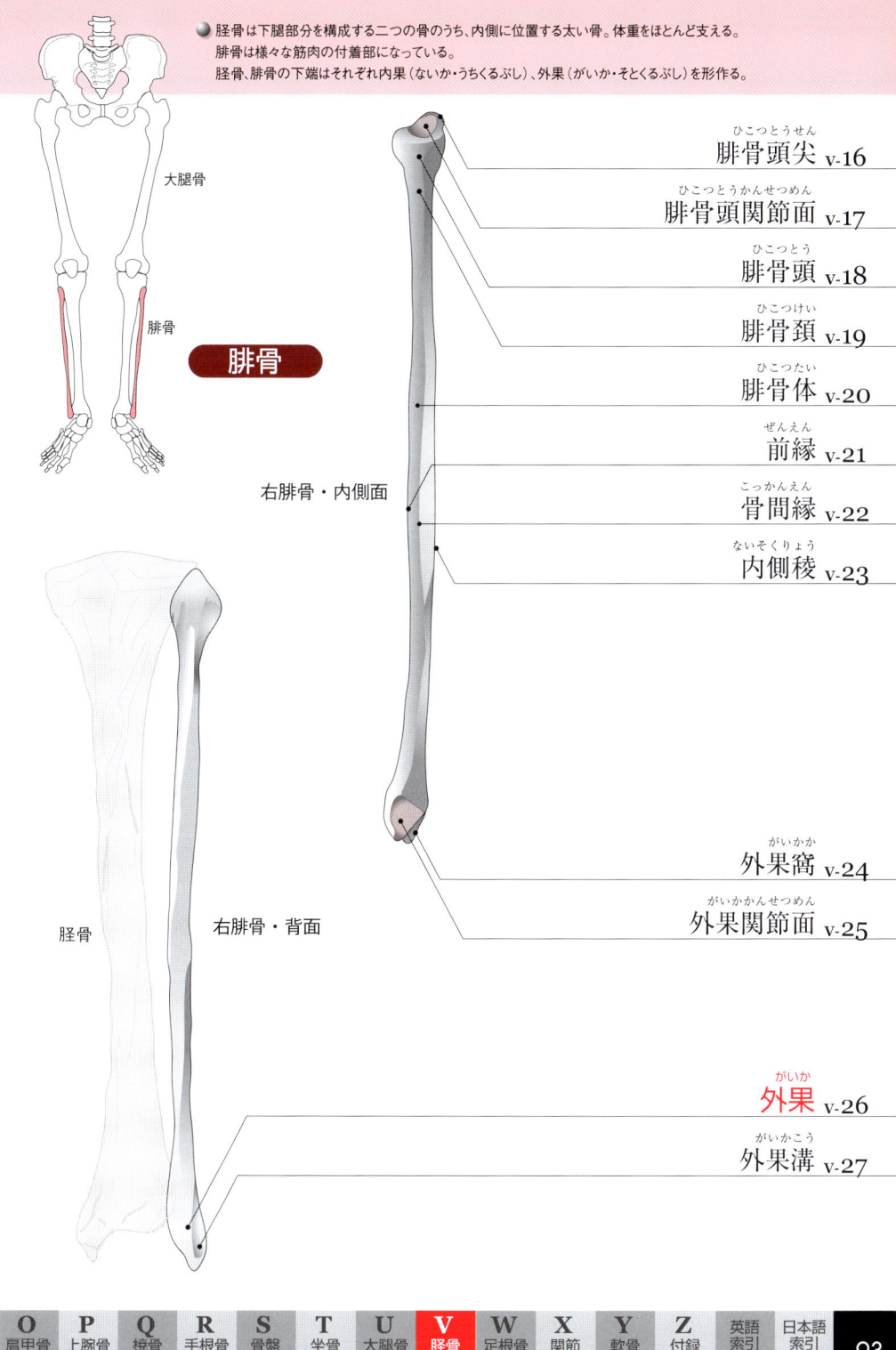

- 脛骨は下腿部分を構成する二つの骨のうち、内側に位置する太い骨。体重をほとんど支える。
- 腓骨は様々な筋肉の付着部になっている。
- 脛骨、腓骨の下端はそれぞれ内果（ないか・うちくるぶし）、外果（がいか・そとくるぶし）を形作る。

大腿骨
腓骨

腓骨

右腓骨・内側面
右腓骨・背面
脛骨

名称	読み	番号
腓骨頭尖	ひこつとうせん	v-16
腓骨頭関節面	ひこつとうかんせつめん	v-17
腓骨頭	ひこつとう	v-18
腓骨頚	ひこつけい	v-19
腓骨体	ひこつたい	v-20
前縁	ぜんえん	v-21
骨間縁	こっかんえん	v-22
内側稜	ないそくりょう	v-23
外果窩	がいかか	v-24
外果関節面	がいかかんせつめん	v-25
外果	がいか	v-26
外果溝	がいかこう	v-27

V Tibia（複数形は tibiasと tibiae　ティビィーどちらとも使う）, Fibula（複数形は fibulasと fibulae　フィビュリー どちらも用いられる）

v-1	ラテラル コンダイル	lateral condyle
v-2	ミーディアル コンダイル	medial condyle
v-3	ティビアル テューバロスィティ	tibial tuberosity
v-4	アンティアリア ボーダー	anterior border
v-5	ボディ オヴ ティービア	body of tibia
v-6	インターロスィアス ボーダー	interosseous border◆
v-7	アーティキュラ ファセット フォー フィビュラ	articular facet for fibula◆
v-8	ソリアル ライン	soleal line◆
v-9	ミーディアル マリーオラス	medial malleolus◆
v-10	アーティキュラ サーフェス オヴ ミーディアル マリーオラス	articular surface of medial malleolus
v-11	マリーオラ グルーヴ	malleolar groove
v-12	フィビュラ ノッチ	fibular notch
v-13	インターコンディラ エミネンス	intercondylar eminence
v-14	ラテラル インターコンディラ テューバクル	lateral intercondylar tubercle
v-15	ミーディアル インターコンディラ テューバクル	medial intercondylar tubercle

古代アンデスの鹿の脛骨の笛

tibia 脛骨 ラテン語 tibia ティービアには、「脛の骨」のほかに「笛」の意味もある。中国や中東、中南米の古代遺跡からも多数の鳥や種々の動物の脛骨（ないしは大腿骨や橈骨）で作られた笛が発見されいる。

◆**interosseous border 骨間縁** interoseous はラテン語 os オス「骨」に、「～の間」を意味する接頭辞 inter が付いたもの。「骨の間」の意。os ⇒ 第1章の章扉参照。

◆**articular facet for fibula 腓骨関節面**、**articular facet of head of fibula 腓骨頭関節面** 英語の articular は、ラテン語 articulus アルティクルス「小さな関節」の形容詞に由来する（⇒p.105のコラム）。 facetは、ラテン語 facies ファキエース「顔」の縮小詞、つまり「小さい顔」。facetといえば、宝石の小面、カットグラスの切子面を指す。「面」と訳される別の英語 surfaceも、やはり faciesの派生語。

◆**soleal line ヒラメ筋線** (dover sole シタビラメ、ヒラメ筋、アキレス腱)
この solealは、ラテン語 solea ソレア「靴底、サンダル」に由来。英語の sole ソウル「足底、靴底、ソール」も同根語。また、サンダルの形に似た「舌ビラメ」も英語で、sole という。それゆえ解剖学で「ヒラメ」のような「ヒラメ筋」を、soleus ソウリーアス（またはソウリアス）と呼んでいる。

◆**medial malleolus 内果**、**lateral malleolus 外果** 内果、外果とは、それぞれ内側と外側の「踝（くるぶし）」のこと。ラテン語 malleus マッレウス「ハンマー、木槌（きづち）」の縮小詞 malleolus マッレオルス「小さいハンマー」が起源。足首のくるぶしをハンマーに例えたもの。耳小骨の一つ、「槌（つち）骨」の英語名 malleus マリアスも同じ語源。ちなみに、馬上からボールを打ってゴールに入れる「ポロ」というスポーツで、プレーヤーが手にしている柄の長い木槌や、ゲートボールに似たスポーツの「クロッケー」で用いる木槌を、mallet マレット「マレット」と呼ぶが、これも malleus に由来する。また、木琴や鉄琴で使うバチもマレットという。

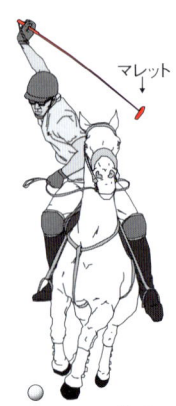

マレット

ポロ polo の選手

- 脛骨を指す一般的な英語には、shinbone **シンボウン**がある。
- 腓骨を指す英語としては、splint bone **スプリント ボウン**がある。splintとは、骨折した骨を固定するための「添え木」のこと。
- くるぶしを表わす英語には、ankle **アンクル**がある。ankle boneというと「距骨」を表わすが、実際にくるぶしを形作るのは脛骨と腓骨。

fibula 腓骨 ラテン語 fibula **フィーブラ**は、「留め金、ピン」の意。figo **フィーゴー**「結びつける」と、道具を表わす接尾辞 -bula が付いて、figibulaが生じ、これが短縮されてfibulaとなる。fibulaは、古代ギリシャやローマにおいて衣服を留めるための、種々の装飾のついたピンで、現代の「安全ピン」と仕組みが似ている。腓骨は、ちょうどピンの部分に相当する。ちなみに、figo に由来する英語には、fix **フィックス**「修理する、固定する」や fixative**フィクサティヴ**「(写真や染料の)定着剤、フィクサチーフ」がある。ギリシャ語で、「留金」を意味する語は περόνη **ペロネー**であるため、腓骨に関わる語の中には、このペロネーに由来するものもある(英語 peroneus longus **ペロウニアス ロンガス**「長腓骨筋」(fibularis longus **フィビュレイリス ロンガス**の別称)」など)。

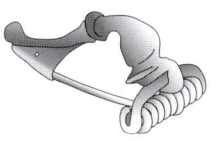

古代ローマのフィーブラの一種

腓骨関節面は「腓骨にある」関節面? それとも「腓骨に接する」関節面? **of と for**

腓骨関節面は、和名で見ると「腓骨にある」関節面なのか、「腓骨に接する」関節面なのか字面では分からない。しかし、英語名の **articular facet for fibula** を見れば、「腓骨に接する」関節面であることは明瞭。また、腓骨頭関節面も、**articular facet of head of fibula** なので「腓骨頭にある」関節面であることがすぐ判別できる。また、腓骨関節面の英語名には、fibular(**フィビュラ**) articular facet もあるが、fibular(**フィビュラ**)は、形容詞で「腓側の(つまり腓骨側の)や、腓骨の近くの」という意味で使われているので、これも区別が付く。さらに、ラテン語表記でも、腓骨関節面には facies articularis **fibularis**、つまり fibula の**形容詞**が使われているのに対し、腓骨頭関節面には、facies articularis capitis **fibulae**、つまり fibula の**属格**(属格は英語の所有格に相当)が用いられているので、「腓骨に属する」ことが分かる。和名は「腓骨関節面」をわずか5文字で表記できる簡便さがあるが、英語やラテン語表記の方が、単語が長々しくはなるが、より正確に用語を表現しているといえる。

エイペックス オヴ **ヘッド** オヴ **フィビュラ**
apex of head of fibula v-16

アーティキュラ **ファ**セット オヴ **ヘッド** オヴ **フィビュラ**
articular facet of head of fibula◆ v-17

ヘッド オヴ **フィビュラ**
head of fibula v-18

ネック オヴ **フィビュラ**
neck of fibula v-19

ボディ オヴ **フィビュラ**
body of fibula v-20

アン**ティ**アリア **ボー**ダー
anterior border v-21

インター**ロ**スィアス **ボー**ダー
interosseous border v-22

ミーディアル クレスト
medial crest v-23

ラテラル マ**リー**オラ **フォッ**サ
lateral malleolar fossa v-24

アーティキュラ **サー**フェス オヴ **ラ**テラル マ**リー**オラス
articular surface of lateral malleolus v-25

ラテラル マ**リー**オラス
lateral malleolus◆ v-26

マ**リー**オラ グ**ルー**ヴ
malleolar groove v-27

W 足根骨、趾骨

そっこんこつ　しこつ

● 足の指骨を「趾骨（しこつ）」とも表記する。
趾骨は、片足に計14個ある。第1趾のみ中節骨を欠いている。
足根骨は全部で7種類ある。

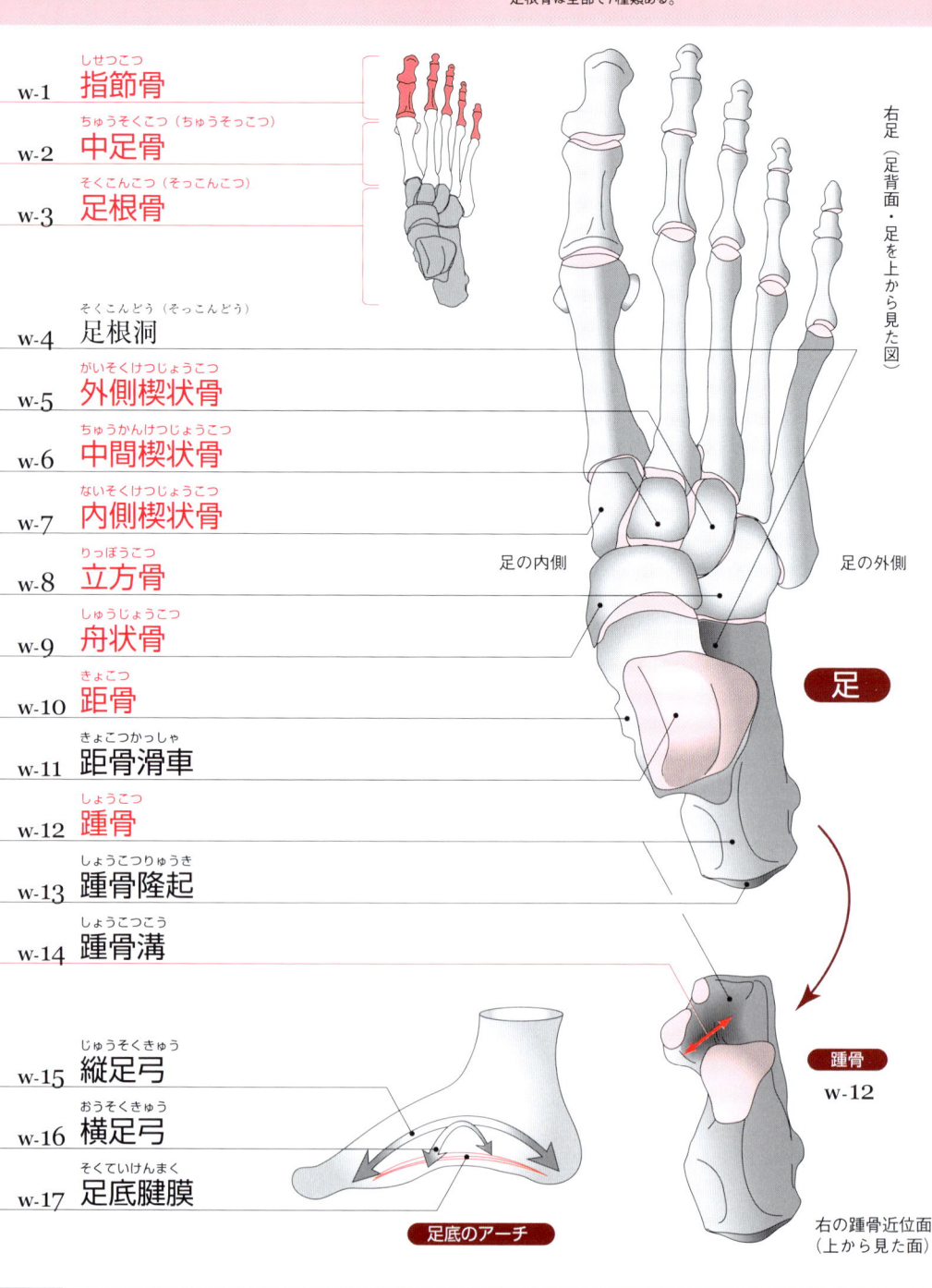

- w-1 指節骨（しせつこつ）
- w-2 中足骨（ちゅうそくこつ（ちゅうそっこつ））
- w-3 足根骨（そくこんこつ（そっこんこつ））
- w-4 足根洞（そくこんどう（そっこんどう））
- w-5 外側楔状骨（がいそくけつじょうこつ）
- w-6 中間楔状骨（ちゅうかんけつじょうこつ）
- w-7 内側楔状骨（ないそくけつじょうこつ）
- w-8 立方骨（りっぽうこつ）
- w-9 舟状骨（しゅうじょうこつ）
- w-10 距骨（きょこつ）
- w-11 距骨滑車（きょこつかっしゃ）
- w-12 踵骨（しょうこつ）
- w-13 踵骨隆起（しょうこつりゅうき）
- w-14 踵骨溝（しょうこつこう）
- w-15 縦足弓（じゅうそくきゅう）
- w-16 横足弓（おうそくきゅう）
- w-17 足底腱膜（そくていけんまく）

右足（足背面・足を上から見た図）

足の内側　　足の外側

足

足底のアーチ

踵骨 w-12

右の踵骨近位面（上から見た面）

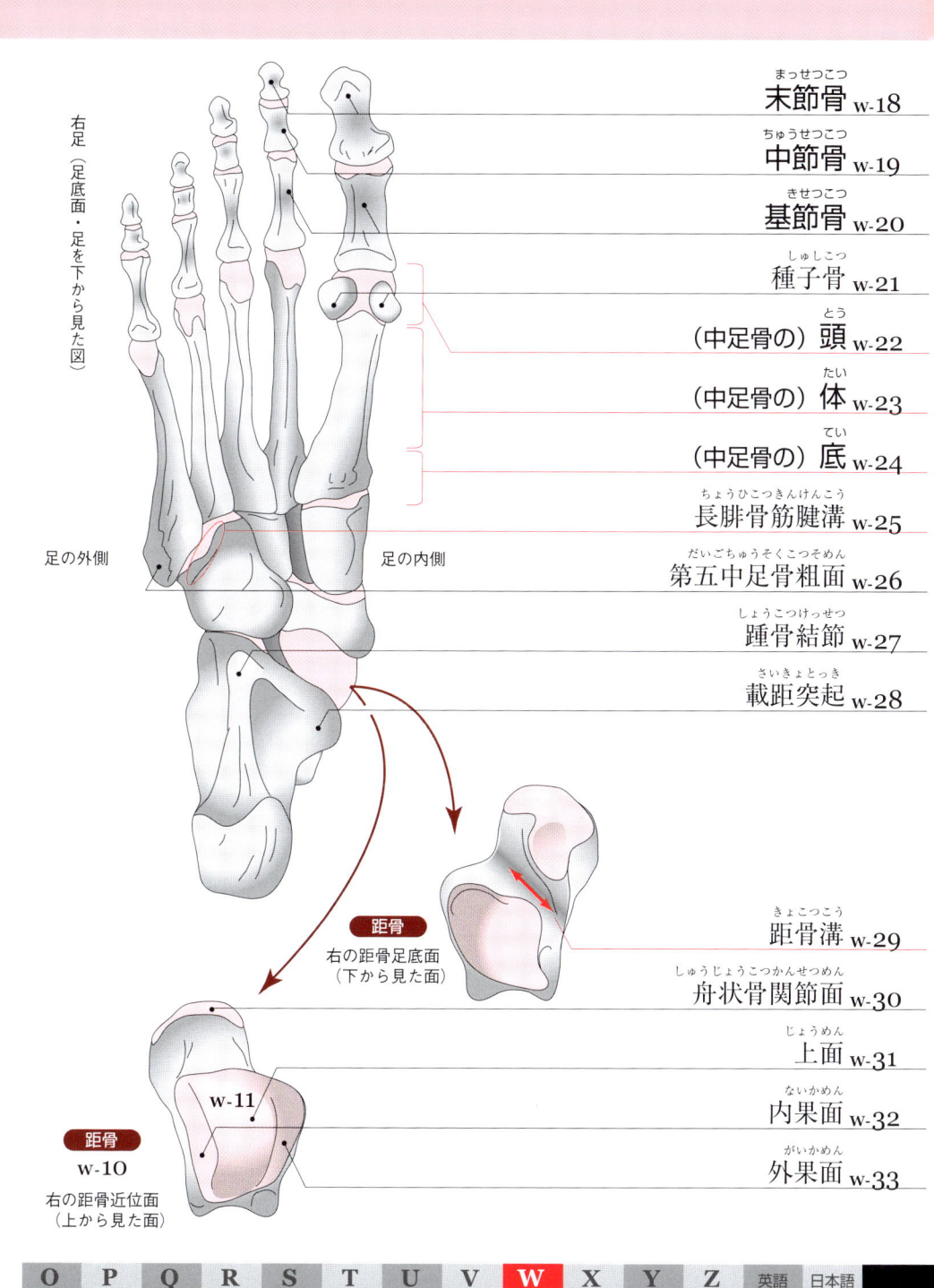

● 左下に足の弓（アーチ）の図も示しているが、この弓により、体重を分散させ、歩行時の衝撃を吸収している。
関節軟骨で覆われた部分は、ピンク色で示している。種子骨の数や発生する部位は人によって異なる。

右足（足底面・足を下から見た図）

末節骨 w-18
中節骨 w-19
基節骨 w-20
種子骨 w-21
（中足骨の）頭 w-22
（中足骨の）体 w-23
（中足骨の）底 w-24
長腓骨筋腱溝 w-25
第五中足骨粗面 w-26
踵骨結節 w-27
載距突起 w-28

足の外側　　足の内側

距骨
右の距骨足底面
（下から見た面）

距骨溝 w-29
舟状骨関節面 w-30
上面 w-31
内果面 w-32
外果面 w-33

距骨 w-10
右の距骨近位面
（上から見た面）

w-11

O	P	Q	R	S	T	U	V	W	X	Y	Z	英語索引	日本語索引
肩甲骨鎖骨	上腕骨	橈骨尺骨	手根骨指骨	骨盤	坐骨恥骨	大腿骨	脛骨腓骨	足根骨趾骨	関節	軟骨	付録		

97

W Tarsals, Phalanges of foot
ターサルズ　　　　　　　　フェイランジズ、ファランジズ

w-1	**phalanges**◆, (単)**phalanx** フェイランジズ、ファランジズ　フェイランクス、ファランクス	
w-2	**metatarsals**◆ メタターサルズ	p.76 phalangesを参照
w-3	**tarsals**◆ ターサルズ	
w-4	*sinus tarsi* サイナス　ターサイ	
w-5	**lateral cuneiform**◆ ラテラル　キューニーフォーム	
w-6	**intermediate cuneiform**◆ インターミーディイット　キューニーフォーム	
w-7	**medial cuneiform**◆ ミーディアル　キューニーフォーム	
w-8	**cuboid**◆ キューボイド	楔（くさび）
w-9	**navicular**◆ ナヴィキュラー	
w-10	**talus**◆ テイラス	楔形文字 cuneiform
w-11	**trochlea of talus**◆ トロクリア　オヴ　テイラス	
w-12	**calcaneus**◆ キャルケイニアス	
w-13	**calcaneal tuberosity** キャルケイニアル　テューバロスィティ	
w-14	**calcaneal sulcus** キャルケイニアル　サルカス	
w-15	**longitudinal arch**◆ ロンジテューディナル　アーチ	
w-16	**transverse arch**◆ トランスヴァース　アーチ	
w-17	**plantar aponeurosis**◆ プランタ　アポニューロウスィス	

◆**tarsals** 足根骨は、ギリシャ語 ταρσός タルソス「編み細工の平らなカゴ・バスケット」に由来する。この語は、*trs-「乾いた、乾かす」という印欧祖語に源を発する。カゴはチーズを「乾かす」ために使用された。（この語根からラテン語のterra テッラ「乾いた地、つまり地球」や、英語のthirst サースト「のどが乾く」が生じる）。「足底、足の裏」はそのカゴの平らな面に似ていることから。ちなみに使徒パウロの出生地の小アジアの「タルソス」の名称は、かつてペルセウスがこのタルソスの地で苦戦に遭った際、「汝、馬から降り汝の足裏（タルソス）を大地に着けるとき勝利を得られよう」との神託が与えられたという、ギリシャ神話に由来する。

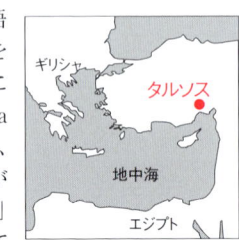

◆**metatarsals** 中足骨は、tarsalに、接頭辞 μετα– メタ〜「後の」が付いたもの。

◆**cuneiform** 楔状骨 ラテン語の cuneus クネウス「楔（くさび）」＋form「形」に由来。言語学で cuneiformは、「楔形文字」を意味する。

◆**cuboid** 立方骨 ギリシャ語の κύβος キュボス「さいころ」に -oid「〜のような」という接尾辞が付いたもの。キュボスには立方体（正六面体）の意味も生じる。英語のcubeキューブ、cubicキュービック「立方体の」も同根語。ヒトの立方骨は、かなり歪んだ立方体。

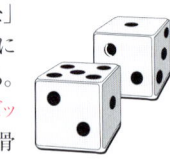

◆**navicular** 舟状骨 ラテン語名詞 navicula ナーウィクラ「小さな舟」から派生した。手にも舟状骨があるが英語名は scaphoid と異なる。ラテン語 navicula はギリシャ語 ναῦς ナウス「舟」に由来する。⇒p.100 コラム

◆**talus** 距骨 ラテン語 talus タールス「踵（かかと）、足首、距骨」。taxillus「さいころ」が縮まったもの。taxillusも立方骨と同様に「さいころ」に関係があるのだが、かつて羊の距骨、後には馬の踵骨をローマ人がさいころとして用いたことに由来すると言われる。

◆**trochlea of talus** 距骨滑車 ⇒p.68「上腕骨滑車」。

◆**calcaneus** 踵骨 ラテン語 calx カルクスは「踵（かかと）」の意。⇒右ページのコラム

◆**longitudinal arch** 縦足弓 英語の longitude ロンジ

- 踵骨を指すより一般的な英語には、heel bone **ヒール ボウン**がある。
- 距骨は ankle bone **アンクル ボウン**、つまり「くるぶしの骨」とも呼ばれる。

テュード「経度、経線、縦に走る線」の形容詞。英語 long と同じ語源。

◆**transverse arch 横足弓** transverse ⇒p.50「横突起」

◆**plantar aponeurosis 足底腱膜** plantar は「足底」を意味するラテン語に由来。鉢植え容器の planter 「プランター」とは綴りが違う。aponeurosis は、ギリシャ語 νεῦρον ネウロン「腱」に接頭辞 apo-「離れた」がついたもの。つまり腱とは離れているものの、腱を被っている膜、つまり「腱膜」を意味した。ここで使われているように元々は νεῦρον ネウロンは単に「腱」を指していたが、19世紀になって「神経細胞」を表わす用語として使用されるようになった。

◆**sesamoid bone 種子骨** ギリシャ語 σήσαμον セーサモン「ごま」から。英語の sesame セサミ「ごま」も派生語。ちなみに、子供向け教育番組 Sesame Street セサミストリートは、アラビアンナイトの「アリババと40人の盗賊」に出てくる呪文「ひらけ! ごま(Open Sesame!)」から。子供達が「新しい世界や知識の扉を開いてほしい」との願いからという。ごま栽培を広めたテキサス州のアンダーソン兄弟が街のセサミストリート(ごま通り)で、子供に人種の分け隔てない授業を行ない、それがヒントとなった番組という別の説明もある。

◆**sustentaculum tali 載距突起** ラテン語でsustentaculumは、「支えるもの、持ち上げるもの」を意味する。英語の sustain サステイン「支える、保持する」も同じ起源。

カルシウム・微分積分・踵骨
CAL-「小石」

calcaneus 踵骨の語源 calx は *KAL-「足で踏む」という印欧祖語の語幹に由来する。この語は実に様々な派生語を生み出している。calx には「足で踏まれるもの」つまり「小石、砂利」の意もある。calxは特に石灰石や白亜を指したため、英語の chalk チョーク「白墨、白亜、チョーク」が派生する。後に、石灰石を熱した石灰(lime)から発見された元素は、calcium キャルシアム「カルシウム」と命名された(接尾辞 -iumは、金属の意)。calx に指小辞 -ul が付くと calculus キャルキュラス「結石」になる。それゆえ、calcium calculus 「カルシウム結石」という用語は、語源的には「小石の小石」と言っていることになる。

さらに、小さな石を用いて数を数えることから、calculate キャルキュレイト「計算する」という語が生じた。ちなみに数学の世界では、アイザック・ニュートンの発見した「微積分法」も、結石と同じ calculus キャルキュラスと呼ばれている。

ディスタル フェイランクス
distal phalanx　w-18

ミドル フェイランクス
middle phalanx　w-19

プロキシマル フェイランクス
proximal phalanx　w-20

セサモイド ボウン
sesamoid bone◆　w-21

ヘッド
head　w-22

ボディ
body　w-23

ベイス
base　w-24

グルーヴ フォー テンダン オヴ フィビュラリス ロンガス
groove for tendon of fibularis longus　w-25

テューバロスィティ オヴ フィフス メタターサル ボウン
tuberosity of fifth metatarsal bone　w-26

キャルケイニアル テューバクル
calcaneal tubercle　w-27

サステンタキュラム テイライ
sustentaculum tali◆　w-28

サルカス テイライ
sulcus tali　w-29

ナヴィキュラ アーティキュラ サーフィス
navicular articular surface　w-30

スーピアリア サーフィス
superior surface　w-31

ミーディアル マリーオラ サーフィス
medial malleolar surface　w-32

ラテラル マリーオラ サーフィス
lateral malleolar surface　w-33

腸骨、回腸、腸閉塞のねじれた関係
ILIUM、ILEUM、ILEUS

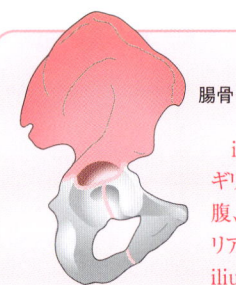

腸骨

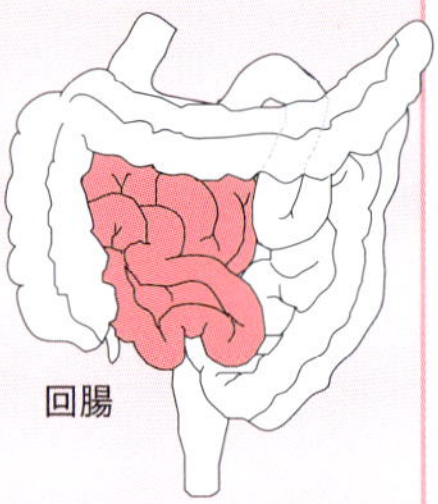

ilium イリアム「腸骨」は、ギリシャ語 ἰξύς イクシュス「脇腹、腰」が ラテン語 ilia イーリアになり、さらに変化して、ilium「腸骨」になったとする説明が、多くの辞書や解説の中でなされている。それに対し、ラテン語 ileum イーレウム「腸」と同根語（つまり、腸に接する骨）であるとする説明も多い。

医学用語には、ilium に似た英単語がある。

- ilium（英語の発音 イリアム）「腸骨」
- ileum（英語の発音 イリアム）「回腸」
- ileus（英語の発音 イリアス）「腸閉塞、イレウス」

ileum イリアムは、「回腸（小腸の最終部分）」を指す。しかも、ilium「腸骨」と、ileum「回腸」は、英語の発音は同じ。ileus イリアス「腸閉塞、イレウス（腸管が詰まった状態）」と、ileum「回腸」とは同根語で、ギリシャ語 εἰλεός エイレオス「穴、洞窟」を源とする。エイレオスは、εἰλέω エイレオー「ねじれる、巻

回腸

き上げる、詰め込む、閉じ込める」に由来。そこで、ilium「腸骨」は εἰλέω エイレオー「ねじれる」という動詞の意味から派生した、つまり腸骨が8の字に形がねじれているためという説もある。ileus「イレウス」の由来についても、一筋縄には行かない。単に「回腸」由来説のみならず、身体をねじ曲げような激しい痛みを伴うことが由来とする説あり。ilium、ileum、ileusの語源は実に話がこじれている。

ちなみに、トロイの陥落を描いたホメロス作の一大叙事詩に「イリアス」と「オデュッセイア」（紀元前8世紀後半）があるが、このイリアスとは、古代都市トロイのギリシャ名 Ἴλιος イーリオス（もしくは Ἴλιον イーリオン）のこと。イリオスをラテン名にすると Iliumとなり、「腸骨」と同じになる。ちなみに、英語では「イリアス」は、Iliad イリアドと呼ばれている。ギリシャ語イーリオスの属格に由来し、「イリアスの（歌）」の意。

舟状骨・カーナビ・オウムガイ・宇宙飛行士
NAUS-「舟」

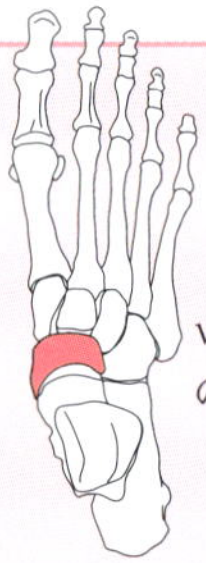

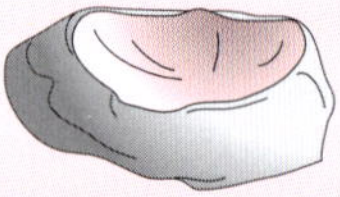

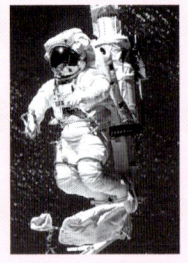

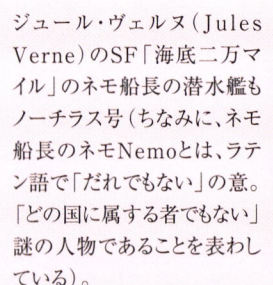

舟状骨

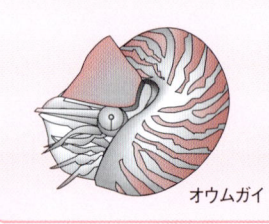

オウムガイ

舟状骨 navicular はギリシャ語の ναῦς ナウス「舟」に由来する。距骨との関節面は凹んでいて、小さな舟のような形をしている。関連語には、nausea ノースィア「船酔い、吐き気」、navigation ナヴィゲイション「航海術、操船、ナビ」（つまりカーナビの「ナビ」）、navigator ナヴィゲイタ「航海者」、さらには navy ネイヴィ「海軍」がある。またギリシャ語の「船乗り」ナウテースから、nautilus ノーティラス「オウムガイ」が派生した。

ジュール・ヴェルヌ（Jules Verne）のSF「海底二万マイル」のネモ船長の潜水艦もノーチラス号（ちなみに、ネモ船長のネモNemoとは、ラテン語で「だれでもない」の意。「どの国に属する者でもない」謎の人物であることを表わしている）。

ギリシャ神話では難破したオデュッセウスを助けたアルキヌス王の娘が Nausicaä ナウシカだが、この名前がいわば「フネ」さんなので、単に船乗りがオデュッセウスを助けたという出来事を脚色したのだという説もある。

ナウテースからは、astronaut アストロノート「宇宙飛行士」という語も生まれた。

— Chapter 5 —

関節
Joint

軟骨
Cartilage

《各国語の骨》スペイン語　HUESO（ウエーソ）

スペイン語で骨を意味する語 hueso は、ラテン語 os に由来している。この綴りの違いは、スペイン語単語の辿った歴史が関わっている。スペイン語では初期の段階で、アクセントの置かれる o が ue に変化した。それで、古スペイン語は ueso と表記していたが、u は当時、母音と子音の双方を表わしたため、ueso ウエーソ「骨」なのか、ueso ベーソ「くちづけ（現代スペイン語 beso ベーソ）」なのか判別できなかった（元々 v という文字はラテン語には存在せず、後代に u から作られた）。そのため、語頭で母音を表わす u の前には、発音しない h を付けるという慣習が生じ、今に至っている。

X 関節、靭帯

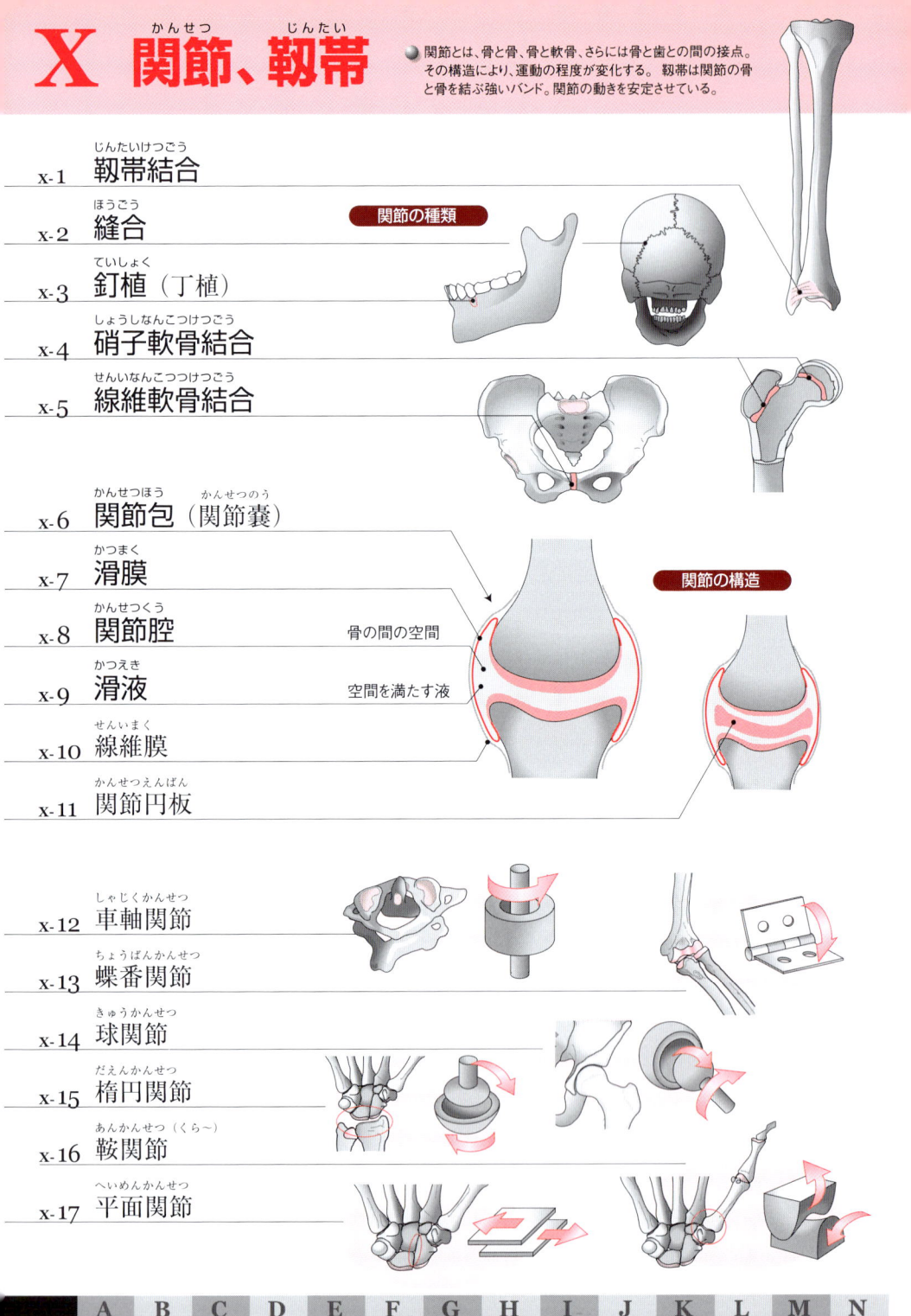

● 関節とは、骨と骨、骨と軟骨、さらには骨と歯との間の接点。その構造により、運動の程度が変化する。靭帯は関節の骨と骨を結ぶ強いバンド。関節の動きを安定させている。

関節の種類

- x-1　靭帯結合（じんたいけつごう）
- x-2　縫合（ほうごう）
- x-3　釘植（丁植）（ていしょく）
- x-4　硝子軟骨結合（しょうしなんこつけつごう）
- x-5　線維軟骨結合（せんいなんこつけつごう）

関節の構造

- x-6　関節包（関節嚢）（かんせつほう／かんせつのう）
- x-7　滑膜（かつまく）
- x-8　関節腔（かんせつくう）　骨の間の空間
- x-9　滑液（かつえき）　空間を満たす液
- x-10　線維膜（せんいまく）
- x-11　関節円板（かんせつえんばん）

- x-12　車軸関節（しゃじくかんせつ）
- x-13　蝶番関節（ちょうばんかんせつ）
- x-14　球関節（きゅうかんせつ）
- x-15　楕円関節（だえんかんせつ）
- x-16　鞍関節（くら〜）（あんかんせつ）
- x-17　平面関節（へいめんかんせつ）

A	B	C	D	E	F	G	H	I	J	K	L	M	N
全身	頭蓋	前頭骨篩骨	蝶形骨	側頭骨	耳小骨	頭頂骨後頭骨	頬骨・鼻骨等	上顎骨	下顎骨舌骨	頭蓋の縫合等	椎骨頚椎	環椎・軸椎仙骨	肋骨胸骨

● 膝関節は、人体中最大の関節。ここでは「前十字靱帯」および「後十字靱帯」のみを図示したが、他にも幾つもの靱帯によって関節面同士の位置を保ち、スムーズな下肢の運動を可能にする。足根中足関節（リスフラン関節）は足の前部の切断に、横足根関節（ショパール関節）は、足の中部の切断の際の、切断箇所となる。

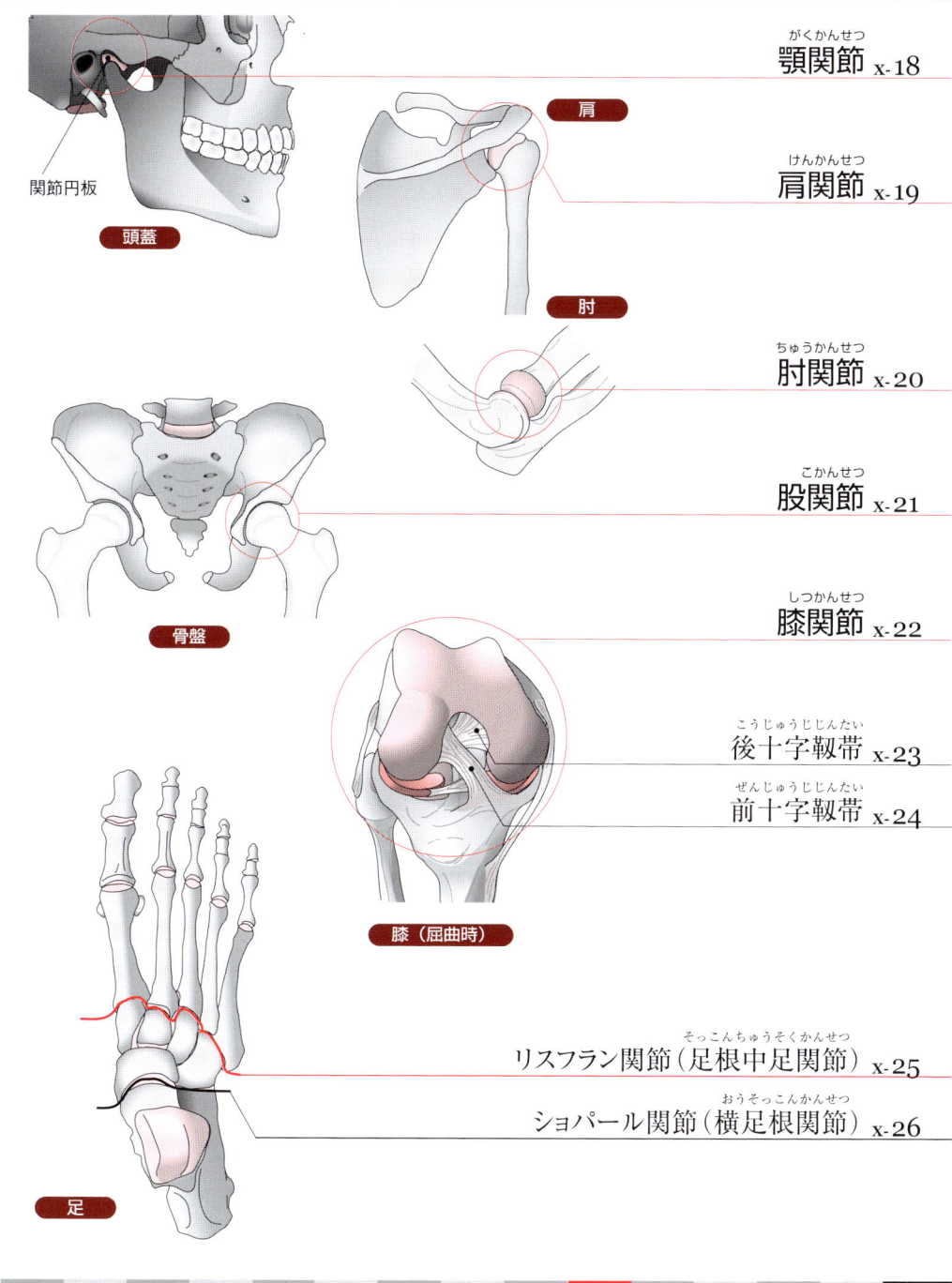

顎関節 x-18

関節円板

頭蓋

肩

肩関節 x-19

肘

肘関節 x-20

股関節 x-21

骨盤

膝関節 x-22

後十字靱帯 x-23

前十字靱帯 x-24

膝（屈曲時）

リスフラン関節（足根中足関節） x-25

ショパール関節（横足根関節） x-26

足

X Joint, Ligament
ジョイント　リガメント

x-1	**syndesmosis**◆　スィンデズ**モウ**スィス
x-2	**suture**◆　**スー**チャ（**スー**チャ）
x-3	**gomphosis**（*peg and socket joint*）◆　ゴン**フォ**シス　ペグ アンド **ソ**ケット **ジョ**イント
x-4	**synchondrosis**◆　スィンコン**ドロ**ウスィス
x-5	**symphysis**◆　ス**ィン**フィスィス
x-6	**joint capsule**　**ジョ**イント　**キャ**プセル
x-7	**synovial membrane**◆（*synovium*）　スィ**ノ**ウヴィアル　**メン**ブレイン　スィ**ノ**ウヴィアム
x-8	**articular cavity**　アー**ティ**キュラ　**キャ**ヴィティ
x-9	**synovial fluid**◆（*synovia, joint oil*）　スィ**ノ**ウヴィアル　フ**ルー**イド　スィ**ノ**ウヴィア　**ジョ**イント **オ**イル
x-10	*fibrous layer*（*of joint capsule*）　**ファ**イブラス　**レ**ヤ
x-11	*articular disk*　アー**ティ**キュラ　**ディ**スク
x-12	*pivot joint*◆（*trochoid ~*）　**ピ**ヴォット　**ジョ**イント　ト**ロ**コイド
x-13	*hinge joint*◆（*ginglymus*）　**ヒ**ンジ　**ジョ**イント　**ジ**ングリマス
x-14	*ball and socket joint*（*spheroidal ~*）　**ボ**ール　アンド　**ソ**ケット　**ジョ**イント　スフィー**ロ**イダル
x-15	*condylar joint*◆（*ellipsoid ~*）　**コ**ンディラ　**ジョ**イント　イ**リ**プソイド
x-16	*saddle joint*　**サ**ドル　**ジョ**イント
x-17	*plane joint*（*gliding ~*）　プ**レ**イン　**ジョ**イント　グ**ラ**イディング

◆**syndesmosis** 靱帯結合「共に」を意味する接頭辞 -syn に、ギリシャ語 δεσμός デスモス「帯、バンド、靱帯」に由来。「靱帯学」のことを desmology デスモロジ という。ちなみに、中新世に水辺に暮らしていたカバに似た絶滅した哺乳類 desmostylus「デスモスチルス」は、柱を束ねたような歯をしていることから命名された（desmos と ギリシャ語の stylos ステューロス「柱」の合成語⇒p.72「茎状突起」）。

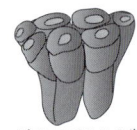

◆**suture** 縫合　ラテン語 sutura スートゥーラ「縫い合わせること」に由来。⇒p.44「縫合」参照

◆**gomphosis**（**peg and socket joint**）釘植　ギリシャ語 γόμφος ゴムフォス「釘」に由来する。pegは英語で「釘、テントの杭」の意。デスモスチルスと同時期に棲息した古代の大型のゾウ Gomphoterium「ゴンフォテリウム」も、ギリシャ語のゴムフォスに由来する。

デスモスチルスの歯

関節炎と節足動物、記事と算数
ARTHRO-「関節」

関節炎を意味する英語 arthritis アースライティスは、ギリシャ語 ἄρθρον アルトロン「関節、（枝や葉の）付け根」に由来する。このアルトロンから、本書にたびたび登場する articular アーティキュラ「関節の」という形容詞が生じた。

アルトロンに「足」を意味するギリシャ語 πούς プースが付くと、arthropod アースロポッド「節足動物」となる。節足動物のカニ、クモ、昆虫はみな足が節に分かれ、関節を持つ。

このアルトロンに指小辞 -cle がついた英語が article アーティクル「条項、箇条書き、記事」。話を「節に区分したもの」。文法用語の article「冠詞」という言葉の歴史はそれより古く、B.C.100頃、哲学者ディオニュシオス・トラクスが、後代の文法学に大きな影響を与えた「文法術」の中で8品詞を立て、冠詞と指示代名詞を「言葉と言葉の関節」アルトロンと分類したことに由来する。

ちなみに、綴りが似ている arithmatics アリスマティックス「算数」も、さらにさかのぼると印欧祖語の *ar-「共に合わせる」から派生した意味の「数える」に由来する同じ語源の言葉である。

関節を意味する joint は、英語の join ジョイン「加わる」とも同根語。さらにさかのぼれば、頬骨 zygomatic boneとも語源が同じ。ligament 靱帯という語の語源に関しては、p.90「大腿骨頭窩」を参照せよ。

- **synchondrosis 硝子軟骨結合** ギリシャ語 χόνδρον コンドロン「穀粒、麦粉、軟骨」に由来。chondroma コンドロウマ「軟骨腫」、細胞小器官の mitochondrion マイトコンドリオン「ミトコンドリア」も類語（mito-は「糸」の意。）。顕微鏡下で発見された時、糸状の粒に見えたため。英語では単数形がミトコンドリオンで、複数でミトコンドリアになる。

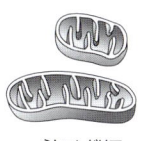

ミトコンドリア

- **symphysis 線維軟骨結合** p.86「恥骨結合面」を参照
- **joint capsule 関節包（関節嚢）** ラテン語 capsula カプスラ「小さな入れ物」に由来。
- **synovial membrane (synovium) 滑膜、synovial fluid (synovia) 滑液** ラテン語 synovia シュノーウィア「滑液」に由来。これはさらに、ラテン語 ovum オーウム「卵」に由来（⇒p.16「卵円孔」を参照）。この命名は、16世紀の医師パラケルススによるが、彼は滑液に限らず体内の諸器官の中の液体をも指すのに用いた。それら諸器官の「栄養液」の意。とはいえ、卵の白身のような液体という意味でもその名が呼ばれていると考えられている。
- **pivot joint (trochoid〜) 車軸関節** 英語pivot ピヴォットは、「軸」の意。pipe パイプ や pin ピンとも類語。trochoidは、ギリシャ語の τροχός トロコス「車輪、輪」に由来。⇒p.68「上腕骨滑車」
- **hinge joint (ginglymus) 蝶番関節** 英語の hinge ヒンジは、「蝶番、ちょうつがい」の意。hang ハング「吊るす」とも類語。
- **condylar joint (ellipsoid 〜) 楕円関節** condylar は、ギリシャ語 κόνδυλος コンデュロス「指のつけねの関節、つまりゲンコツ」に由来する。⇒p.69「上腕骨顆」を参照せよ。
- **temporomandibular joint (TMJ) 顎関節** jaw joint ともいう。temporo-「側頭骨の」＋ mandibular「下顎骨の」。
- **glenohumeral joint 肩関節** shoulder joint ともいう。ギリシャ語の γλήνη グレーネーは「眼球」の意。転じて「浅いくぼみ」そして「関節窩」。
- **elbow joint (cubital 〜) 肘関節** cubital joint の語源ついては ⇒p.73「尺骨、キュビト」のコラムを参照せよ。
- **Lisfranc joints (tarsometatarsal joints) リスフラン関節（足根中足関節）** リスフラン（Jacques Lisfranc）は、パリの外科医（1790-1847）。彼は、この中足の切断法の他にも数多くの新しい手術法をあみ出した。
- **Chopart joints (transverse tarsal joints) ショパール関節（横足根関節）** ショパール（François Chopart）も、フランスの外科医（1743-1795）。

temporomandibular joint (TMJ) テンポロマンディビュラ ジョイント x-18

glenohumeral joint グリーノヒューマラル ジョイント x-19
※shoulder joint ともいう

elbow joint (cubital 〜) エルボウ ジョイント キュービタル 〜 x-20

hip joint (coxa) ヒップ ジョイント コクサ x-21

knee joint ニー ジョイント x-22

posterior cruciate ligament ポスティアリア クルーシイット リガメント x-23

anterior cruciate ligament アンティアリア クルーシイット リガメント x-24

Lisfranc joints (tarsometatarsal joints) リスフラン ジョインツ ターソメタターサル ジョインツ x-25

Chopart joints (transverse tarsal joints) ショパー ジョインツ トランスヴァース ターサル ジョインツ x-26

Y 軟骨(なんこつ)

● 軟骨は細胞の間の部分（細胞間質）によって、硝子軟骨、弾性軟骨、線維軟骨に区分される。細胞間質中にはほとんど血管や神経が存在しない。

- Y-1 硝子軟骨(しょうしなんこつ)
- Y-2 弾性軟骨(だんせいなんこつ)
- Y-3 線維軟骨(せんいなんこつ)

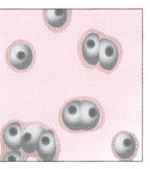

青白い・石灰化する
関節軟骨、肋軟骨
気道、骨端軟骨等

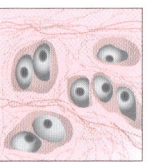

黄色い・石灰化せず
強さと弾力性がある
多量の弾性線維と
わずかの膠原線維
耳介、喉頭蓋等

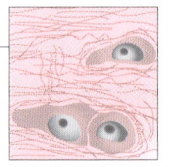

膠原線維が多く
細胞少ない・強く硬い
椎間円板の線維輪
恥骨結合等

- Y-4 肋軟骨(ろくなんこつ) — ピンク色で図示した部分 → 胸郭
- Y-5 椎間円板(ついかんえんばん)
- Y-6 線維輪(せんいりん)
- Y-7 髄核(ずいかく) — 腰椎
- Y-8 Y字軟骨(わいじなんこつ) — 腸骨／恥骨／坐骨／成人前の寛骨
- Y-9 外側半月(がいそくはんげつ)
- Y-10 内側半月(ないそくはんげつ) — 脛骨の上面
- Y-11 耳介軟骨(じかいなんこつ)
- Y-12 外耳道軟骨(がいじどうなんこつ)
- Y-13 耳管軟骨(じかんなんこつ) — 外耳〜内耳の前頭断面／鼻咽頭

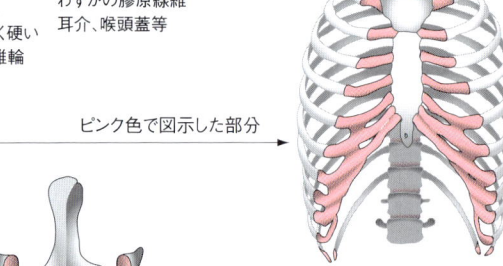

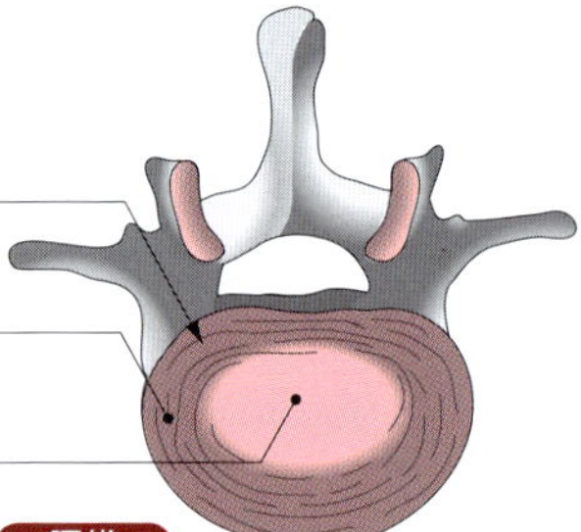

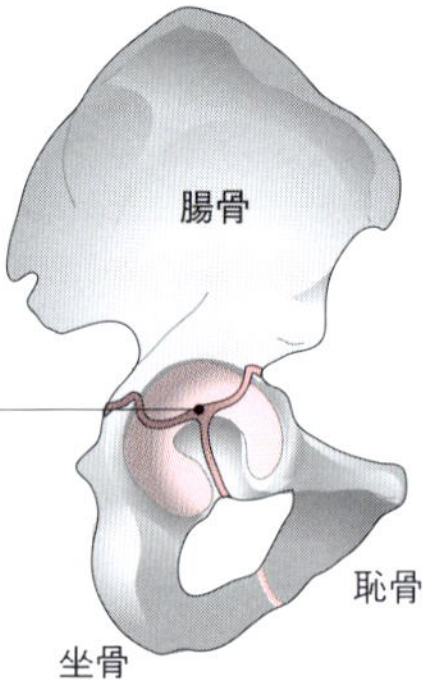

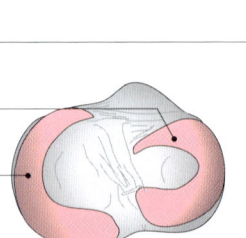

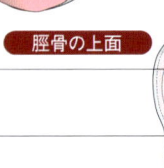

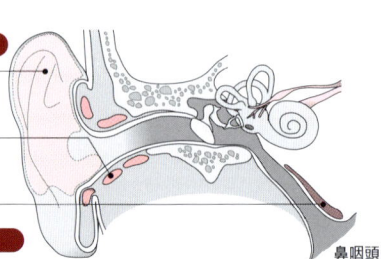

A	B	C	D	E	F	G	H	I	J	K	L	M	N
全身	頭蓋	前頭骨 篩骨	蝶形骨	側頭骨	耳小骨	頭頂骨 後頭骨	頬骨・鼻骨等	上顎骨	下顎骨 舌骨	頭蓋の縫合等	椎骨 頚椎	環椎・軸椎 仙骨	肋骨 胸骨

● 鼻の隆起は途中までは鼻骨で、残りが鼻軟骨。外側に出ている「小鼻（鼻翼）」には、軟骨だけでなく結合線維の部分があり鼻の穴を広げることを可能にしている。「喉頭蓋」は、食物が通る時ちょうど蓋をして、食物が喉頭、気管の方に入らないように働く。声帯は「披裂軟骨」と向かい側の「甲状軟骨」の間に張られている。

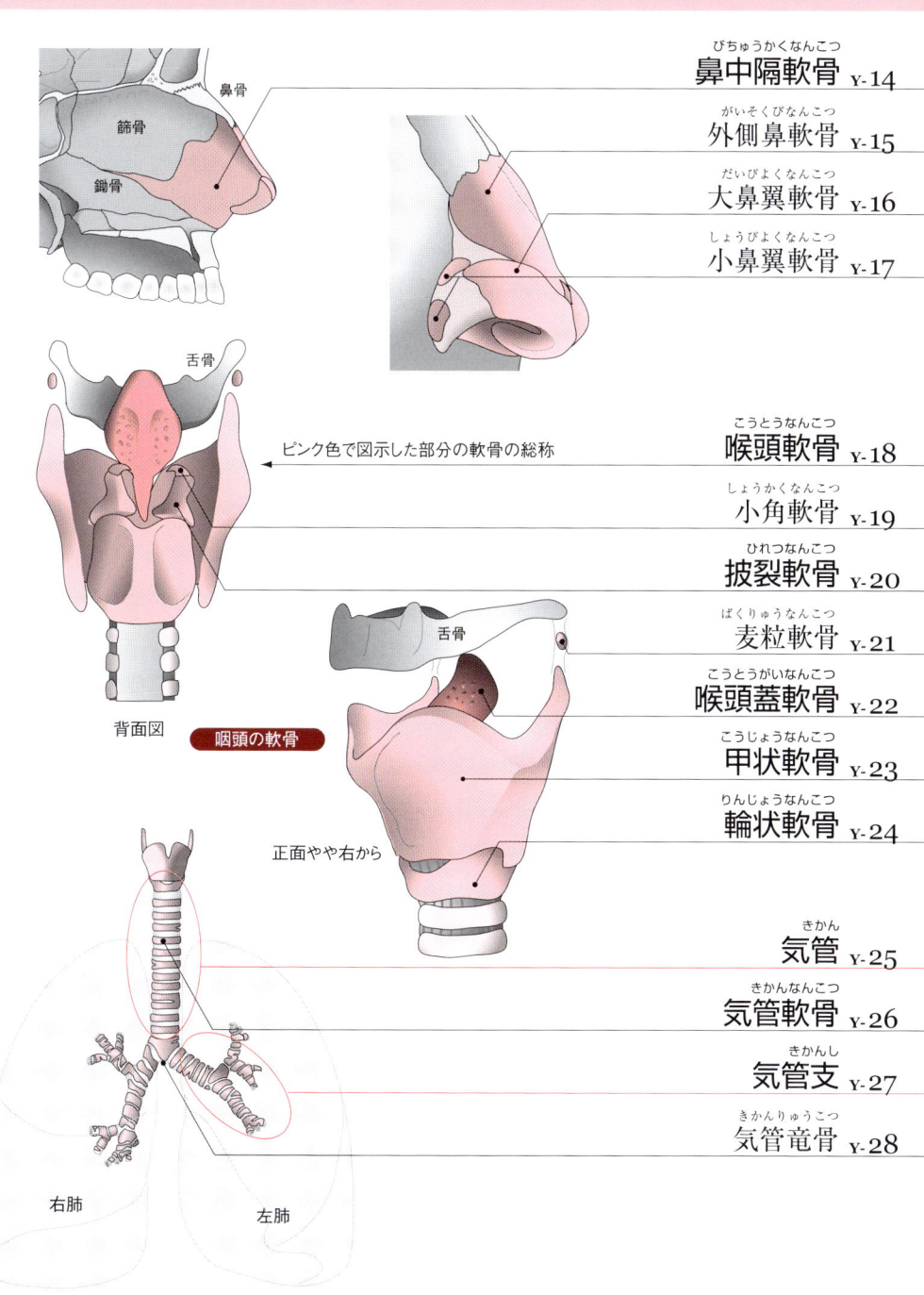

鼻骨
篩骨
鋤骨

鼻中隔軟骨 Y-14
外側鼻軟骨 Y-15
大鼻翼軟骨 Y-16
小鼻翼軟骨 Y-17

舌骨

ピンク色で図示した部分の軟骨の総称 → 喉頭軟骨 Y-18

小角軟骨 Y-19
披裂軟骨 Y-20

舌骨

麦粒軟骨 Y-21
喉頭蓋軟骨 Y-22
甲状軟骨 Y-23
輪状軟骨 Y-24

背面図
咽頭の軟骨
正面やや右から

気管 Y-25
気管軟骨 Y-26
気管支 Y-27
気管竜骨 Y-28

右肺　左肺

Y Cartilage
カーティリッジ

Y-1 hyaline cartilage♦
ハイアライン（ハイアリン）カーティリッジ

Y-2 elastic cartilage♦
イラスティック カーティリッジ

Y-3 fibrous cartilage♦
ファイブラス カーティリッジ

Y-4 costal cartilage♦
コスタル カーティリッジ

Y-5 intervertebral disk♦
インターヴァーテブラル ディスク

Y-6 fibrous ring
フィブラス リング

Y-7 vertebral pulp♦
ヴァーテブラル パルプ

※hypsiloidの語源は、p.41のコラム参照

Y-8 Y cartilage (Y-shaped ~, hypsiloid ~)
ワイ カーティリッジ（ワイ シェイプト～, ヒュプスィロイド～）

Y-9 lateral meniscus♦
ラテラル メニスカス

Y-10 medial meniscus♦
ミーディアル メニスカス

Y-11 auricular cartilage
オーリキュラ カーティリッジ

Y-12 cartilage of acoustic meatus
カーティリッジ オヴ アクースティック ミータス

Y-13 cartilage of auditory tube
カーティリッジ オヴ オーディトリ テューブ

◆**cartilage 軟骨** ラテン語 cartilago カルティラーゴー「軟骨」から。さかのぼるとギリシャ語 κάρταλοs カルタロス「枝で編んだとがった底のカゴ」に、また英語 hurdle ハードル「枝で組んだ一時的な垣、障害物」と関係がある。

◆**hyaline cartilage 硝子軟骨** ギリシャ語 ὕαλοs ヒュアロス「ガラス、結晶」に由来。眼球のガラス体液から発見された、やはりガラスのように透明なゲル状の水溶液となる多糖類の hyaluronic acid ハイアルーロニック アスィッド「ヒアルロン酸」も、やはり「ガラス」に由来。

◆**elastic cartilage 弾性軟骨** yellow cartilage とも呼ばれる。elastic は、ギリシャ語 ἐλαστόs エラストス「引き延ばしやすい、展性のある」より。この語の名詞形の ἔλασμα エラスマ「金属板」から、板状の鰓を持つサメやエイなどの軟骨魚類を指す elasmobranch イラスモブランク「板鰓類（ばんさいるい）」という言葉が生じた。。branchは、「鰓（えら）、気管支」の意。

◆**fibrous cartilage 線維軟骨** fiber ファイバー「繊（線）維」の形容詞。ラテン語 fibra フィブラ「糸」に由来。

◆**costal cartilage 肋軟骨** costal は、ラテン語 conta コスタ「肋骨」に由来。costaに関しては⇒p.59のコラム参照

◆**intervertebral disk 椎間円板** 接頭辞 inter-「～の間」vertebra「椎骨」。diskは、ギリシャ語 δίσκοs ディスコス「円盤、皿」より。disk jockey「ディスク ジョッキー」という時の disk は、「レコード」を指している。discus ディスカス「円盤投げの円盤」も類語。

◆**vertebral pulp 髄核** ラテン語 pulpa プルパ「果肉、肉、草木の髄」に由来。歯科では pulp パルプは「歯髄」を指す。「軟らかい、どろどろしたもの」という意味から、木材を砕いてどろどろにした紙の原料の「パルプ」も表わすようになる。

歯髄 pulp

◆**meniscus 半月** ギリシャ語 μηνίσκοs メーニスコス「三日月」より。試験管に液体を入れた時の、半月状の液面も英語で meniscus ミニスカス「メニスカス」という。また、メガネやカメラの半凸半凹形のレンズも meniscus。メーニスコスはさらに、ギリシャ語 μήν メーン「月」に由来。menses メンスィーズ「月経」もラテン語を介した派生語。さらに、英語の moon ムーン「月」や、month マンス「暦の月」も、さかのぼれば同じ語源である。

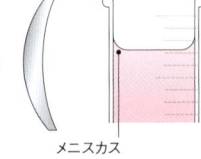

メニスカス

A	B	C	D	E	F	G	H	I	J	K	L	M	N
全身	頭蓋	前頭骨 篩骨	蝶形骨	側頭骨	耳小骨	頭頂骨 後頭骨	頬骨・鼻骨等	上顎骨	下顎骨 舌骨	頭蓋の縫合等	椎骨 頸椎	環椎・軸椎 仙骨	肋骨 胸骨

- 鼻中隔軟骨を表わす英語は、septal nasal cartilage の他に、単に septal cartilage や、cartilage of nasal septum、quadrangular cartilage（つまり「四角形の軟骨」の意）といった呼び方もある。外側鼻軟骨も、lateral process of septal nasal cartilage とも言われる。

- ◆**cartilages of larynx** 喉頭軟骨　ギリシャ語 λάρυγξ **ラ**リュンクス「喉頭」に由来。
- ◆**arytenoid cartilage** 披裂軟骨　ギリシャ語 ἀρύταινα アリュ**タイ**ナ「柄杓（ひしゃく）、しゃもじ」に由来。
- ◆**triticeal cartilage** 麦粒軟骨　ラテン語 triticum ト**リー**ティクム「小麦」。植物学では、コムギ属を *Triticum* という。
- ◆**epiglottic cartilage** 喉頭蓋軟骨　ギリシャ語 γλῶσσα グ**ロー**ッサ「舌」から、ギリシャ語 γλωττίς グロー**ッティ**ス「声門」が派生し、これに接頭辞 epi-「～の上」が付いたもの。
- ◆**cricoid cartilage** 輪状軟骨　ギリシャ語 κρίκος ク**リ**コス「指輪、輪」に由来。ラテン語 circus キルクスの類語。⇒p.72「関節環状面」
- ◆**trachea** 気管　ギリシャ語 τραχύς トラー**キュ**ス「粗い、ざらざらした、ごつごつした」に由来する。ちなみに、結膜に「ブツブツ」が出来る角結膜炎を trachoma トラ**コウ**マ「トラコーマ、トラホーム」という。
- ◆**bronchus** 気管支　bronchia（ブロンキア）ともいう。ギリシャ語 βρόγχος ブ**ロン**コス「喉（のど）、気管」に由来。
- ◆**carina** 気管竜骨　ラテン語 carina カ**リー**ナ「竜骨、船」に由来。竜骨とは、船首から船尾を通る船の「背骨」。

セプタル　ネイザル　カーティリッジ
septal nasal cartilage Y-14

ラテラル　カーティリッジ　オヴ　ノウズ
lateral cartilage of nose Y-15

メイジャー　エイラ　カーティリッジ
major alar cartilage Y-16

マイナー　エイラ　カーティリッジ
minor alar cartilage Y-17

カーティリッジィズ　オヴ　ラリンクス
cartilages of larynx◆ Y-18

コーニキュレイト　カーティリッジ
corniculate cartilage Y-19

アライティーノイド　カーティリッジ
arytenoid cartilage◆ Y-20

トリティスィーアル　カーティリッジ
triticeal cartilage◆ Y-21

エピグロティック　カーティリッジ
epiglottic cartilage◆ Y-22

サイロイド　カーティリッジ
thyroid cartilage◆ Y-23

クライコイド　カーティリッジ
cricoid cartilage◆ Y-24

トラキーア（トレイキア）
trachea◆ Y-25

トラキーアル　カーティリッジ
tracheal cartilage Y-26

ブロンカス　ブロンカイ
bronchus, (複)*-chi*◆ Y-27

カライナ
carina◆ Y-28

甲状軟骨とローマ軍の盾とチロキシン
THYRO-「ドア」

　甲状軟骨を意味する **thyroid cartilage** の thyroid は、ギリシャ語 θύρα テュラ「扉」に eidos「～のような」が付いたもの。古代ローマ兵の持つ扉のような大形の盾を、ギリシャ語では θυρεός テュレオス、つまりテュラ「扉」の eidos「～のような」と呼んだ。ギリシャ語 テュラは、さかのぼれば英語の door ドアとも同じ起源である。日本語名の漢字「甲」は亀の甲羅、甲冑（かっちゅう）の意。

　この甲状軟骨に近いところにある腺は、イギリスの解剖学者トーマス・ウォートン（Thomas Wharton）によって、thyroid **サイロイド**「甲状腺」（もしくは、thyroid gland **サイロイド グランド**）と命名された。さらに、甲状腺から分泌される細胞の成長及び新陳代謝を促進させるホルモンも、thyroxin **サイロクスィ**ン「チロキシン」という。

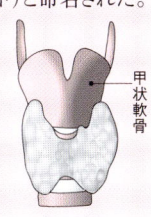

甲状軟骨
甲状腺 thyroid
古代ローマ軍の thyra 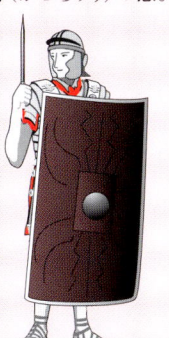
ラテン語では scutum

覚えておくと便利な接頭辞

ここでは、ギリシャ語は赤、ラテン語は黒で表記しいる。

解剖学用語に限らず学術用語においては、ギリシャ語、およびラテン語の接頭辞を用いて新たな合成語が次々とつくられている。これらはギリシャ語やラテン語においては、前置詞としても使われている。

以下に示す接頭辞は、特に方向に関連した接頭辞である。

以下に示している接頭辞の語義はあくまで代表的なもので、他にも違う意味として使われることがある。用例を（ ）の中で示した。発音のカタカナ表記は、すべて英語における発音である。

「〜に対して、反対して」
anti-(ἀντι-)アンティ
(antagonism アンタゴニズム「反作用、拮抗作用」)
contra- コントラ, **ob-** オブ
(contrast コントラスト「対比」)

「〜上方へ、再び、ばらばらに」
ana-(ἀνα-)アナ
(anatomy アナトミ「解剖」)

「〜上へ、過剰に」
hyper-(ὑπερ-)ハイパー (ヒュペル)
(hypertension ハイパーテンション「高血圧」)
super- スーパー
(superficial スーパーフィシャル「表面的な」)

「〜を通って、完全に」
dia-(διa-)ダイア (ディア)
(diameter ダイアミタ「直径」、dialysis ダイアリシス「透析」)
per- パー
(perforation パーフォレイション「穿孔」、perfect パーフェクト「完全な」)

「離れて」
apo-(ἀπο-)アポ
(apoplexy アポプレクスィ「卒中」)
ab- アブ (abductor アブダクタ「外転筋」)

「〜共に」
syn-(συν-)スィン
(synthesis スィンセスィス「合成」)
con- コン
(condition コンディション「条件反射」)

「〜上の、」
epi-(ἐπι-)エピ
(epidemic エピデミック「流行病」)

「〜から出て」
ec-(ἐκ-)エク, **ex-**(ἐξ-)エクス
(exodic イクソディック「遠心性」)
ex- エクス
(excretion エクスクレション「排出、排泄物」)

「〜の中に」
εν- エン
(enchephalitis エンセファライティス「脳炎」)
in- イン

「〜の中へ」
eis-(εἰς-)アイス (エイス)
(eisodic アイソディック「求心性の」)

「〜下に、欠乏の」
hypo-(ὑπο-)ハイポ (ヒュポ)
(hypotension ハイポテンション「低血圧」)
(hypothalamus「視床下部」ハイポウサラマス)
sub- サブ
(subdural サブデューラル「硬膜下の」)

「〜の傍らに、そばに」
para-(παρα-)パラ
(parasite パラサイト「寄生虫」)
juxta- ジャクスタ
(juxtaepiphysial ジャクスタエピフィジアル「骨端近傍」)

「〜に向かって、前に」
pros-(προς-)プロス
(prosthesis プロススィースィス「プロテーゼ、人工器官、義歯」)
ad- アド (aditus アディタス「入り口」)

「〜の下方へ」
cata-(κατα-)カタ
(catalase キャタレイス「カタラーゼ」)
de- デイ (descending ディセンディング「下降性の」)

「〜の周りに」
peri-(περι-)ペリ
(pericardium ペリカーディアム「心膜」)
ambi- アンビ (ambulance アンビュランス「救急車」)

「前に」
pro-(προ-)プロ (prognosis プログノウスィス「予後、予想」)、
prostate プロステイト「前立腺」)
ante- アンテ (anteflex アンティフレックス「前屈」)

「後に、変わって」
meta-(μετα-)メタ (metabolism メタボリズム「代謝」)
post- ポウスト (postcibal ポウストサイバル「食後の」)

※syn-や、con-、en-、in-は、bやp、mではじまる単語の前ではnがmに変わる。con- + pact ⇒ compact。
（語源的には、com- は 印欧祖語の *kom に由来すると考えられている。）
con- は、続く単語が母音の場合、co- になる。con- + enzyme ⇒ coenzyme

─ Chapter 6 ─

付録
Appendix

（ⅰ）骨に関わる単語集（病名・比較解剖学等）
（ⅱ）ラテン語と英語で大きく異なる語
（ⅲ）難読用語集

《各国語の骨》 **スワヒリ語 mfupa** (ムフーパ)

スワヒリ語の「骨」mfupa ムフーパは、複数形が mifupa ミフーパになる。このようにスワヒリ語は、複数単数の区別が語頭で行なわれるという欧米人の常識を覆す変化がなされる。さらにスワヒリ語の特徴は、名詞が語頭の形で大きく分類される事である。m-、mi- と変化するグループは、「体の一部」を表わす言葉が多い（例:mdomo ムドーモ「口」、mkono ムコーノ「手」）。例えば、「物」を表わす ki-、vi- グループ（kivanda キバンダ「小屋」）、「人間や動物」を表わす m-、wa-（mtoto ムトート「子供」、mjapani ムジャパニ「日本人」、日本人達は wajapani ワジャパニ）など語頭が変化している。

Z 骨に関わる単語集（病名・比較解剖学等）

- z-1 骨細胞（こつさいぼう）
- z-2 骨芽細胞（こつがさいぼう）
- z-3 破骨細胞（はこつさいぼう） 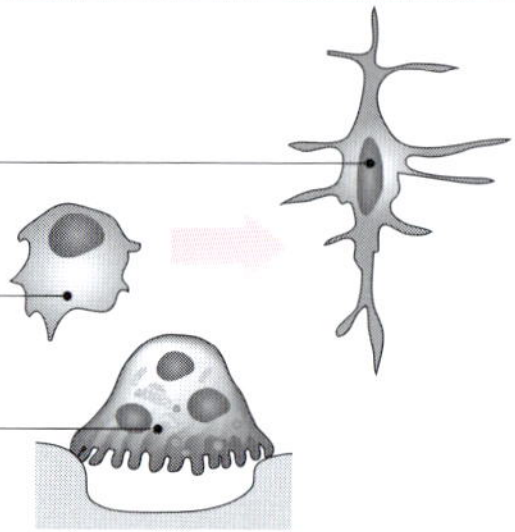
- z-4 骨単位（こつたんい） 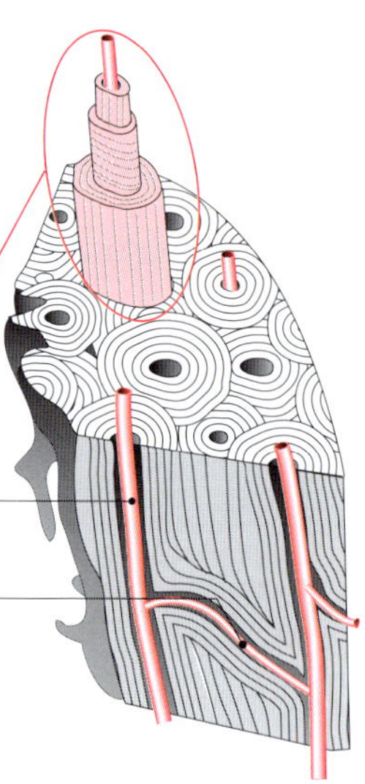
- z-5 ハヴァース管（中心管）（ちゅうしんかん）
- z-6 フォルクマン管（貫通管）（かんつうかん）
- z-7 骨化（こっか（こつか））

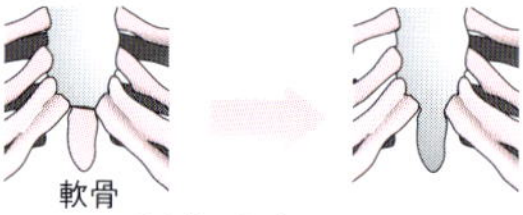

軟骨 → 剣状突起の例

- z-8 リン酸カルシウム　$Ca_3(PO_4)_2$
- z-9 ハイドロキシアパタイト（水酸化リン灰石）（すいさんか かいせき）　$Ca_{10}(PO_4)_6(OH)_2$
- z-10 コラーゲン　一例: $-Gly-Pro-Hyp-_n$
- z-11 ヒアルロン酸（さん） 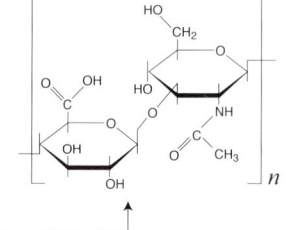
- z-12 骨折（こっせつ）
- z-13 脱臼（だっきゅう）
- z-14 骨粗鬆症（こつそしょうしょう） 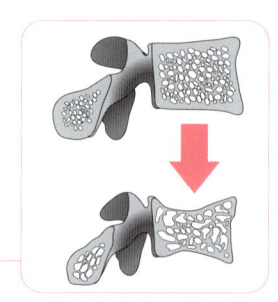
- z-15 くる病（佝僂病）（びょう）
- z-16 椎間板ヘルニア（ついかんばん）

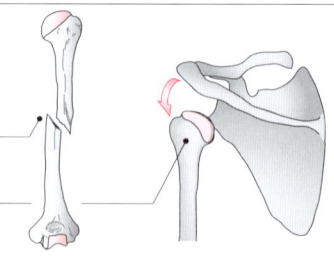

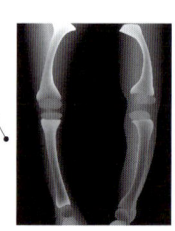

A	B	C	D	E	F	G	H	I	J	K	L	M	N
全身	頭蓋	前頭骨 篩骨	蝶形骨	側頭骨	耳小骨	頭頂骨 後頭骨	頬骨・鼻骨等	上顎骨	下顎骨 舌骨	頭蓋の縫合等	椎骨 頚椎	環椎・軸椎 仙骨	肋骨 胸骨

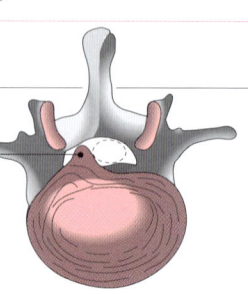

鳥の骨は、飛ぶために極めて特殊化している。胸骨から突き出た巨大な突起「竜骨突起」は、飛翔筋の付着部分をつくるためのもの。ゴリラの矢状稜もアゴの筋肉を付着させるためのもの。フランクフルト平面（耳眼平面）とは、医学や人類学において、頭蓋骨を測定する際の基準となる平面で、左右の耳珠点と、左の眼窩点によって定められる（三点でないと、平面が定まらない）。

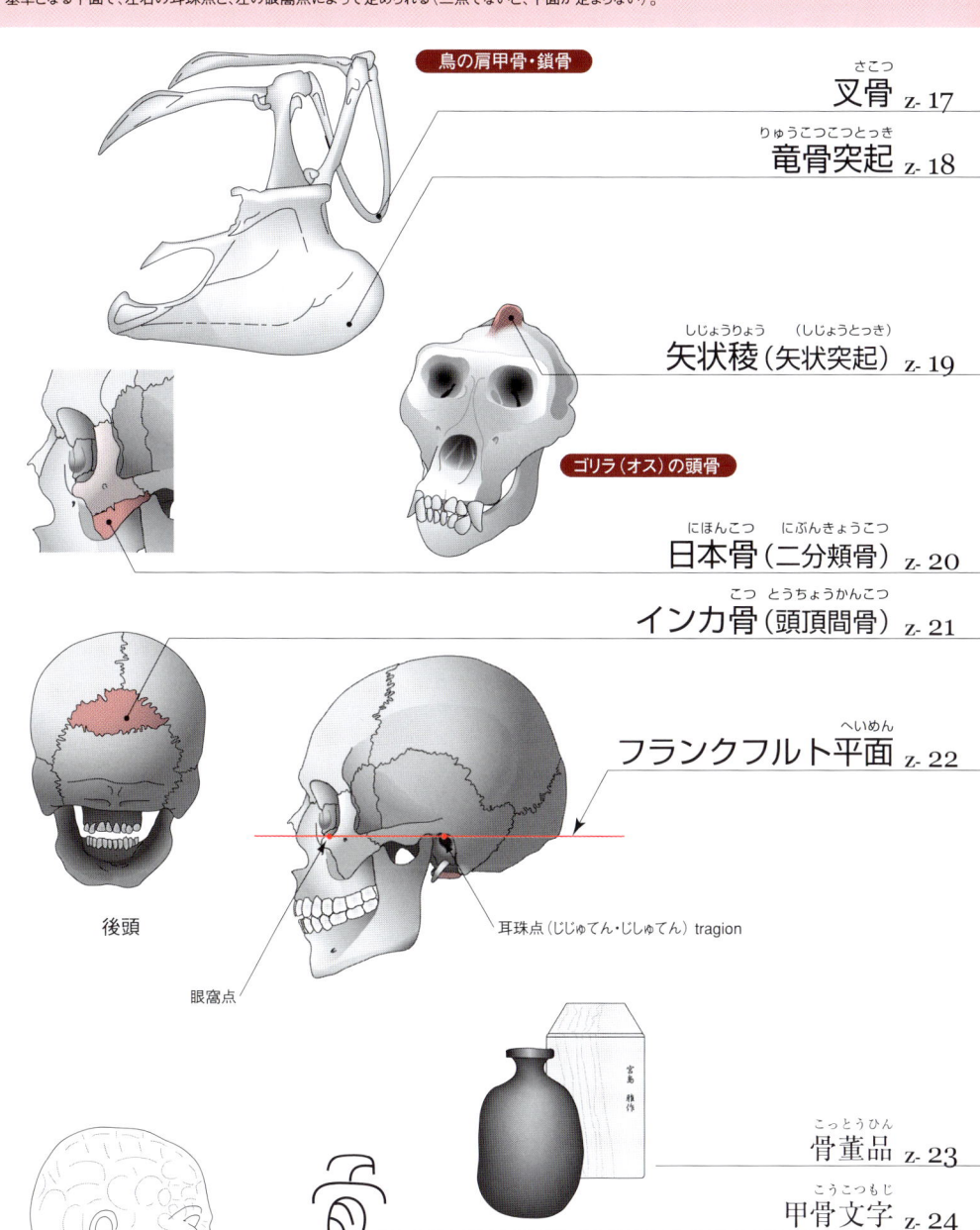

鳥の肩甲骨・鎖骨

叉骨（さこつ） z-17

竜骨突起（りゅうこつこつとっき） z-18

矢状稜（矢状突起）（しじょうりょう／しじょうとっき） z-19

ゴリラ（オス）の頭骨

日本骨（二分頬骨）（にほんこつ／にぶんきょうこつ） z-20

インカ骨（頭頂間骨）（こつ／とうちょうかんこつ） z-21

フランクフルト平面（へいめん） z-22

後頭

耳珠点（じじゅてん・じしゅてん）tragion

眼窩点

骨董品（こっとうひん） z-23

甲骨文字（こうこつもじ） z-24

骨相学（こっそうがく） z-25

Z E.T.C.

Histology, Chemistry, Diseases, and Archaeology of Bones

z-1	オステオサイト *osteocyte*◆	
z-2	オステオブラスト *osteoblast*◆	
z-3	オステオクラスト *osteoclast*◆	
z-4	オスティオン *osteon*◆	
z-5	ハヴァーズィアン キャナル　セントラル キャナル *Haversian canal（central canal）*	
z-6	フォルクマン キャナル　パーフォレイティング キャナル *Volkmann canal（perforating canal）*	
z-7	オッスィフィケイション *ossification*◆	
z-8	キャルシアム フォスフェイト *calcium phosphate*◆	
z-9	ハイドロクスィ アパタイト *hydroxy apatite*	
z-10	コラジェン *collagen*◆	
z-11	ハイアルーロニック アスィッド *hyaluronic acid* ⇒p.107「硝子・軟骨」	
z-12	フラクチャ *fracture*◆	
z-13	ディスロウケイション *dislocation*	
z-14	オステオポウロウスィス *osteoporosis*	
z-15	リケッツ *rickets*◆	
z-16	ディスク ハーニエイション *disk herniation*	

Fractur 亀の甲文字
𝔉𝔯𝔞𝔠𝔱𝔲𝔯

◆**osteocyte** 骨細胞　ギリシャ語 ὀστέον オステオン「骨」に、「細胞」を意味する語尾 -cyte が付いたもの。(-cyte の例：leukocyte リューコウサイト「白血球」、lymphocyte リンフォサイト「リンパ細胞」等)。-cyte は、ギリシャ語 κύτος キュトス「空洞、器」に由来。ちなみに、DNAの塩基（ATCG）の一つ cytosine サイトウスィーン「シトシン」も、1894年に Kossel コッセル が子牛の胸腺「細胞」から単離。

　◆**osteoblast** 骨芽細胞　blast は、ギリシャ語 βλαστός ブラストス「芽、胚芽、蕾」に由来。

　◆**osteoclast** 破骨細胞　clast は、ギリシャ語 κλάω クラオー「破る、破壊する」に由来。

　◆**osteon** 骨単位、オステオン　ギリシャ語 ὀστέον オステオン「骨」から。ハヴァース管を中心に同心円状の層構造になっており、骨の代謝における微小単位。
　⇒p.47「2章の扉」

◆**perforating canal** 貫通管（フォルクマン管）ラテン語動詞 perforo ペルフォロー「貫く、刺し通す」から派生。ちなみに、頭蓋骨に穴を開ける器具も perforator パーフォレイタ「穿頭器」という。

◆**ossification** 骨化　ラテン語 os「骨」+ facio ファキオー「作る」。英語の語尾 -fy「～化する」も facio に由来。

◆**calcium phosphate** リン酸カルシウム　カルシウムの語源はp.99「踵骨」のコラム参照。phosphorus フォスフォラス「燐、リン（元素記号P）」は、ギリシャ語 φῶς フォース「光」+ φέρω フェロー「運ぶ」、つまり「光をもたらすもの」の意。1669年化学者ブラントが暗闇で光る白燐を発見した際の命名。とはいえ、ギリシャ語では、元来「明けの明星（つまり明け方の金星）」を指すのに φωσφόρος フォースフォロスを用いていた。

◆**hydroxy apatite** 水酸化リン灰石　アパタイトは、ギリシャ語 ἀπάτη アパテー「偽り、騙し」に由来。蛍石やカンラン石などの他の多くの鉱物と間違えられやすいため。

◆**collagen** コラーゲン　ギリシャ語 κόλλα コッラ「膠（にかわ）」+ γεννάω ゲンナオー「生む、生産する」。コラーゲンは、各鎖が1000以上の長いアミノ酸からなるタンパク質の鎖が、三つ撚りのロープのように組み合わさり、強く弾力性のある繊維を形成している。ちなみに、写真や新聞の切抜きを貼り合わせた collage コラージ「コラージュ」も同根源（フランス語を経由したため発音が異なる）。colloid コロイドも「膠」やデンプンを水に溶かした溶液の意。

コラーゲンの三重鎖

◆**fracture** 骨折は、ラテン語 frango フランゴー「破る、砕く」に由来。印刷界では、ドイツ語の古い角張った活字体 Fraktur フラクトゥール「亀の甲文字、屈折体」を指す。英語の fraction フラクション「分数」も同根語。

A	B	C	D	E	F	G	H	I	J	K	L	M	N
全身	頭蓋	前頭骨 篩骨	蝶形骨	側頭骨	耳小骨	頭頂骨 後頭骨	頬骨・ 鼻骨等	上顎骨	下顎骨 舌骨	頭蓋の 縫合等	椎骨 頸椎	環椎・軸椎 仙骨	肋骨 胸骨

骨董品を意味する antique は、英語の ancient エインシャント「古代の」と同じ語源。～queで終わる単語はフランス語経由のラテン由来が多い。骨董品を表わす別の語 curio は、curious キュリオス「珍しい、変な、妙な」、curiosity キュリオスィティ「好奇心、物好き」の類語。

◆**rickets くる病** ビタミンDの不足やカルシウムの不足による骨の発育異常が起こる病気。ギリシャ語 ράχις ラキス「背」に由来するという説や、中英語の wrikken リッケン「ねじれた」に由来する説がある。

◆**furcula 叉骨** 鳥の胸骨の前にあるV字型の骨。ラテン語 furca フルカ「フォーク」の縮小詞。英語のfork フォーク「熊手、食卓のフォーク、変化球のフォーク」とも同根語。**wishbone**「暢思骨（ちょうしこつ）」とも呼ばれる。ウィッシュ・ボーンとは、食事の際に皿に残ったこの骨の両端を2人で引き合って、長い方を取ると願い事が叶うといわれることによる。

◆**carina もしくは、keel 竜骨突起** 鳥の胸骨の突起で、飛翔筋が付着する。⇒p.109「気管竜骨」。また、⇒「臓単」p.55も参照。

◆**sagittal crest 矢状隆起もしくは、矢状稜** 草食のゴリラのオスは、側頭筋が極めて発達し、この頭骨のてっぺんのウルトラセブンのアイスラッガーのように突き出た矢状突起に付着している。

◆**os japonicum 日本骨** 明治6年、東京医学校の外国人教師ヒルゲンドルフ（F. M. Hilgendorf）が、日本人の頬骨が二分しているケースが多いことを見い出し、os japonicum「日本骨」と命名する。

◆**phrenology 骨相学** ギリシャ語 φρήν フレーン「精神」から。ウィーンの医師ガル Gall は、脳が「色、音、言語、友情、芸術、哲学、盗み、殺人、謙虚、高慢」等を司る27個の「器官」の集まりで、その差が頭蓋の大きさ・形状に現れると主張。19世紀前半の欧米で流行した。

オラクル・ミラクル・クラビクル
指小辞 -CLE

「甲骨文字」は殷の時代（B.C.1600～B.C.1100頃）に発明された中国最古の漢字。英語の oracle bone characters の oracle とは、亀の甲羅（こうら）などに書かれた oracle オラクル「託宣、神託」から。この oracleは、ラテン語 oro オーロー「話す、告げる」に接尾辞 -culum がついた oraculum オーラークルム「話されたことば、託宣」が由来。ちなみに、データベースソフトで有名なオラクルは、中国のブランド名を「甲骨文」にしている。

oracle の場合の接尾辞 -culum は、「道具、手段」を表わしているが、解剖学用語も含め、小さいものを指す「指小辞」として用いられることが多い。英語では、-cule、-cle となる。

- tubercle テューバクル「結節」（小さい突起）
- auditory ossicle オーディトリ オッスィクル「耳小骨」（小さい骨）
- clavicle クラヴィクル「鎖骨」（小さい鍵）。

日常英語の中にも、miracle ミラクル「奇跡」、uncle アンクル「おじ」、spectacle スペクタクル「壮観、見せ物」など数多く見られるが、それらに小さいという意味はもはやない。

ファーキュラ
furcula◆ z-17

カライナ *キール*
carina もしくは keel◆ z-18

サジタル クレスト
sagittal crest◆ z-19

（インターパライエタル ボウン）
interparietal bone ともいう

オス ジャポニカム
os japonicum◆ z-20

オス インキー インケアリアル ボウン
os incae, incarial bone z-21

フランクフォート プレイン
Frankfort plane z-22

（オービトミータル プレイン）
orbitomeatal plane, または **eye-ear plane, Frankort horizontal plane** ともいう
ドイツ語の綴り通りの表記もある
Frankfurt plane

アンティーク（アンティーク） キュリオウ
antique, curio z-23

オラクル ボウン キャラクターズ
oracle bone characters z-24

フリノロズィ
phrenology◆ z-25

Z ラテン語と英語で大きく異なる語

ここでは、ラテン語（学名）と、英語とが、大きく異なる単語の中でも重要なものを集めた。

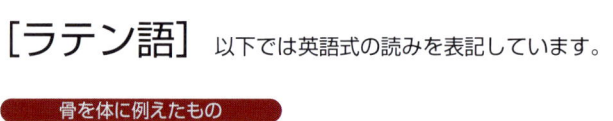

[ラテン語] 以下では英語式の読みを表記しています。

骨を体に例えたもの

キャパット
caput

コラム　　**コ**ラ
collum, （複）colla

コーパス　　**コー**ポラ
corpus, （複）corpora

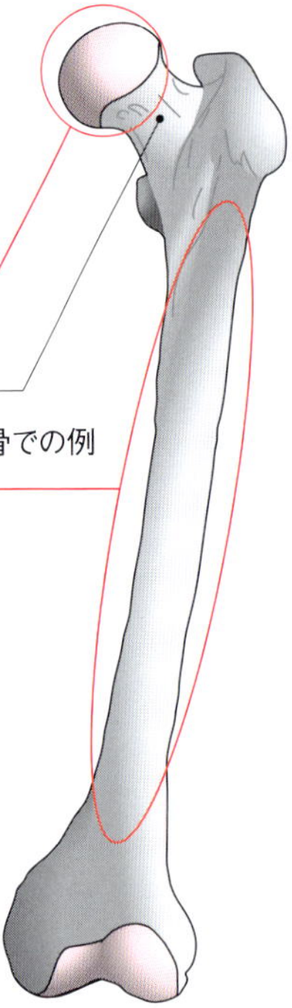

大腿骨での例

フェイシーズ　　**フェイ**シーズ
facies, （複）facies （単複同じ）

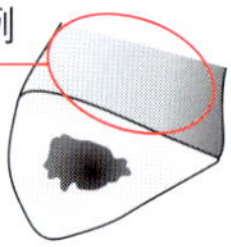

尺骨での例

スィンギュラム　　**スィン**ギュラ
cingulum, （複）cingula

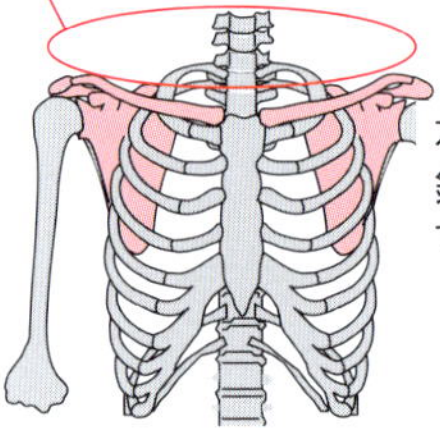

左右の肩甲骨と鎖骨によってできる帯状の部分

突起、翼状のもの

エイラ　　**エイ**リー
ala, （複）alae

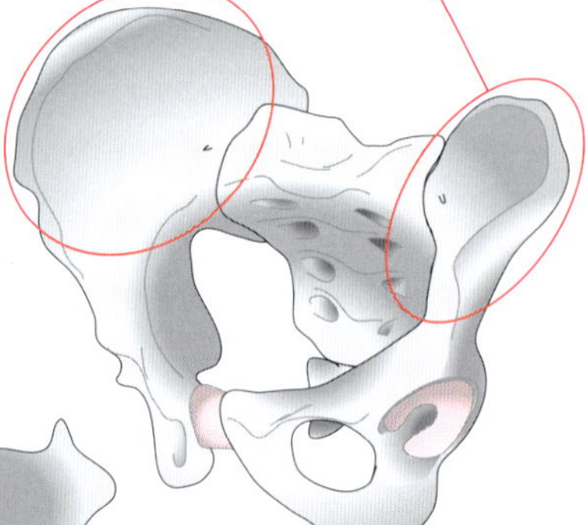

手根での例

ハミューラス　　**ハ**ミューライ
hamulus, （複）hamuli

コーニュ　　**コー**ニュア
cornu, （複）cornua

レイマス　　**レイ**マイ
ramus, （複）rami

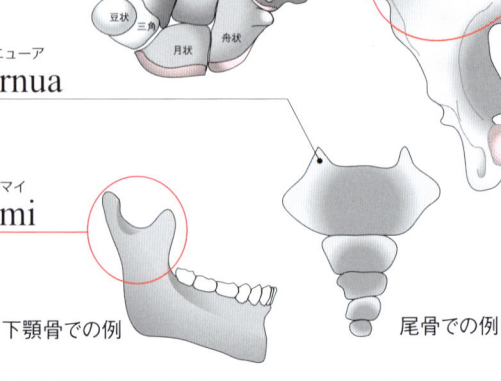

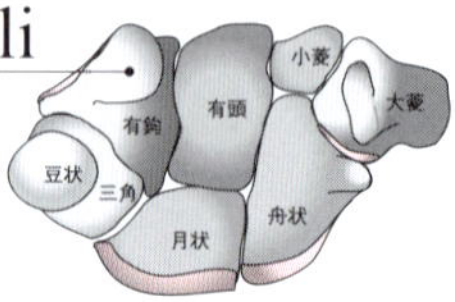

下顎骨での例

尾骨での例

腸骨での例

解剖学英語の多くはラテン語由来のため似ていて、互いに類推が可能だが、以下の単語はそれか困難。
日常でも用いられる語ほど、ラテン語に由来しない場合が多い。

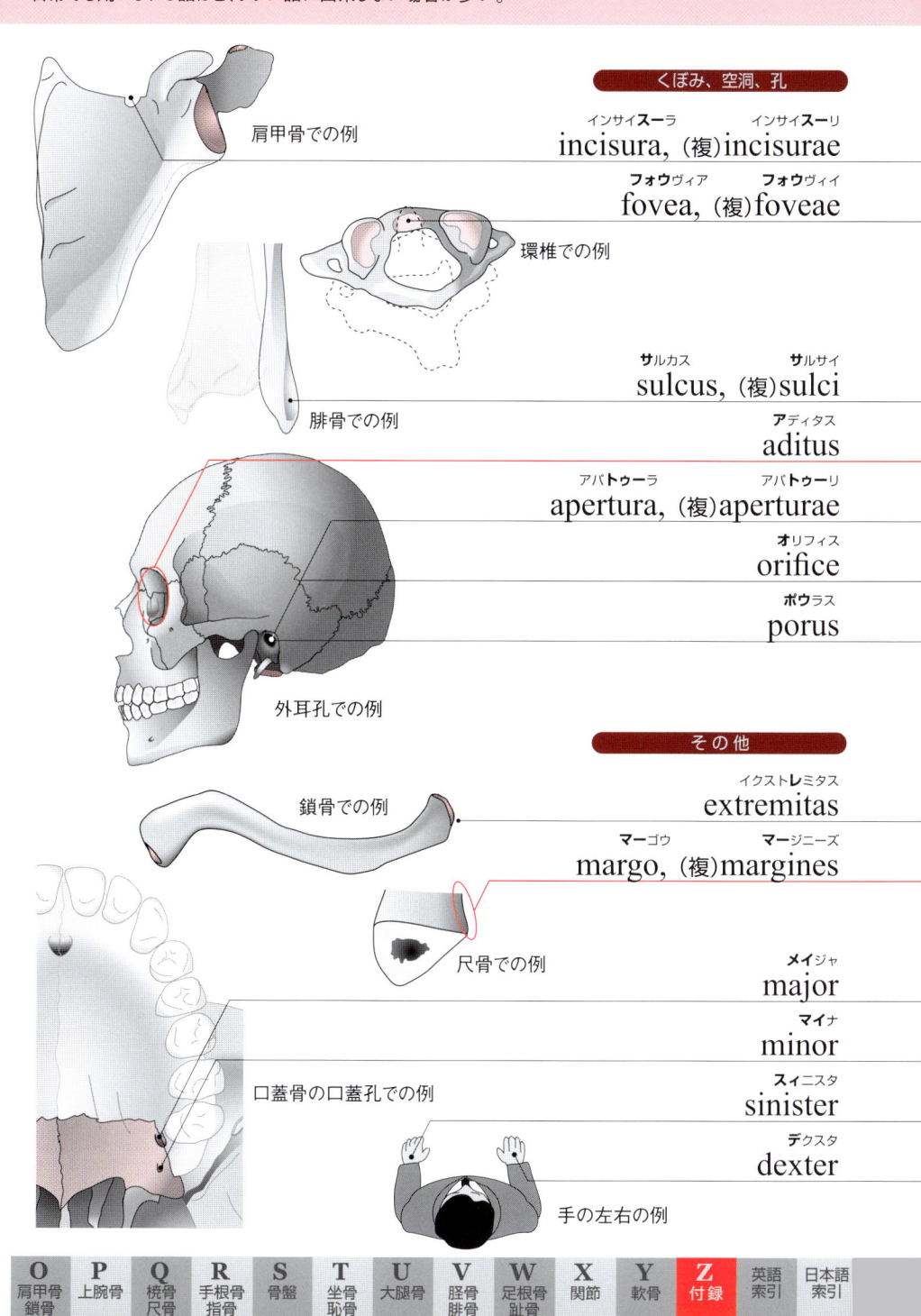

くぼみ、空洞、孔

肩甲骨での例

インサイスーラ **インサイスーリ**
incisura, （複）incisurae

フォウヴィア **フォウヴィイ**
fovea, （複）foveae

環椎での例

サルカス **サルサイ**
sulcus, （複）sulci

腓骨での例

アディタス
aditus

アパトゥーラ **アパトゥーリ**
apertura, （複）aperturae

オリフィス
orifice

ポウラス
porus

外耳孔での例

その他

鎖骨での例

イクストレミタス
extremitas

マーゴウ **マージニーズ**
margo, （複）margines

尺骨での例

メイジャ
major

マイナ
minor

口蓋骨の口蓋孔での例

スィニスタ
sinister

デクスタ
dexter

手の左右の例

Z ラテン語と英語で大きく異なる語

※一つのラテン語に対して、幾つもの英語が書かれているものは、訳語が何通りかあることを示す。

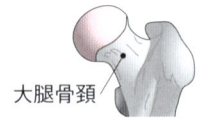

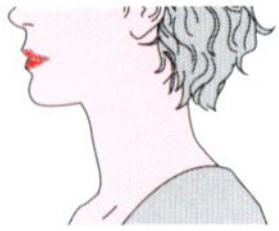

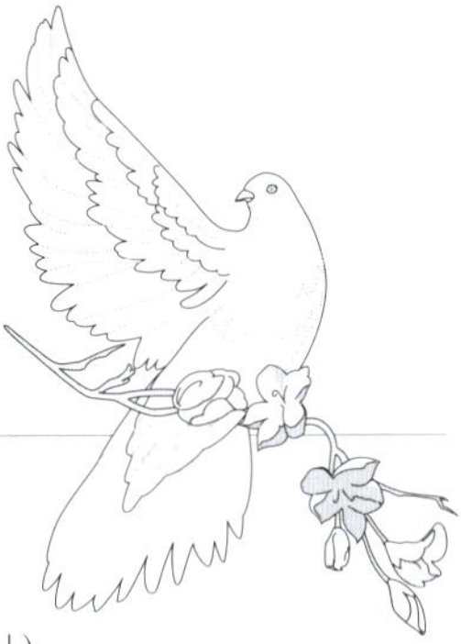

[英語]　　　　[日本語]

大腿骨頚

英語	日本語	説明
ヘッド head	とう 頭	骨を体に見立てた場合の「頭」、つまり丸い形をした端部。 (例: head of ulna「尺骨頭」)
ネック neck	けい 頚	首のように、くびれた部分の総称。 (例: collum(neck) of mandible「下顎頚」)
ボディ　シャフト body, shaft	たい 体	骨を体に見立てた場合の「体」、つまり主要構造部分。 長骨の場合、shaft シャフト「(槍の)柄」とも置き換え可能。
ファセット　サーフェス　フェイス facet, surface, face	めん 面	骨の表面、外面。face、surface、faceのどれもラテン語 facies「顔」に由来する。(例: facies intervertebralis)
ガードル girdle	たい 帯	帯状、環状の構造を指す。 (例: shoulder girdle「上肢帯」)
ウィング wing	よく 翼	翼(つばさ)状の部分。 (lesser wing「小翼」)
フック hook	こう 鉤	鉤(かぎ)状の部分。 (例: pterygoid hamulus「翼突鉤」)
ホーン horn	かく 角	角状の部分。 (例: lesser horn「小角」)
ブランチ branch	し 枝	枝のような形状の部分。 もしくは、神経や血管の一次分枝「側枝」。

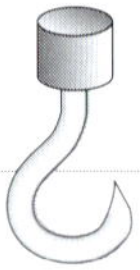

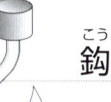

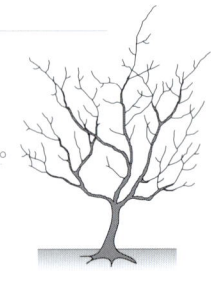

A	B	C	D	E	F	G	H	I	J	K	L	M	N
全身	頭蓋	前頭骨 篩骨	蝶形骨	側頭骨	耳小骨	頭頂骨 後頭骨	頬骨・ 鼻骨等	上顎骨	下顎骨 舌骨	頭蓋の 縫合等	椎骨 頚椎	環椎・軸椎 仙骨	肋骨 胸骨

下に見られるように、一つのラテン語に対して英語の訳語が数多くあって一見統一されていないように思える。とはいえ、ラテン語 facies を例に取ってみると、英語の surface と訳されるときは、骨などの「表面」で、facet は facet for dens「環椎の歯突起窩」のように「小さな表面」を意味し、face の場合は文字どおりの「顔」を指す。このようにラテン語の用語が広い意味を持つ場合、英語の訳語が幾つもあるため注意を要す。

説明	[日本語]	[英語]
骨の辺縁における刀でえぐったような部分。 （例：incisura scapulae「肩甲切痕」）	切痕（せっこん）	notch（ノッチ）
表面からへこんだ部分。fossa よりも浅いものを指す。 （例：fovea dentalis atlantis=facet for dens「環椎の歯突起窩」）	窩（か）	pit, surface, facet（ピット、サーフェス、ファセット）
細長い陥凹部、みぞ。 （例：carpal groove = sulcus carpi「手根溝」）	溝（こう）	groove（グルーヴ）
inletは特に、洞孔へ通じる入り口を指すのに用いる。 （例：pelvic inlet 骨盤上口, aditus orbitae「眼窩口」）	口（こう）	inlet, aperture（インレット、アパチャ）
口、開口 （例：apertura piriformis「梨状口」）	口（こう）	opening, aperture（オウプニング、アパチャ）
口、開口 （例：anal orifice「肛門外口」）	口（こう）	opening, pore, orifice（オウプニング、ポー、オリフィス）
口、孔、穿孔 （例：alveolar pores「肺胞口」）	孔（こう）	pore（ポー）

※p.8の「外耳孔」の項で示したように、外耳孔を表わすのに、apertura、orifice、poreのどれも用いられている。このように孔、口、開口部を指すラテン語、および英語が幾通りもあり、統一されてはいないことを、記憶にとどめてほしい。

説明	[日本語]	[英語]
長方形や、とがった形の骨の形状の末端を指すのに用いられる。	端（たん）	end, extremity（エンド、イクストレミティ）
骨の端を表わす。どの骨にも頻繁に用いられる。 marginは英語でページの縁の「余白」も意味する。	縁（えん）	border, margin（ボーダー、マージン）
大きい部分。類似した骨の比較的大きい方を指す。 （例：greater wing「大翼」）	大（だい）	greater（majorも用いる）（グレイタ、メイジャ）
小さい部分。類似した骨の比較的小さい方を指す。 （例：lesser pelvis「小骨盤」）	小（しょう）	lesser（minorも用いる）（レッサ、マイナ）
左側。左の。 英語の sinistral スィニストラル は「左利きの人」を指す。	左（さ）	left（レフト）
右側。右の。 dextra-は、化学において「右旋の」を指す。	右（う）	right（ライト）

Z 難読用語集

●ここでは、特に読みが難解な用語を取り上げた。
あなたはいくつ読めるか？（答えは次ページ）
＊ …難易度　† …要注意（解剖学用語独特の読み）

1. 頭蓋†
2. 眉間
3. 眉弓
4. 頬骨
5. 鋤骨
6. 涙嚢窩*
7. 鼻棘
8. 鼻腔†
9. 口腔†
10. 胸腔†
11. 胸骨柄
12. 矢状断面
13. 篩骨蜂巣**
14. 椎体鈎*
15. 腸骨稜
16. 内側唇
17. 岬角
18. 恥骨櫛***
19. 寛骨臼
20. 股関節

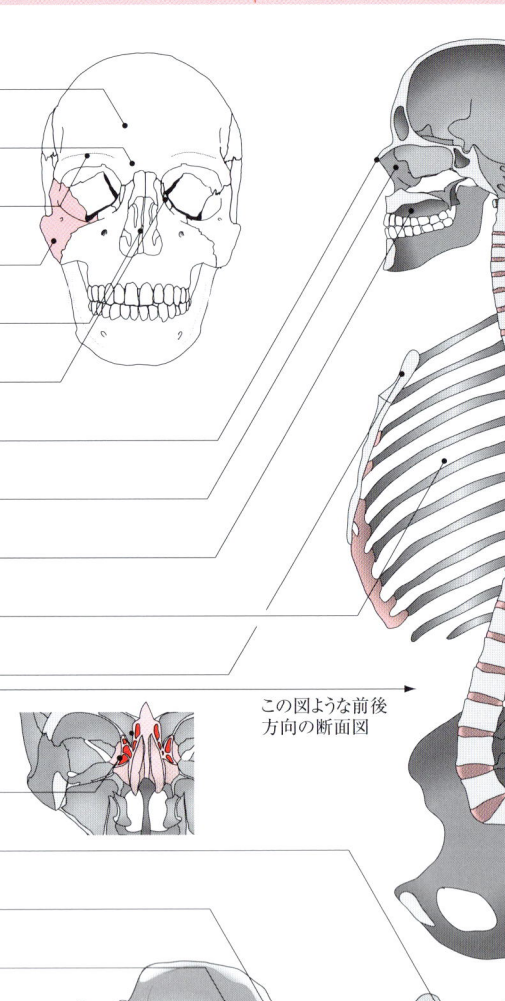

この図ような前後方向の断面図

頚椎前面図

A	B	C	D	E	F	G	H	I	J	K	L	M	N
全身	頭蓋	前頭骨篩骨	蝶形骨	側頭骨	耳小骨	頭頂骨後頭骨	頬骨・鼻骨等	上顎骨	下顎骨	頭蓋の縫合等	椎骨頚椎	環椎・軸椎仙骨	肋骨胸骨

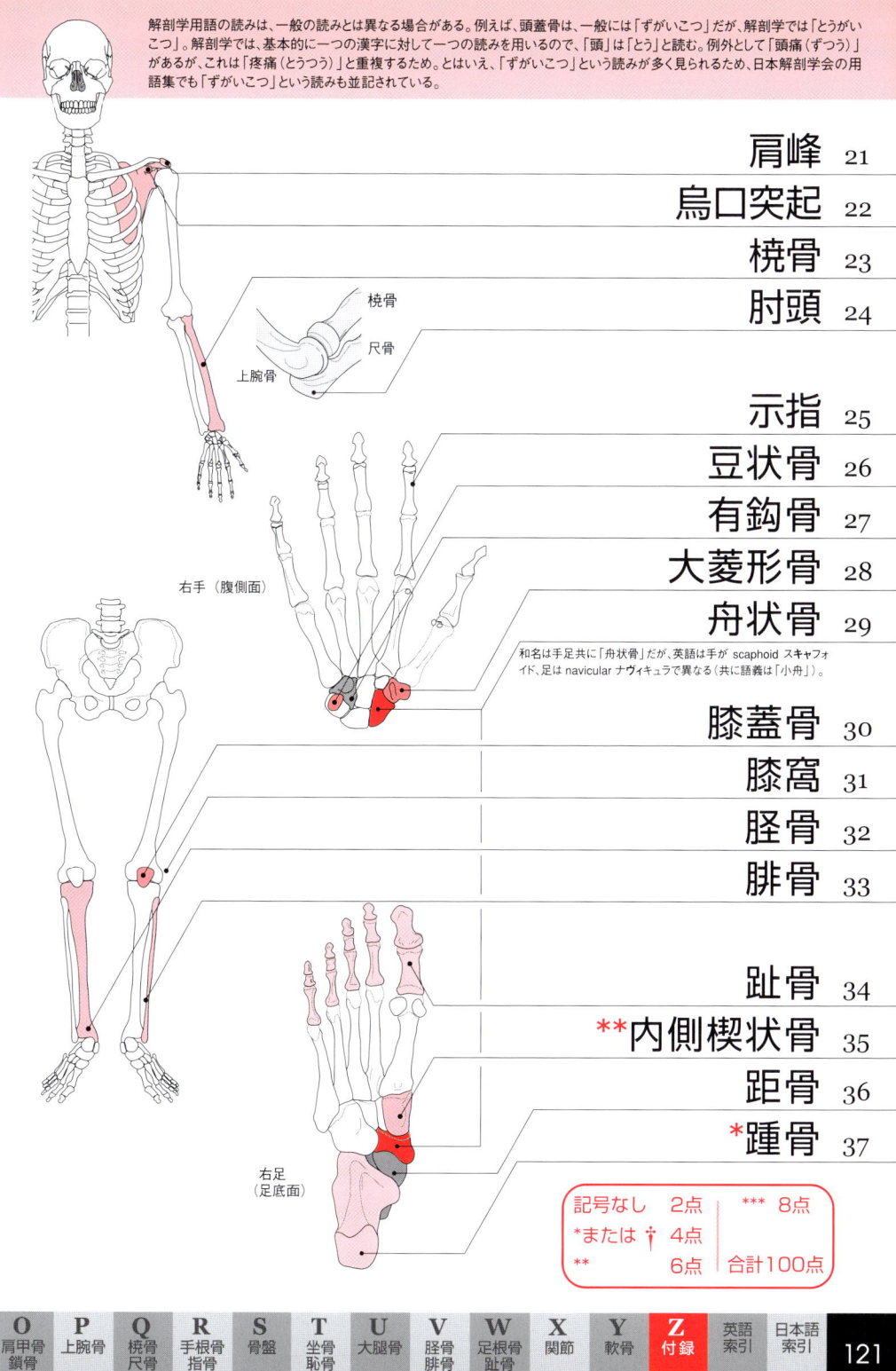

解剖学用語の読みは、一般の読みとは異なる場合がある。例えば、頭蓋骨は、一般には「ずがいこつ」だが、解剖学では「とうがいこつ」。解剖学では、基本的に一つの漢字に対して一つの読みを用いるので、「頭」は「とう」と読む。例外として「頭痛（ずつう）」があるが、これは「疼痛（とうつう）」と重複するため。とはいえ、「ずがいこつ」という読みが多く見られるため、日本解剖学会の用語集でも「ずがいこつ」という読みも並記されている。

肩峰 21
烏口突起 22
橈骨 23
肘頭 24

示指 25
豆状骨 26
有鈎骨 27
大菱形骨 28
舟状骨 29

和名は手足共に「舟状骨」だが、英語は手が scaphoid スキャフォイド、足は navicular ナヴィキュラで異なる（共に語義は「小舟」）。

膝蓋骨 30
膝窩 31
脛骨 32
腓骨 33

趾骨 34
**内側楔状骨 35
距骨 36
*踵骨 37

記号なし 2点
*または† 4点
** 6点
*** 8点
合計100点

Z 難読用語集

漢字の音読みは、呉音と漢音、唐音がある。呉音は仏教用語や庶民の用いた言葉に多く見られ、漢音は、儒学用語に多く用いられた。明治以降、漢音が主流となり、解剖学用語も、その多くが漢音である。

#	読み		漢字	説明		
1	とうがい	一般には「ずがい」 医学では「とうがい」	頭	「ず」は呉音、「とう」が漢音。一般に、呉音＝濁音（にごる）、漢音＝清音（にごらない）。	蓋	「ふた」のこと。「がい」
2	みけん		眉	「まゆ」「み」は呉音、「び」は漢音。呉音 m の子音 → 漢音 b の子音。mとbの変化は世界中でみられる。アラム語「バル」息子→アッカド語「マル」。	間	「あいだ」。「けん」は呉音、「かん」は漢音。呉音 e → 漢音 a 。眉間は、共に呉音である。
3	びきゅう	「まゆみ」ではない。				
4	きょうこつ		頬	「ほほ」、「きょう」		
5	じょこつ		鋤	「すき」のこと。「じょ」		
6	るいのうか		嚢	「のう」 袋のこと。	窩	「か」
7	びきょく		棘	「とげ」のこと。「きょく」		
8	びくう	一般には「びこう」 医学では「びくう」	腔	呉音も漢音も「こう」。「くう」は、慣用読み（別名「百姓読み」）。腔の旁（つくり）が「空」なので、類推から「くう」という発音が生じた。「びくう」や「こうくう」は、医学界における「慣用読み」。これは、「孔」や「溝」の「こう」との重複を避けるため。これに対して、音声学では口腔を「こうこう」、鼻腔を「びこう」と呼んでいる。鼻「び」も、口「こう」も、胸「きょう」も漢音。		
9	こうくう	一般には「こうこう」 医学では「こうくう」				
10	きょうくう					
11	きょうこつへい		柄	「え」のこと。「へい」。「横柄（おうへい）」の「へい」。		
12	しじょうだんめん		矢	「や」は訓読み、「し」		
13	しこつほうそう		篩	「ふるい」のこと。「し」	蜂	「はち」「ほう」
14	ついたいこう		椎	「しい（ブナ科の常緑高木）」「つい」。錐の「すい」と混同しないように。	鈎	「かぎ」「こう」
15	ちょうこつりょう		稜	「りょう」。「五稜郭（ごりょうかく）」の「りょう」。「仁徳天皇陵（にんとくてんのうりょう）」の「りょう」と似ているが、偏が違う。		
16	ないそくしん		唇	「くちびる」「しん」		
17	こうかく		岬	「みさき」「こう」		
18	ちこつしつ		櫛	「くし」「しつ」		
19	かんこつきゅう		寛	「ひろい」。「かん」。「菊池寛（きくち かん）」の「かん」。	臼	「うす」「きゅう」
20	こかんせつ		股	「また」「こ」		

| 122 | A 全身 | B 頭蓋 | C 前頭骨 篩骨 | D 蝶形骨 | E 側頭骨 | F 耳小骨 | G 頭頂骨 後頭骨 | H 頬骨・鼻骨等 | I 上顎骨 | J 下顎骨 舌骨 | K 頭蓋の縫合 | L 椎骨 頚骨 | M 環椎・軸椎 仙骨 | N 肋骨 胸骨 |

- 「呉」とは、長江の揚子江下流。5～6世紀頃（奈良時代以前）、朝鮮の百済を介して呉の漢字音が伝わった。8世紀頃（奈良・平安時代）、中国北部の漢中地方（昔の長安、今の西安）の発音が遣隋使、遣唐使によってもたらされ、それが漢音となる。鎌倉以降に入ってきた唐音は、現代の北京語に最も似ている。

漢字	説明	読み	No.
峰	「みね」のこと。「ほう、ぽう」	けんぽう	21
烏	「からす」のこと。「う」。「烏合の衆（うごうのしゅう）」の「う」	うこうとっき	22
橈	「たわむ」。「とう」。この字は、JISの第一、第二水準漢字にないため、旧字の橈骨で代用されることが多い。	とうこつ	23
肘	「ひじ」のこと。「ちゅう」。	ちゅうとう	24
示	「しめす」「じ、し」。人さし指のこと。「指示（しじ）」をさかさまにしたもの。	じし／しし	25
豆	「まめ」。「ず」は呉音。「とう」が漢音。「とうじょうこつ」が通常。「ずじょう」も許容。呉音 u → 漢音 o、ou。「頭」と同様に、呉音「ずdu」→漢音「とうtou」。	とうじょうこつ／ずじょうこつ	26
鈎	「かぎ」「こう」	ゆうこうこつ	27
菱	「ひし」のこと。「りょう」	だいりょうけいこつ	28
舟	「ふね」のこと。「しゅう」。せんじょうこつではない。「勝海舟（かつかいしゅう）」の「しゅう」	しゅうじょうこつ	29
膝	「ひざ」のこと。「しつ」	しつがいこつ	30
		しっか	31
脛	「すね」のこと。「けい」。この字は、JISの第一、第二水準漢字にないため、旧字の脛骨で代用されることが多い。	けいこつ	32
腓	「こむら」、「ふくらはぎ」のこと。腓返り（こむらがえり）「ひ」	ひこつ	33
趾	「あしゆび」のこと。「し」	しこつ	34
楔	「くさび」のこと。呉音「きゃく」、漢音「けき」。「きつ」は慣用読み	ないそくけつじょうこつ	35
距	にわとりの「けづめ」のこと。「きょ」。「距離（きょり）」の「きょ」	きょこつ	36
踵	「かかと」のこと。「しょう」	しょうこつ	37

123

参考文献 Reference

ここでは主要な参考文献を示す。

● 解剖学関係

Gerhard Wolf - Heidegger：ヴォルフ - ハイデッガー 人体解剖カラーアトラス〈1〉〈2〉、メディカルサイエンスインターナショナル（2002）
R. M. H. McMinn & R.T.Hutchigs：縮刷版 人体解剖カラーアトラス、南江堂（1995）
越智 淳三訳：分冊 解剖学アトラス1 運動器、文光堂（1995）
Harold Ellis：断層解剖カラーアトラス、南江堂（2003）
森田 茂訳：グラント解剖学図譜、医学書院（1984）
寺田 春水、藤田 恒夫：解剖実習の手びき、南山堂（2004）
伊藤 隆：解剖学講義、南山堂（2001）
金子 丑之助：日本人体解剖学（上巻・下巻）、南山堂（1999）
J. W. ローエン、横地 千仭、E. リュッチェン-ドゥレコール：解剖学カラーアトラス第4版、医学書院（2000）
山田 英智監訳：図解 解剖学事典 第2版、医学書院（1998）
相磯 貞利訳：ネッター解剖学図譜・学生版、丸善（2003）
山内 昭雄監訳：一目でわかる解剖学、メディカル・サイエンス・インターナショナル（1989）
H. Gray：Anatomy Descriptive and Surgical, Courage Books（1901）
T. D. White：Human Osteology, Academic Press（2000）
D. Gentry Steele：The Anatomy and Biology of the Human Skeleton, Texas a & M University Press（1988）

● 語源関係

小川 鼎三：医学用語の起り、東京書籍（1990）
岩月 賢一：医語語源便覧, 医学図書出版（2000）
宮野 成二：造語方式による医学英和辞典、廣川書店（1986）
宮野 成二：系統的にみた医学・生物学領域の英語術語辞典、廣川書店（1972）
大槻 真一郎：科学用語源辞典 ラテン語篇 6版—独-日-英、同学社（1989）
大槻 真一郎：科学用語源辞典 ギリシア語篇 新版—独-日-英、同学社（1987）
立川 清：類語対照 医語の語源、国書刊行会（1991）
寺澤 芳雄：英語語源辞典、研究社（1997）
梅田 修：英語の語源事典、大修館書店（1990）
片岡 孝三郎：ロマンス語語源辞典、朝日出版社（1982）
浜崎 長寿：ゲルマン語の話、大学書林（1990）
都築 洋次郎：化学用語の由来、共立出版（2002）
原 恵：星座の神話 星座史と星名の意味、恒星社厚生閣（1996）
中村 浩：園芸植物名の由来、東京書籍（2002）
J. A. Simpson, Edmund S. Weiner：The Oxford English Dictionary, Oxford University Press; 2nd edition（1989）
William Arndt, Frederick W. Danker：A Greek-English Lexicon of the New Testament and Other Early Christian Literature: University of Chicago Press（1979）
Francis Brown, S. Driver, C. Briggs：Brown-Driver-Briggs Hebrew and English Lexicon, Hendrickson Publishers（1996）
R.O. Faulkner：A Concise Dictionary of Middle Egyptian, Griffith Institute, Ashmolean Museum, Oxford（1999）

骨名英語索引 English Index

ここでは、見出し語となっている骨名、骨部分名を取り上げている。赤い文字はページタイトル骨名を指す。

— A —

accessory process L-32
acetabular border S-15
acetabular fossa S-16
acetabular notch S-17
acetabulum S-13
acromial angle O-16
acromial articular surface O-23
acromial end O-19
acromion O-5
adductor tubercle U-25
ala of ilium S-18
ala of sacrum M-16
ala of vomer H-10
alveolar arch I-23
alveolar juga I-22
alveolar part J-20
alveolar process I-9
anatomical conjugate T-23
anatomical neck P-17
angle of mandible J-8
angle of rib N-22
anterior arch of atlas M-3
anterior articular surface M-13
anterior border(=margin)
　　　　　　　Q-5, V-4, V-21
anterior clinoid process D-17
anterior cruciate ligament X-24
anterior fontanel K-6
anterior gluteal line S-25
anterior inferior iliac spine S-30
anterior nasal spine I-15
anterior sacral foramina M-20
anterior superior iliac spine S-28
anterior surface Q-4
anterior tubercle L-24, M-8
anterolateral fontanel K-8
anterolateral surface P-26
anteromedial surface P-25
apex of dens M-12
apex of head of fibula V-16
apex of patella U-29

apex of sacrum M-21
arcuate eminence E-25
arcuate line S-35
articular cartilage A-26
articular cavity X-8
articular circumference Q-10
articular disk X-11
articular facet for fibula V-7
articular facet of costal tubercle N-21
articular facet of head of fibula V-17
articular facet of head of rib N-19
articular surface of lateral malleolus
　　　　　　　　　　　　V-24
articular surface of medial malleolus
　　　　　　　　　　　　V-10
articular tubercle E-5
arytenoid cartilage Y-20
asterion K-24
atlas L-19, p.54
auditory ossicles F-23, p.24
auditory tube F-22
auricular cartilage Y-11
auricular surface M-27 (of sacrum),
　　　　　　　　S-33 (of ilium)
axis L-20, p.54
axis of pelvis T-26

— B —

ball and socket joint X-14
base R-21, W-24
base of mandible J-19
base of patella U-28
base of sacrum M-17
base of stapes F-29
basion K-20
body R-22, W-23
body of clavicle O-20
body of femur U-7
body of fibula V-20
body of humerus P-8
body of hyoid J-28
body of ilium S-19
body of ischium T-1

body of mandible J-2
body of maxilla I-6
body of pubis T-8
body of radius Q-3
body of rib N-17
body of sphenoid bone D-3
body of sternum N-31
body of tibia V-5
body of ulna Q-15
bones of free lower limb
　　　　→ free lower limb（S-3）
bones of free upper limb
　　　　→ free upper limb（P-1）
bones of lower limb S-3
bregma K-15
bronchus Y-27
bulla ethmoidalis C-25

— C —

calcaneal sulcus W-14
calcaneal tubercle W-27
calcaneal tuberosity W-13
calcaneus W-12
calcium phosphate Z-8
canine fossa I-5
capitate R-9
capitulum of humerus P-14
caput of → head ofを参照
carina (of bird) Z-18
carina (of trachea) Y-28
carotid canal F-1
carotid groove D-24
carotid tubercle L-27
carpal articular surface Q-13
carpal groove R-24
carpals A-10, R-3, p.76
cartilage p.108
cartilage of acoustic meatus Y-12
cartilage of auditory tube Y-13
cartilages of larynx Y-18
central bone R-15
central canal Z-5
cervical rib N-34

cervical vertebrae   L-3
chiasmatic groove   D-16
choana   H-13
Chopart joints   X-26
clavicle   A-2, p.64
clavicular notch   N-28
clivus   D-21
coccygeal horn(cornu)   M-32
coccyx   M-31, p.54
cochlea   F-19
cochlear canaliculus   E-21
collagen   Z-10
collum of →neck ofを参照
compact substance   A-22
condylar canal   G-14
condylar joint   X-15
condylar process   J-3
condyle of humerus   P-23
conoid tubercle   O-27
coracoid process   O-4
corniculate cartilage   Y-19
coronal suture   K-2
coronoid fossa   P-12
coronoid process (of mandible)   J-6
coronoid process (of ulna)   Q-21
costal arch   N-5
costal cartilage   N-3, Y-4
costal groove   N-18
costal notch   N-32
costal process   L-33
coxa   S-12
coxal bone → hip bone(S-12)
cramiometric point   p.44
cranium   A-1, p.8
crest of greater tubercle   P-4
crest of lesser tubercle   P-7
crest of neck of rib   N-16
cribriform foramina   C-19
cribriform plate   C-18
cricoid cartilage   Y-24
crista galli   C-26
cubital joint   X-20
cuboid   W-8

— D —

deltoid tuberosity   P-9
dens   M-10
dens axis   M-10

dental alveolus   I-21
dentral fovea of atlas   M-7
diagonal conjugate   T-24
diameters of pelvis   p.87
diaphysis   A-30
digastric fossa   J-16
digital impression   E-15
diploë   A-32
disk herniation   Z-16
dislocation   Z-13
distal phalanx   R-4, W-18
dorsum sellae   D-20

— E —

elastic cartilage   Y-2
elbow joint   X-20
ellipsoid joint   X-15
epiglottic cartilage   Y-22
epiphysial line   A-27
epiphysis   A-28
ethmoid (ethmoid bone)   B-9, p.12
ethmoid notch   C-17
ethmoidal air cells   C-23
ethmoidal foramina   C-16
ethmoidal labyrinth   C-22
ethmoidal sinus   K-13
external acoustic aperture(foramen)
   → external acoustic opening(B-17)
external acoustic (auditory) meatus
                                    F-21
external acoustic opening   B-17, E-4
external acoustic pore
   → external acoustic opening(B-17)
external auditory pore
   → external acoustic opening(B-17)
external conjugate   T-25
external lip   S-21
external occipital protuberance   G-18
external opening of vestibular
                     aquedust   E-19
eye-ear plane
   → Frankfort plane(Z-22)

— F —

facial canal   F-7
false pelvis   S-4
false ribs   N-11
femur   A-15, p.90

fibrous cartilage   Y-3
fibrous layer   X-10
fibrous ring   Y-6
fibula   A-18, p.94
fibular notch   V-12
floating ribs   N-12
fontanel (fontanelle)   K-5, p.44
footplate of stapes   F-29
foramen cecum   C-12
foramen lacerum   D-22
foramen magnum   G-12
foramen ovale   D-6
foramen rotundum   D-5
foramen spinosum   D-7
fossa for lacrimal gland   C-15
fossa for lacrimal sac   H-8
fovea for ligament of head of femur
                                    U-1
fracture   Z-12
Frankfort(Frankfurt) plane   Z-22
free lower limb   S-3
free upper limb   P-1
frontal bone   B-1, p.12
frontal border   G-4
frontal crest   C-11
frontal notch   C-3
frontal process   H-4, I-1
frontal sinus   K-11
frontal tuber   C-4
furcula   Z-17

— G —

ginglymus   X-13
glabella   C-6
Glaserian fissure   E-9
glenohumeral joint   X-19
glenoid cavity   O-6
gliding joint   X-17
gluteal surface   S-24
gluteal tuberosity   U-17
gnathion   K-19
gomphosis   X-3
gonion   K-18
greater horn(cornu)   J-26
greater palatine foramen   I-20
greater pelvis   S-4
greater sciatic notch   T-3
greater trochanter   U-4

greater tubercle P-3
greater wing D-2
groove for auditory tube D-23
groove for greater petrosal nerve E-24
groove for middle meningeal artery G-10
groove for occipital artery F-5
groove for popliteus U-11
groove for sigmoid sinus G-9
groove for spinal nerve L-26
groove for subclavian artery N-23
groove for subclavian vein N-25
groove for superior petrosal sinus E-26
groove for superior sagittal sinus C-10
groove for tendon of fibularis longus W-25
groove for transverse sinus G-21
groove for ulnar nerve P-16
groove for vertebral artery M-5

— H —

hamate R-10
hamulus of hamate R-18
handle of malleus F-31
handle of →manubrium ofを参照
Haversian canal Z-5
head R-23, W-22
head of femur U-2
head of fibula V-18
head of humerus P-2
head of mandible J-4
head of radius Q-1
head of rib N-13
head of ulna Q-16
highest nuchal line G-17
hinge joint X-13
hip bone S-12, p.82
hip joint X-21
hook of → hamulus ofを参照
horizontal plate H-19
humerus A-4, p.68
hyaline cartilage Y-1
hyaluronic acid Z-11
hydroxy apatite Z-9
hyoid bone B-12, p.40
hypoglossal canal G-20
hypophysial fossa D-18
hypsiloid cartilage Y-8

— I —

iliac crest S-20
iliac fossa S-34
iliac tuberosity S-32
iliopubic eminence T-15
ilium S-9, p.82
impression for costoclavicular ligament O-25
incarial bone Z-21
incisive bone I-26
incisive fossa I-16
incisive suture I-27
incus F-25
inferior angle O-11
inferior articular facet M-9
inferior articular process L-16
inferior articular surface M-15
inferior costal facet L-30
inferior gluteal line S-26
inferior nasal concha B-5, C29, p.13
inferior nuchal line G-15
inferior orbital fissure B-26
inferior ramus of pubis T-9
inferior temporal line G-2
inferior vertebral notch L-17
infraglenoid tubercle O-18
infraorbital canal I-8
infraorbital foramen I-2
infraorbital groove I-7
infraspinous fossa O-15
infrasternal angle N-6
infratemporal fossa B-16
inion K-23
innominate bone → hip bone(S-12)
interalveolar septum I-24
interarticular crest on head of rib N-20
intercondylar eminence V-13
intercondylar fossa U-27
intercondylar line U-26
intercostal space N-4
intermediate cuneiform W-6
intermediate line S-22
intermediate sacral crest M-24
internal acoustic opening E-16
internal ear F-20
internal lip S-23

internal occipital protuberance G-22
interosseous border Q-9, V-22, V-6
interradicular septum I-25
interspinous distance T-28
intertrochanteric crest U-16
intertrochanteric distance T-29
intertrochanteric line U-5
intertubercular sulcus P-5
intervertebral disk Y-5
intervertebral foramen L-12
ischial spine T-4
ischial tuberosity T-6
ischium S-10, p86

— J —

joint p.104
joint capsule X-6
joint oil X-9
jugular foramen G-19
jugular fossa F-2
jugular notch N-27

— K —

keel Z-18
knee joint X-22

— L —

lacrimal (lacrymal) bone B-3, H-2, p.32
lacrimal groove I-14
lacrimal notch I-13
lambda K-22
lambdoid sinus K-4
lamina L-8
lateral border O-10
lateral cartilage of nose Y-15
lateral condyle (of femur) U-10
lateral condyle (of tibia) V-1
lateral cuneiform W-5
lateral epicondyle (of femur) U-9
lateral epicondyle (of humerus) P-22
lateral intercondylar tubercle V-14
lateral lip U-21
lateral malleolar fossa V-25
lateral malleolar surface W-33
lateral malleolus V-26
lateral mass of atlas M-2
lateral meniscus Y-9

lateral pterygoid plate   D-26
lateral sacral crest   M-26
lateral supracondylar line   U-24
lateral supracondylar ridge   P-21
lateral surface   Q-6
lenticular process   F-30
lesser horn(cornu)   J-27
lesser palatine canal   H-12
lesser pelvis   S-6
lesser sciatic notch   T-5
lesser trochanter   U-6
lesser tubercle   P-6
lesser wing   D-1
ligament   p.104
linea aspera   U-20
lingula of mandible   J-22
lingula sphenoidalis   D-25
Lisfranc joints   X-25
long crus (limb)   F-27
longitudinal arch   W-15
lumbar vertebrae   L-5
lunate   R-12
lunate surface   S-14

— M —

major alar cartilage   Y-16
malleolar groove (medial)   V-11
malleolar groove (lateral)   V-27
malleus   F-24
mammillary process   L-31
mandible   B-8, p.40
mandibular foramen   J-12
mandibular fossa   E-7
mandibular notch   J-7
manubrium of malleus   F-31
manubrium of sternum   N-29
marrow   A-25
masseteric tuberosity   J-21
mastoid air cells   E-14
mastoid antrum   F-8
mastoid fontanel   K-9
mastoid foramen   E-13
mastoid notch   F-4
mastoid process   E-12
maxilla   B-7, p.36
maxillary hiatus   I-12
maxillary sinus   K-14
medial border   O-9

medial condyle   U-12, V-2
medial crest   V-23
medial cuneiform   W-7
medial epicondyle (of femur) U-8
medial epicondyle (of humerus)   P-19
medial intercondylar tubercle   V-15
medial lip   U-22
medial malleolar surface   W-32
medial malleolus   V-9
medial meniscus   Y-10
medial pterygoid plate   D-27
medial supracondylar line   U-23
medial supracondylar ridge   P-20
median palatine suture   I-17
median sacral crest   M-23
medulla   A-25
medullary cavity   A-24
mental foramen   J-9
mental protuberance   J-10
mental spine   J-25
mental tubercle   J-11
metacarpals   A-11, R-2
metaphysis   A-29
metatarsals   A-20, W-2
middle nasal concha   C-28
middle phalanx   R-5, W-19
minor alar cartilage   Y-17
musculotubal canal   F-16
mylohyoid groove   J-13
mylohyoid line   J-23

— N —

nasal bone   B-4, H-3, p.32
nasal border   C-7
nasal cavity   B-10
nasal crest   I-11
nasal notch   I-3
nasal spine   C-8
nasion   K-17
navicular   W-9
navicular articular surface   W-30
neck of femur   U-3
neck of fibula   V-19
neck of mandible   J-5
neck of radius   Q-2
neck of rib   N-14
neck of scapula   O-7
neurocranium   B-20

nutrient foramen   Q-23

— O —

oblique diameter   T-19
oblique line   J-18
obturator crest   T-10
obturator foramen   S-8
obturator groove   T-11
occipital bone   B-18, p.28
occipital border   G-6
occipital condyle   G-13
olecranon   Q-17
olecranon fossa   P-11
olfactory foramina   C-19
opening of external acoustic meatus
   → external acoustic opening(B-17)
opening of frontal sinus   C-14
opening of sphenoidal sinus   D-8
opisthion   K-21
optic canal   B-24
orbit   B-23
orbital plate   C-24
orbital process   H-17
orbital surface   C-9
orbitomeatal plane(line)
           → Frankfort plane(Z-22)
orifice of external acoustic meatus
   → external acoustic opening(B-17)
os coxae → hip bone(S-12)
os incae   Z-21
os japonicum   Z-20
ossi cation   Z-7
osteoblast   Z-2
osteoclast   Z-3
osteocyte   Z-1
osteon   Z-4
osteoporosis   Z-14
oval window   F-9

— P —

palatine bone   B-11, H-11, p.33
palatine grooves   I-19
palatine process   I-10
palatine spines   I-18
palatovaginal groove   D-11
paranasal sinus   K-10
parietal bone   B-15, p.28
parietal foramen   G-8

parietal notch   E-3
parietal tuber   G-7
patella   A-16, p.90
patellar surface   U-13
pecten of pubis   T-12
pectineal line   U-19
pectoral girdle → shoulder girdle (O-1)
pedicle   L-9
peg and socket joint   X-3
pelvic bone → hip bone(S-12)
pelvic cavity   S-7
pelvic girdle   S-2
pelvic inclination   T-27
pelvic inlet   T-17
pelvic outlet   T-18
pelvis   A-13, S-1, p82
perforating canal   Z-6
periosteum   A-21
perpendicular plate   C-21(ethmoid), H-18 (palatine bone)
petrosquamous fissure   E-17
petrotympanic fissure   E-9
petrous part (pyramid)   E-20
phalanges (of foot)   W-1, p.98
phalanges (of hand) A-12, R-1, p.76
piriform aperture   B-22
pisiform   R-14
plane joint   X-17
plantar aponeurosis   W-17
pneumatic bone   A-31
popliteal surface   U-14
posterior arch of atlas   M-1
posterior articular surface   M-11
posterior border   Q-7
posterior clinoid process   D-19
posterior cruciate ligament   X-23
posterior fontanel   K-7
posterior gluteal line   S-27
posterior inferior iliac spine   S-31
posterior sacral foramina   M-28
posterior superior iliac spine   S-29
posterior surface   P-24, Q-8
posterior tubercle   L-23, M-4
posterolateral fontanel   K-9
promontory   F-12, M-18
proximal phalanx   R-6, W-20
pterion   K-16
pterygoid canal   D-29

pterygoid fossa   D-30
pterygoid fovea   J-17
pterygoid hamulus   D-28
pterygoid process   D-4
pterygoid tuberosity   J-24
pubic arch   T-30
pubic crest   T-14
pubic tubercle   T-13
pubis   S-11, p.86
pyramid   E-20
pyramidal eminence   F-10
pyramidal process   H-16

— R —

radial fossa   P-13
radial groove   P-10
radial notch   Q-20
radial styloid process   Q-14
radial tuberosity   Q-11
radius   A-9, p.72
ramus of ischium   T-2
ramus of mandible   J-1
rib   A-5, N-2, p.58
rickets   Z-15
round window   F-11

— S —

sacral horn(cornu)   M-29
sacral canal   M-22
sacral hiatus   M-30
sacral tuberosity   M-25
sacrum   A-14, L-6, p.54
saddle joint   X-16
sagittal border   G-5
sagittal crest   Z-19
sagittal suture   K-3
scaphoid   R-11
scaphoid fossa   D-31
scaphoid tubercle   R-20
scapula   A-3, p.64
sella turcica   D-15
semicanal for tensor tympani muscle F-15
semicanal for the auditory tube   F-14
semicircular canals   F-17
septal nasal cartilage   Y-14
septum of musculotubal canal   F-13
sesamoid bone   R-17, W-21
shaft of → body of を参照

sheath of styloid process   E-10
short crus(limb)   F-26
shoulder (pectoral) girdle   O-1
shoulder joint
        → glenohumeral joint(X-19)
sinus   p.44
sinus tarsi   W-4
skelton   p.4
soleal line   V-8
sphenoid (bone)   B-13, p.16
sphenoidal crest   D-9
sphenoidal fontanel   K-8
sphenoidal process   H-15
sphenoidal rostrum   D-12
sphenoidal sinus   K-12
sphenopalatine notch   H-14
spheroidal joint   X-14
spine of scapula   O-14
spine of sphenoid bone   D-14
spinous process   L-18
spongy substance   A-23
squamotympanic fissure   E-8
squamous border   G-3
squamous part   C-1, E-1
squamous part of occipital bone G-11
stapes   F-28
sternal angle   N-30
sternal articular surface   O-22
sternal end   O-21
sternum   A-6, p.58
styloid process   E-11, Q-14, Q-24
stylomastoid foramen   F-3
subarcuate fossa   E-18
subclavian groove   O-26
sublingual fovea   J-15
submandibular fovea   J-14
subpubic angle   T-31
subscapular fossa   O-8
sulcus tali   W-29
superciliary arch   C-5
superior angle   O-2
superior articular facet   M-6
superior articular process   L-14
superior articular surface   M-14
superior border   O-3
superior costal facet   L-29
superior nasal concha   C-27
superior nuchal line   G-16

superior orbital fissure　B-25
superior ramus of pubis　T-7
superior surface　W-31
superior temporal line　G-1
superior vertebral notch　L-13
supinator crest　Q-22
supra-orbital foramen　C-2
supracondylar process　P-27
supraglenoid tubercle　O-17
suprascapular notch　O-12
supraspinous fossa　O-13
suprasternal bones　N-35
supratrochlear foramen　P-28
supreme nuchal line　G-17
surgical neck　P-18
sustentaculum tali　W-28
suture　K-1, X-2, p.44
symphysial surface　T-16
symphysis　X-5
synchondrosis　X-4
syndesmosis　X-1
synovia　X-9
synovial fluid　X-9
synovial membrane　X-7
synovium　X-7

— T —

talus　W-10
tarsals　A-19, W-3, p.98
tarsometatarsal jointst　X-25
tegmen tympani　E-23
temporal bone　B-19, p.20, p.24
temporal process　H-7
temporomandibular joint　X-18
terminal line　S-5
thoracic cavity　N-8
thoracic inlet　N-7
thoracic outlet　N-9
thoracic vertebrae　L-4
thorax　N-1
thyroid cartilage　Y-23
tibia　A-17, p.94
tibial tuberosity　V-3
trabecular substance　A-23
trachea　Y-25
tracheal cartilage　Y-26
transverse arch　W-16
transverse costal facet　L-28

transverse diameter　T-21
transverse foramen　L-22
transverse process　L-15
transverse ridge　M-19
transverse tarsal jointst　X-26
trapezium　R-7
trapezoid　R-8
trapezoid line　O-24
trigeminal impression　E-22
triquetrum　R-13
triticeal cartilage　Y-21
trochanter tertius　U-18
trochanteric fossa　U-15
trochlea of humerus　P-15
trochlea of talus　W-11
trochlear notch　Q-19
trochoid joint　X-12
true conjugate　T-22
true pelvis　S-6
true ribs　N-10
tubercle for scalenus anterior muscle　N-24
tubercle of rib　N-15
tubercle of trapezium　R-19
tuberosity for serratus anterior muscle　N-26
tuberosity of distal phalanx　R-16
tuberosity of fifth metatarsal bone　W-26
tuberosity of ulna　Q-18
turkish saddle　D-15
tympanic cavity　F-6
tympanic part　E-2
tympanosquamosal fissure　E-8

— U —

ulna　A-8, p.72
ulnar notch　Q-12
ulnar styloid process　Q-24
uncinate process　C-20, L-25

— V —

vaginal process　D-13
vertebra　A-7, p.50
vertebra prominens　L-21
vertebral arch　L-7
vertebral body　L-11
vertebral canal　L-2
vertebral column　L-1

vertebral foramen　L-10
vertebral pulp　Y-7
vestibule　F-18
viscerocranium　B-21
Volkmann canal　Z-6
vomer　B-6, H-9, p.33
vomerovaginal groove　D-10

— W —

wing of →ala ofを参照

— X —

xiphoid process　N-33

— Y —

Y cartilage(Y-shaped -)　Y-8

— Z —

zygomatic arch　B-14
zygomatic bone　B-2, H-1, p.32
zygomatic process　C-13, E-6, I-4
zygomaticofacial foramen　H-5
zygomaticotemporal foramen　H-6

骨名日本語索引 Japanese Index

ここでは、見出し語となっている骨名、骨部分名を取り上げている。赤い文字はページタイトル骨名を指す。

— あ行 —

アステリオン　K-24
アブミ骨　F-28
アブミ骨底　F-29
鞍関節　X-16
鞍背　D-20
イニオン　K-23
インカ骨（頭頂間骨）Z-21
烏口突起　O-4
栄養孔　Q-23
S状洞溝　G-9
円錐靱帯結節　O-27
横径　T-21
横線　M-19
横足弓　W-16
横足根関節　X-26
横洞溝　G-21
横突起　L-15
横突孔　L-22
横突肋骨窩　L-28
オトガイ棘　J-25
オトガイ結節　J-11
オトガイ孔　J-9
オトガイ隆起　J-10
オピスチオン　K-21

— か行 —

外果　V-26
回外筋稜　Q-22
外果窩　V-24
外果関節面　V-25
外果溝　V-27
外果面　W-33
外結合線　T-25
外後頭隆起　G-18
外耳孔　B-17、E-4
外耳道　F-21
外耳道軟骨　Y-12
外唇　S-21
外側縁　O-10
外側顆（大腿骨）U-10
外側顆（脛骨）V-1
外側塊　M-2
外側顆間結節　V-14

外側顆上線　U-24
外側顆上稜　P-21
外側楔状骨　W-5
外側上顆（上腕骨）P-22
外側上顆（大腿骨）U-9
外側唇　U-21
外側仙骨稜　M-26
外側前面　P-26
外側板（翼状突起）D-26
外側半月　Y-9
外側鼻軟骨　Y-15
外側面　Q-6
解剖学的結合線　T-23
解剖頸　P-17
海綿質　A-23
下角　O-11
下顎窩　E-7
下顎角　J-8
下顎頸　J-5
下顎孔　J-12
下顎骨　B-8、p.38
下顎枝　J-1
下顎小舌　J-22
下顎切痕　J-7
下顎体　J-2
下顎底　J-19
下顎頭　J-4
顆管　G-14
顆間窩　U-27
下眼窩裂　B-26
下関節窩　M-9
下関節突起　L-16
下関節面　M-15
顆間線　U-26
顆間隆起　V-13
蝸牛　F-19
蝸牛小管　E-21
蝸牛窓　F-11
顎関節　X-18
顎舌骨筋神経溝　J-13
顎舌骨筋線　J-23
下項線　G-15
下後腸骨棘　S-31
下肢帯　S-2
顆上突起　P-27

下垂体窩　D-18
下前腸骨棘　S-30
下側頭線　G-2
下椎切痕　L-17
滑液　X-9
顎角点　K-18
顎下腺窩　J-14
滑車上孔　P-28
滑車切痕　Q-19
滑膜　X-7
下殿筋線　S-26
下鼻甲介　B-5、C-29、p.10
仮肋　N-11
下肋骨窩　L-30
眼窩　B-23
眼窩下管　I-8
眼窩下溝　I-7
眼窩下孔　I-2
眼窩上孔　C-2
眼窩突起　H-17
眼窩板　C-24
眼窩面　C-9
含気骨　A-31
寛骨　S-12、p.80
寛骨臼　S-13
寛骨臼縁　S-15
寛骨臼窩　S-16
寛骨臼切痕　S-17
冠状縫合　K-2
関節　p.102
関節円板　X-11
関節窩　O-6
関節下結節　O-18
関節環状面　Q-10
関節腔　X-8
関節結節　E-5
関節上結節　O-17
関節突起　J-3
関節軟骨　A-26
関節包（関節嚢）X-6
環椎　L-19、p.52
貫通管　Z-6
顔面神経管　F-7
顔面頭蓋　B-21
岩様部（錐体）E-20

気管　Y-25
気管支　Y-27
気管軟骨　Y-26
気管竜骨　Y-28
基節骨（手の）R-6
基節骨（足の）W-20
キヌタ骨　F-25
弓下窩　E-18
球関節　X-14
弓状線　S-35
弓状隆起　E-25
胸郭　N-1
胸郭下口　N-9
胸郭上口　N-7
胸腔　N-8
胸骨　A-6、p.57
頬骨　B-2、H-1、p.30
胸骨下角　N-6
胸骨角　N-30
胸骨関節面　O-22
頬骨顔面孔　H-5
頬骨弓　B-14
頬骨側頭孔　H-6
胸骨体　N-31
胸骨端　O-21
頬骨突起（前頭骨）C-13
頬骨突起（側頭骨）E-6
頬骨突起（上顎骨）I-4
胸骨柄　N-29
胸上骨　N-35
胸椎　L-4
棘下窩　O-15
棘間径　T-28
棘孔　D-7
棘上窩　O-13
棘突起　L-18
距骨　W-10
距骨滑車　W-11
距骨溝　W-29
筋耳管管　F-16
筋耳管管中隔　F-13
筋突起　J-6
グナチオン　K-19
くる病　Z-15
鶏冠　C-26

脛骨　A-17、p.92	後側頭泉門　K-9	坐骨　S-10、p.84	膝蓋面　U-13
脛骨粗面　V-3	後殿筋線　S-27	鎖骨下筋溝　O-26	膝窩溝　U-11
脛骨体　V-5	後頭縁　G-6	鎖骨下静脈溝　N-25	膝窩面　U-14
茎状突起（側頭骨）E-11	後頭顆　G-13	鎖骨下動脈溝　N-23	膝関節　X-22
茎状突起（橈骨）Q-14	喉頭蓋軟骨　Y-22	坐骨棘　T-4	歯突起　M-10
茎状突起（尺骨）Q-24	後頭骨　B-18、p.27	坐骨結節　T-6	歯突起窩　M-7
茎状突起鞘　E-10	後頭点　K-23	坐骨枝　T-2	歯突起尖　M-12
頸静脈窩　F-2	後頭動脈溝　F-5	鎖骨切痕　N-28	篩板　C-18
頸静脈孔　G-19	喉頭軟骨　Y-18	鎖骨体　O-20	尺骨茎状突起　Q-24
頸切痕　N-27	後頭鱗　G-11	坐骨体　T-1	尺骨神経溝　P-16
頸椎　L-3	鈎突窩　P-12	産科学的結合線　T-22	尺骨切痕　Q-12
頸動脈管　F-1	後鼻孔　H-13	三角筋粗面　P-9	尺骨粗面　Q-18
頸動脈結節　L-27	後面（上腕骨）P-24	三角骨　R-13	尺骨体　Q-15
頸動脈溝　D-24	後面（橈骨）Q-8	三叉神経圧痕　E-22	斜径　T-19
茎乳突孔　F-3	股関節　X-21	三半規管　F-17	車軸関節　X-12
頸肋　N-34	鼓室　F-6	指圧痕　E-15	斜線　J-18
外科頸　P-18	鼓室蓋　E-23	耳介軟骨　Y-11	斜台　D-21
月状骨　R-12	鼓室部　E-2	耳管　F-22	尺骨　A-8、p.71
月状面　S-14	鼓室鱗裂　E-8	耳管溝　D-23	尺骨頭　Q-16
結節間溝　P-5	骨化　Z-7	耳管軟骨　Y-13	自由下肢骨　S-3
肩関節　X-19	骨芽細胞　Z-2	耳管半管　F-14	舟状窩　D-31
肩甲下窩　O-8	骨幹　A-30	軸椎　L-20、p.52	舟状骨（手根）R-11
肩甲棘　O-14	骨間縁（橈骨）Q-9	視交叉溝　D-16	舟状骨（足根）W-9
肩甲頸　O-7	骨間縁（脛骨）V-6	指骨（手の）A-12、R-1、p.74	舟状骨関節面　W-30
肩甲骨　A-3、p.62	骨間縁（腓骨）V-22		舟状骨結節　R-20
肩甲切痕　O-12	骨幹端　A-29	指骨（足の）p.97	自由上肢骨　P-1
犬歯窩　I-5	骨細胞　Z-1	篩骨　B-9、p.11	縦足弓　W-15
剣状突起　N-33	骨髄　A-25	篩骨孔　C-16	手根関節面　Q-13
肩峰　O-5	骨折　Z-12	篩骨切痕　C-17	手根溝　R-24
肩峰角　O-16	骨粗鬆症　Z-14	篩骨洞　K-13	手根骨　A-10、R-3、p.74
肩峰関節面　O-23	骨端　A-28	篩骨胞　C-25	種子骨（手の）R-17
肩峰端　O-19	骨単位　Z-4	篩骨蜂巣　C-23	種子骨（足の）W-21
後縁　Q-7	骨端線　A-27	篩骨迷路　C-22	上縁　O-3
口蓋棘　I-18	骨盤　A-13、S-1、p.80	矢状縁　G-5	小角　J-27
口蓋溝　I-19	骨盤下口　T-18	篩状孔（嗅神経孔）C-19	上角　O-2
口蓋骨　B-11、H-11、p.31	骨盤腔　S-7	耳小骨　F-23、p.23	上顎骨　B-7、p.34
口蓋骨鞘突溝　D-11	骨盤傾斜　T-27	矢状縫合　K-3	上顎体　I-6
口蓋突起　I-10	骨盤軸　T-26	耳面（腸骨）S-33	上顎洞　K-14
岬角（側頭骨）F-12	骨盤上口　T-17	耳面（仙骨）M-27	上顎洞裂孔　I-12
岬角（仙骨）M-18	骨膜　A-21	矢状稜（矢状突起）Z-19	小角軟骨　Y-19
後関節面　M-11	ゴニオン　K-18	視神経管　B-24	上眼窩裂　B-25
後弓　M-1	鼓膜張筋半管　F-15	指節骨　W-1	上関節窩　M-6
咬筋粗面　J-21	コラーゲン　Z-10	歯槽　I-21	上関節突起　L-14
後結節　L-23、M-4	根間中隔　I-25	歯槽弓　I-23	上関節面　M-14
後十字靱帯　X-23		歯槽突起　I-9	小結節　P-6
後床突起　D-19	─　さ行　─	歯槽部　J-20	小結節稜　P-7
鉤状突起（篩骨）C-20	載距突起　W-28	歯槽隆起　I-22	小口蓋管　H-12
鉤状突起（尺骨）Q-21	最上項線　G-17	膝蓋骨　A-16、p.89	上項線　G-16
甲状軟骨　Y-23	鎖骨　A-2、p.63	膝蓋骨尖　U-29	上後腸骨棘　S-29
後仙骨孔　M-28	叉骨　Z-17	膝蓋骨底　U-28	踵骨　W-12

踵骨結節　W-27	正中口蓋縫合　I-17	前鼻棘　I-15	恥骨櫛　T-12
踵骨溝　W-14	正中仙骨稜　M-23	前面（椎骨）Q-4	恥骨上枝　T-7
小骨盤　S-6	脊髄神経溝　L-26	泉門　K-5	恥骨体　T-8
踵骨隆起　W-13	脊柱　L-1、p.48	槽間中隔　I-24	恥骨稜　T-14
小坐骨切痕　T-5	脊柱管　L-2	足根骨　A-19、W-3、p.97	緻密質　A-22
上矢状洞溝　C-10	舌下神経管　G-20	足根洞　W-4	中間楔状骨　W-6
上肢帯　O-1	舌下腺窩　J-15	足根中足関節　X-25	肘関節　X-20
硝子軟骨　Y-1	舌骨　B-12、p.39	足底腱膜　W-17	中間線　S-22
硝子軟骨結合　X-4	舌骨体　J-28	側頭下窩　B-16	中間仙骨稜　M-24
鞘状突起　D-13	切歯窩　I-16	側頭骨　B-19、p.18	中硬膜動脈溝　G-10
上錐体洞溝　E-26	切歯骨　I-26	側頭突起　H-7	中手骨　A-11、R-2
上前腸骨棘　S-28	切歯縫合　I-27	粗線　U-20	中心管　Z-5
小泉門　K-7	繊維軟骨　Y-3		中心窩　R-15
上側頭溝　G-1	線維軟骨結合　X-5	― た行 ―	中節骨（手の）R-5
上椎切痕　L-13	線維膜　X-10		中節骨（足の）W-19
小転子　U-6	線維輪　Y-6	体（中手骨）R-22	中足骨　A-20、W-2
上鼻甲介　C-27	前縁（橈骨）Q-5	体（中足骨）W-23	肘頭　Q-17
小鼻翼軟骨　Y-17	前縁（脛骨）V-4	第五中足骨粗面　W-26	肘頭窩　P-11
上面　W-31	前縁（腓骨）V-21	大角　J-26	中鼻甲介　C-28
小翼　D-1	前関節面　M-13	対角結合線　T-24	長脚　F-27
小菱形骨　R-8	前弓　M-3	大結節　P-3	蝶形骨　B-13、p.14
上肋骨窩　L-29	前鋸筋粗面　N-26	大結節稜　P-4	蝶形骨棘　D-14
上腕骨　A-4、p.66	前結節　L-24、M-8	大口蓋孔　I-20	蝶形骨小舌　D-25
上腕骨顆　P-23	仙骨　A-14、L-6	大後頭孔（大孔）　G-12	蝶形骨体　D-3
上腕骨滑車　P-15	仙骨角　M-29	大骨盤　S-4	蝶形骨洞　K-12
上腕骨小頭　P-14	仙骨管　M-22	大坐骨切痕　T-3	蝶形骨洞口　D-8
上腕骨体　P-8	仙骨尖　M-21	第三転子　U-18	蝶形骨突起　H-15
上腕骨頭　P-2	仙骨粗面　M-25	大錐体神経溝　E-24	蝶形骨吻　D-12
鋤骨　B-6、H-9、p.30	仙骨底　M-17	大泉門　K-6	蝶形骨稜　D-9
鋤骨鞘突溝　D-10	仙骨翼　M-16	大腿骨　A-15	蝶口蓋切痕　H-14
鋤骨翼　H-10	仙骨粗面　M-25	大腿骨頚　U-3	腸骨　S-9、p.80
ショパール関節　X-26	仙骨裂孔　M-30	大腿骨体　U-7	腸骨窩　S-34
真結合線　T-22	前斜角筋結節　N-24	大腿骨頭　U-2	腸骨粗面　S-32
人字縫合　K-4	前十字靱帯　X-24	大腿骨頭窩　U-1	腸骨体　S-19
靱帯　p.102	前床突起　D-17	大転子　U-4	腸骨翼　S-18
靱帯結合　X-1	前仙骨孔　M-20	大転子間径　T-29	腸骨稜　S-20
真肋　N-10	前側頭泉門　K-8	大鼻翼軟骨　Y-16	腸恥隆起　T-15
髄核　Y-7	前庭　F-18	大翼　D-2	蝶番関節　X-13
髄腔　A-24	前庭水管外口　E 19	大菱形骨　R-7	長腓骨筋腱溝　W-25
水酸化リン灰石　Z-9	前庭窓　F-9	大菱形骨結節　R-19	椎間円板　Y-5
ヒドロキシアパタイト　Z-9	前殿筋線　S-25	楕円関節　X-15	椎間孔　L-12
錐体鼓室裂　E-9	前頭縁　G-4	脱臼　Z-13	椎間板ヘルニア　Z-16
錐体突起　H-16	前頭結節　C-4	短脚　F-26	椎弓　L-7
錐体隆起　F-10	前頭骨　B-1、p.10	弾性軟骨　Y-2	椎弓根　L-9
錐体鱗裂　E-17	前頭切痕　C-3	恥骨　S-11、p.84	椎弓板　L-8
垂直板（篩骨）C-21	前頭洞　K-11	恥骨下角　T-31	椎孔　L-10
垂直板（口蓋骨）H-18	前頭洞口　C-14	恥骨下枝　T-9	椎骨　A-7、p.48
水平板　H-19	前頭突起（頬骨）H-4	恥骨弓　T-30	椎骨動脈溝　M-5
正円孔　D-5	前頭突起（上顎骨）I-1	恥骨筋線　U-19	椎体　L-11
星状点　K-24	前頭稜　C-11	恥骨結合面　T-16	椎体鈎　L-25
	前頭鱗　C-1	恥骨結節　T-13	

ツチ骨　F-24
ツチ骨柄　F-31
底（中手骨）　R-21
底（中足骨）　W-24
釘植（丁植）　X-3
テリオン　K-16
殿筋粗面　U-17
殿筋面　S-24
転子窩　U-15
転子間線　U-5
転子間稜　U-16
頭（中手骨）　R-23
頭（中足骨）　W-22
頭蓋　A-1
橈骨　A-9、p.70
橈骨窩　P-13
橈骨頚　Q-2
橈骨茎状突起　Q-14
橈骨神経溝　P-10
橈骨切痕　Q-20
橈骨粗面　Q-11
橈骨体　Q-3
橈骨頭　Q-1
豆状骨　R-14
豆状突起　F-30
頭頂結節　G-7
頭頂孔　G-8
頭頂骨　B-15、p.26
頭頂切痕　E-3
トルコ鞍　D-15

── な行 ──

内果　V-9
内果関節面　V-10
内果溝　V-11
内果面　W-32
内後頭隆起　G-22
内耳　F-20
内耳孔　E-16
内唇　S-23
内側縁　O-9
内側顆（大腿骨）　U-12
内側顆（脛骨）　V-2
内側顆間結節　V-15
内側顆上線　U-23
内側顆上稜　P-20
内側楔状骨　W-7
内側上顆（上腕骨）　P-19
内側上顆（大腿骨）　U-8
内側唇　U-22

内側前面　P-25
内側板（翼状突起）　D-27
内側半月　Y-10
内側稜　V-23
内臓頭蓋　B-21
内転筋結節　U-25
ナジオン　K-17
軟骨　p.106
二腹筋窩　J-16
日本骨（二分頬骨）　Z-20
乳頭突起　L-31
乳突孔　E-13
乳突切痕　F-4
乳突洞　F-8
乳突蜂巣　E-14
乳様突起　E-12
脳頭蓋　B-20

── は行 ──

麦粒軟骨　Y-21
破骨細胞　Z-3
バジオン　K-20
ハヴァース管　Z-5
破裂孔　D-22
板間層　A-32
ヒアルロン酸　Z-11
眉弓　C-5
鼻棘　C-8
鼻腔　B-10
腓骨　A-18、p.93
鼻骨　B-4、H-3、p.30
尾骨　M-31、p.53
鼻骨縁　C-7
尾骨角　M-32
腓骨関節面　V-7
腓骨頚　V-19
腓骨切痕　V-12
腓骨体　V-20
腓骨頭　V-18
腓骨頭関節面　V-17
腓骨頭尖　V-16
鼻根点　K-17
鼻切痕　I-3
鼻中隔軟骨　Y-14
ヒラメ筋線　V-8
鼻稜　I-11
披裂軟骨　Y-20
フォルクマン管　Z-6
副突起　L-32
副鼻腔　K-10

プテリオン　K-16
浮遊肋　N-12
フランクフルト平面　Z-22
ブレグマ　K-15
分界線　S-5
閉鎖溝　T-11
閉鎖孔　S-8
閉鎖稜　T-10
平面関節　X-17
縫合　K-1、X-2、p.42

── ま行 ──

末節骨（中手骨）　R-4
末節骨（中足骨）　W-18
末節骨粗面　R-16
眉間　C-6
盲孔　C-12

── や行 ──

有鉤骨　R-10
有鉤骨鉤　R-18
有頭骨　R-9
腰椎　L-5
翼状突起　D-4
翼突窩　D-30
翼突管　D-29
翼突筋窩　J-17
翼突筋粗面　J-24
翼突鈎　D-28

── ら行 ──

ラムダ　K-22
ラムダ縫合　K-4
卵円孔　D-6
梨状口　B-22
リスフラン関節　X-25
立方骨　W-8
竜骨突起　Z-18
隆椎　L-21
菱形靱帯線　O-24
鱗縁　G-3
燐酸カルシウム　Z-8
輪状軟骨　Y-24
鱗部　E-1
涙骨　B-3、H-2、p.30
涙腺窩　C-15
涙嚢窩　H-8
涙嚢溝　I-14
涙嚢切痕　I-13
肋間隙　N-4

肋硬骨　N-2
肋骨　A-5、N-2、p.56
肋骨角　N-22
肋骨弓　N-5
肋骨頚　N-14
肋骨頚稜　N-16
肋骨結節　N-15
肋骨結節関節面　N-21
肋骨溝　N-18
肋骨切痕　N-32
肋骨体　N-17
肋骨頭　N-13
肋骨頭関節面　N-19
肋骨頭稜　N-20
肋骨突起　L-33
肋鎖靱帯圧痕　O-25
肋軟骨　N-3、Y-4

── わ行 ──

Y字軟骨　Y-8

骨単（ホネタン）　～語源から覚える解剖学英単語集～

発 行 日	2004年3月22日 初版第1刷発行
	2024年11月25日　第52刷発行
監　　修	河合　良訓
本文・イラスト	原島　広至
発 行 元	株式会社エヌ・ティー・エス
発 売 者	矢野　正也
発 売 元	丸善雄松堂株式会社
	東京都中央区新川1丁目28番23号
	TEL 03（6367）6131
	https://yushodo.maruzen.co.jp/
印　　刷	株式会社双文社印刷

©2004　河合　良訓、原島　広至
ISBN978-4-86043-050-4 C3547

乱丁・落丁本はお取り替えいたします。無断複写・転載を禁じます。
定価はカバーに表示してあります。

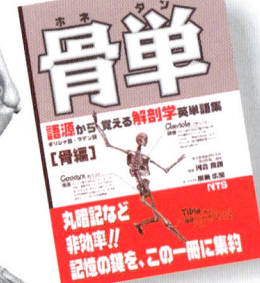

語源 ギリシャ語 ラテン語 から覚える

解剖学英単語集シリーズ 好評発売中!

イラスト充実!
コラム満載!!

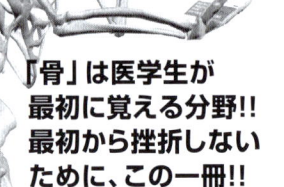

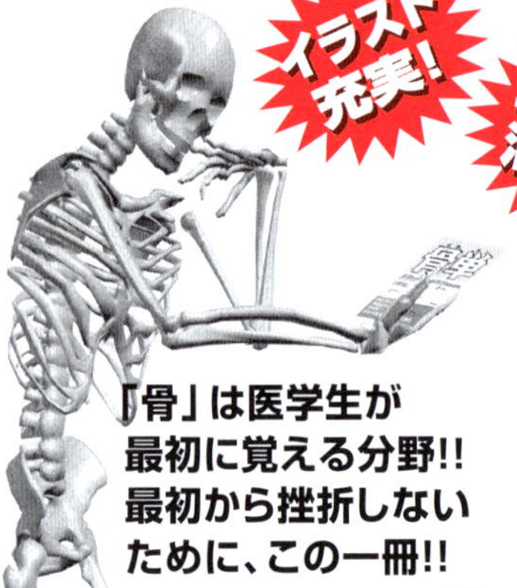

筋の名称をマスターするならこの一冊

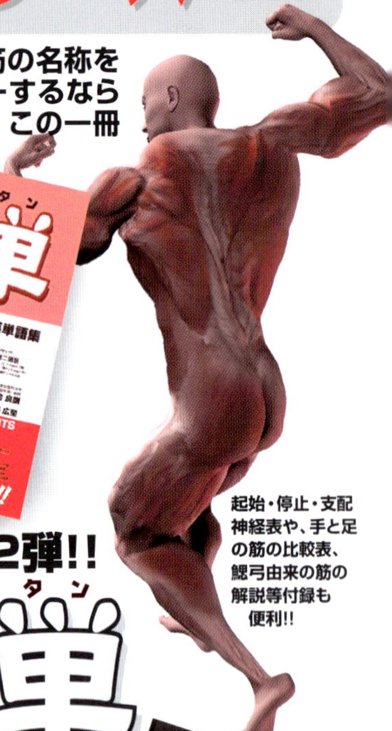

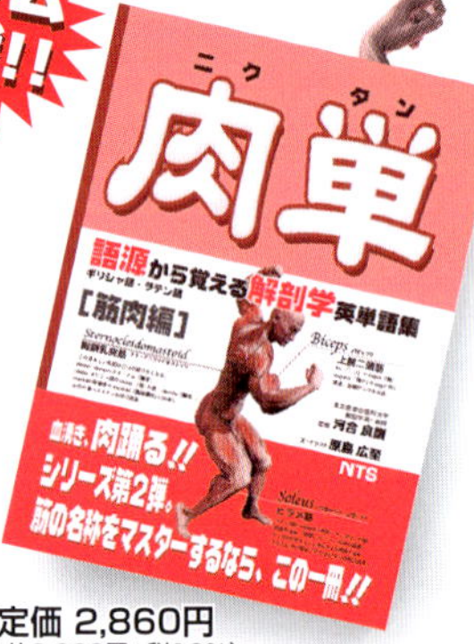

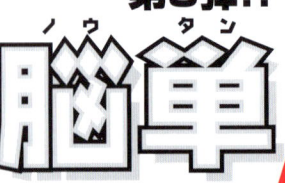

「骨」は医学生が最初に覚える分野!!
最初から挫折しないために、この一冊!!

定価 2,860円
(本体2,600円+税10%)

血湧き、肉踊る **第2弾!!**

起始・停止・支配神経表や、手と足の筋の比較表、鰓弓由来の筋の解説等付録も便利!

第1弾!!
骨単 (ホネタン)

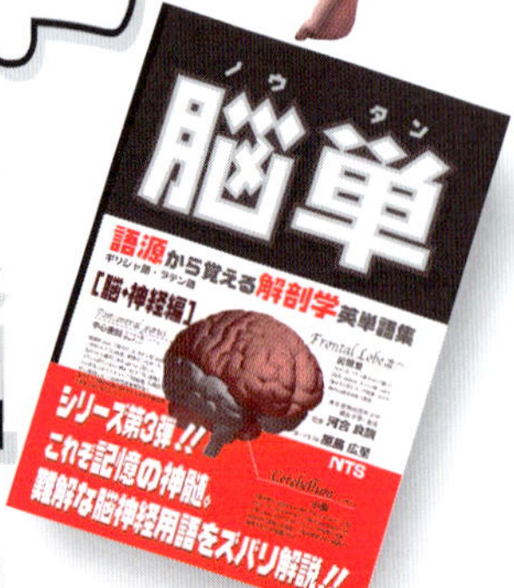

定価 2,860円
(本体2,600円+税10%)

丸暗記など非効率!!
記憶の鍵を、この一冊に集約

第3弾!!
肉単 (ニクタン)

脳単 (ノウタン)

シリーズ第3弾!!
これぞ記憶の神髄、
難解な脳神経用語をズバリ解説!!

定価 2,860円
(本体2,600円+税10%)

これぞ記憶の神髄
難解な脳神経用語を
ズバッと解説

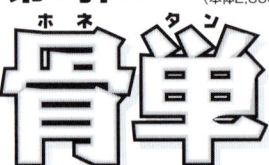

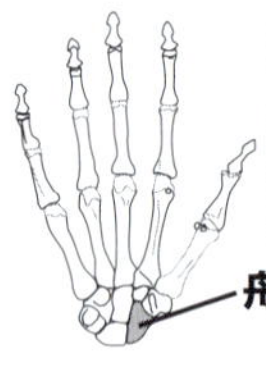

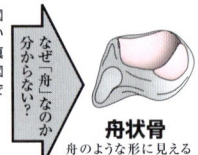

普通の解剖図では、正面から見た図や、真横から見た図がほとんどである。
なぜ「舟」なのか分からない!
舟状骨
舟のような形に見える方向からのイラスト付き!
舟状骨

全シリーズ
便利! 英単語の読みの
カタカナ表記!
日本語名には全単語
ふりがな付き!